本专著受国家重点研发计划项目资助——基于"道术结合"思路与多元融合方法的名老中医经验传承创新研究（项目编号：2018YFC1704100）

U0095373

骆斌 整理

王琦 著

王琦

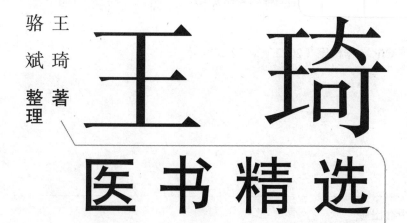

医书精选

2

王琦辨体-辨病-辨证诊疗模式创建与应用

全国百佳图书出版单位

中国中医药出版社

·北京·

图书在版编目（CIP）数据

王琦辨体 – 辨病 – 辨证诊疗模式创建与应用 / 王琦著；
骆斌整理 .—北京：中国中医药出版社，2022.12
（王琦医书精选）

ISBN 978–7–5132–7932–1

Ⅰ . ①王… Ⅱ . ①王… ②骆… Ⅲ . ①辨病②辨证论
治 Ⅳ . ① R241

中国版本图书馆 CIP 数据核字（2022）第 223596 号

中国中医药出版社出版

北京经济技术开发区科创十三街 31 号院二区 8 号楼
邮政编码　100176
传真　010-64405721
北京联兴盛业印刷股份有限公司印刷
各地新华书店经销

开本 787×1092　1/16　印张 12　字数 230 千字
2022 年 12 月第 1 版　2022 年 12 月第 1 次印刷
书号　ISBN 978 – 7 – 5132 – 7932 – 1

定价　59.00 元
网址　www.cptcm.com

服 务 热 线　010-64405510
购 书 热 线　010-89535836
维 权 打 假　010-64405753

微信服务号　zgzyycbs
微商城网址　https://kdt.im/LIdUGr
官 方 微 博　http://e.weibo.com/cptcm
天猫旗舰店网址　https://zgzyycbs.tmall.com

如有印装质量问题请与本社出版部联系（010-64405510）

本专著受国家重点研发计划项目资助——基于"道术结合"思路与多元融合方法的名老中医经验传承创新研究（项目编号：2018YFC1704100）

第一课题组：名老中医经验挖掘与传承的方法学体系和范式研究（课题编号：2018YFC1704101）

内容提要

目前中医学仅仅以辨证论治或者辨病论治作为中医诊察疾病的手段，已经很难适应临床需求，作者欲构建新的诊疗体系，使之更适合新的疾病谱及临床。本书从多角度论证了构建辨体－辨病－辨证诊疗模式的合理性。

本书是作者近四十年对中医证候、中医诊疗疾病模式的渐进性探索、研究、反思的总结和归纳。作者通过对医学模式、中医诊疗模式的回顾，以及证候的研究，进一步对辨病论治深度思考、对辨证论治反思，同时通过对中医体质学说的系统梳理、构建学说，逐步形成了一个渐进、清晰的研究思路，最终落脚于对中医诊疗模式的反思、探索和总结，从而提出了更为切合于临床实际的辨体－辨病－辨证诊疗模式。三辨诊疗模式的提出是中医诊疗模式的一次革命性飞跃和发展，更是中医诊疗模式不断完善的结果。

全书分为五章，分别为医学诊疗模式的研究、辨病论治的研究、辨证论治的研究、辨体论治的研究、辨体－辨病－辨证诊疗模式的构建与应用。

作为研究性专著，本书对于中医诊疗模式的完善具有重要的促进作用，适合中医药院校广大师生及中医爱好者阅读参考。

前言

　　医学诊疗模式的演变反映了人类对疾病认识由浅入深的过程。中医诊疗模式的雏形初具于商周时期，历经3000多年的发展与演变，形成了多种较为完善的诊疗体系。每种诊疗体系的提出和盛行，都有其特定的内涵和特殊的时代背景，反映了当时人们对疾病的认识水平。辨证论治作为中医学重要的诊疗模式和手段，至今仍广泛应用于临床、科研和教学当中。在一个较长的时期里，辨证论治被提升到至高无上的地位，成了"基本法则""普遍法则"，成了中医诊疗特色的代名词。然而实践告诉我们，表现形式与事物间的关系是多元的，也就是说同一事物可以有多种不同的表现形式，而同一表现形式又可以为多种事物所共存，这种状况构成了事物之间的关系是多角度、多层次的，是纵横交叉的。随着人类对医疗卫生需求的不断提高和人类生存的环境（自然环境、社会环境）的变化及疾病谱的变化等因素，当代和未来中医学如仅以辨证论治作为中医诊察疾病的手段，已很难适应目前的临床需求。构建新的诊疗体系，形成开放多元的诊疗模式是时代的要求，更是临床医学发展的趋势。

　　自20世纪50年代起，中医药学在党和政府的大力支持下，进入了一个快速发展的新时代。在总结历代医家理论和经验的基础上，完善了很多学术内涵和概念。随着"辨证论治"这一概念的明确提出，很大程度上规范了中医临床诊疗模式，丰富了辨证论治的内涵。我从事临床工作之初，发现中医学对很多疾病的辨证分型并不完善，临证之余我常翻阅各种学术刊物，学习大家临床诊疗的经验。在1973年读岑鹤龄同志"肝炎的辨证论治"（《新中医》1973年第1期）一文时，对其肝炎的临床分型有不同的看法，反复推敲后于次年在《新中医》上发表"也对'肝炎的辨证论治'一文的商榷"，提出了对肝炎的病机及证型的一些个人看法。有感于对脏腑辨证了解的局限，我查阅了很多书籍，寻找准确、全面地辨识脏腑病证的方法。我于1977年在《新中医》上发表"略论藏象学说是辨证论治的理论基础"一文，其意在于探讨和思考藏象对辨证论治的影响。我认为，藏象学说作为中医学理论体系的核心，贯穿在病因学、诊法、辨证和治法等各个方面，是辨证论治的理论基础，它一直有效地指导着中医的临床实践。我在临床诊治冠心病、心绞痛的过程中，即运用藏象理论分型辨证论治，效果显著。其后将此经验和研究总结整理，在《新中医》上发表"谈冠心病心绞痛脏腑辨证的临床意义"。然而从当时的情况来看，人们对辨证论治这一诊疗体系尚缺乏系统而深入的研究，这不仅会妨碍中医学的发展，甚至会影响中医学的生存空间。因此如何把辨证论治统一在中医学基本理论体系之中，统一在理法方药的一致性上，并运用现代科学技术的方法与手段深入研究其规律，使之加以提高，是弘扬发展中医学、创造新医药学一个关键性课题。为此我在同年 11 月《新医药学杂志》上发表"略论辨证论治的再提高"一文，提出加强"证"的研究，明确"证"的实质是提高辨证论治诊疗模式的重要方法之一。在此后的几年中，我对相关文献的整理研究，总结先贤对"证"的认识和思考；同时引入现代科学技术定量分析"证"的实质，并形成相关的标准，以从功能病变规律探索其在代谢、结构方面的病理基础，逐步建立一个新型的病理学理论。期间，我陆续发表关于"证"研究的文章，如 1981 年在《湖南医药杂志》发表"关于虚证理论的研究"，1983 年在《陕西中医》发表"谈脾阴虚及调治三法"，1984 年在《北京中医学院学报》发表"辨证论治近三十年研究概况"，1985 年在《湖北中医杂志》上刊登"识证篇"，同年在《中西医结合杂志》发表"证实质近三十年研究进展"，在各阶段总结我对"证"研究中的一些心得。

1993 年我参与编写《中国大百科全书·中国传统医学卷·辨证分册》时，发现中医学的临床诊疗模式多局限在辨证论治层次上。有鉴于此，我就辨证论治在临床应用中存在的问题及解决办法，撰写了题为"关于辨证论治若干问题的思考及对策"的文章，并发表在《中医药时代》上，提出解决问题的办法，一是加强辨证的自身发展，引入现代影像学技术，将宏观辨证与微观辨证相结合，从而发现隐潜证的存在，弥补传统辨证的不足；二是加强辨病论治的研究，建立辨病辨证结合的诊疗框架。我从辨病、辨证结合想到了经常被忽略的中医辨病论治诊疗模式，在大量阅读古代典籍的基础上，通过不断梳理和总结，我发现中医古代典籍中蕴含有大量对诊疗模式的描述，而且针对不同的疾病有多种诊疗模式和手段可供选择使用。古代医家认为，应针对具体情况选择不同的诊疗手段，如辨时论治、辨经络论治等多种诊察方法。可见，辨证论治并不是临床诊疗的唯一手段，我在 1994 年的《健康报》上连续发表题为"辨证论治并非普遍法则——突破固有模式建立新的诊疗体系（之一）""辨证论治存在不确定因素——突破固有模式建立新的诊疗体系（之二）""形成科学规范的开放式诊疗体系——突破固有模式建立新的诊疗体系（之三）"三篇文章，意在突破长期以来，临证上辨证论治诊疗模式的束缚，探讨建立开放式诊疗体系。

此后，我着力于研究和思考辨病论治诊疗模式，并整理大量专病专方专药。并于 1997 年在《中国中医药报》上发表名为"论现代中医临床诊疗体系的建立——走出轻辨病重辨证的误区"（后作为戴西湖教授主编的《内科辨病专方治疗学》一书的序文）文章，提出轻辨病重辨证割裂了完整的中医诊疗体系，制约了中医诊疗能力，导致了中医临床医学的退化。过去我们经常提及要警惕"废医存药"的危险，而中医临床的这种状况，也要警惕"废病存证"的危险。所以重视辨病论治与辨证论治相结合，是中医认识疾病、诊断疾病、治疗疾病的升华，必将大大推进中医临床医学发展的进程。为了进一步研究辨病论治诊疗模式，从中明确辨病论治的历史地位及其在临床诊疗中的重要意义，我相继在《中国中医药报》上发表"试论辨病论治的历史源流"，在《北京中医》上发表"论确立辨病的核心地位与意义"。但是辨病论治也不能完全涵盖中医临床对现代疾病的诊疗，次年我在《中国医药学报》上发表"论现代中医多元性的临床诊疗模式"一文，提出辨病论治不仅要辨中医之病，还要辨西医之病，只有这样才能发展中医临床医学。并在日本发表一篇题为"提倡辨病与辨证相结合——从妇科临床看中医临床体系的建立"文章，探讨多元诊疗模式相结合在临床具体疾病诊疗中的应用。

随着时代的发展、自然环境和社会环境的变化、科学技术的不断革新与进步，人类健康也面临着新的挑战和威胁，中医学势必要摆脱传统辨证论治的束缚，采用更为开放多元的诊疗体系和诊疗手段，如此方可不断提高社会贡献度、提高临床诊疗水平、提高临床疗效。1997 年我在《中国公共卫生管理》上发表"试论辨证论治及辨病研究中存在的问题"一文，指出由于忽视辨病、辨体，病名不统一，辨证论治的随意性大，不同医生往往根据各自的经验对证候作出判断，造成不同医生诊治的差异性，从而影响中医诊治的疗效，针对性不强。而对一些"无证可辨"的病证，中医辨证往往陷于无所适从的境地，使得我们必须重新认识和反思中医学目前的诊疗体系。在中医、西医并存，医学科学迅速发展的今天，中医学要生存、发展，就必须进一步提高诊疗水平。要达到这一点，就应从更深层次上探讨疾病的本质，寻找出疾病发生、发展的规律。要发挥中医辨证、辨病论治的优势，就应从疾病的本质、所患疾病之人的个体差异上寻找发病、转归、预后等多方面的规律。在这种思想指导下，通过整理中医典籍有关对体质差异的论述、对体质类型的描述，通过个人临床长期大量的实践，深刻认识到体质的辨识在临床诊疗中的重要性和必要性，深刻认识到体质与疾病有着极其密切的相关性。1981 年我在《山东中医学院学报》发表"略论体质与治疗的关系"，提出了辨体论治的架构思想，即以人的体质为认知对象，从体质状态及不同体质的特性，把握健康与疾病的整体要素及个体差异，制定防治原则，选择相应的治疗、预防、养生方法，从而进行"因人制宜"的干预措施。2005 年我在中医药学术发展大会上发表"论辨体论治及辨体 – 辨病 – 辨证诊疗模式的建立"一文，提出"体"所指向的目标主要是"人"，将人作为研究的主体；而辨证的指向目标是"病"，将疾病某一阶段的病理特点与规律作为研究的主体。体质和证、病分别侧重于人体与疾病两个不同的角度说明机体的生理或病理状态。"体质""证型""疾病"对个体所患疾病本质反映的侧重面是有所不同的，所以中医学强调要"辨体""辨病""辨证"相结合，从而有利于对疾病本质的全面认识。

我的第二批学术继承人靳琦研究员系统整理总结了有关我辨体－辨病－辨证三辨诊疗模式的学术思想，于 2006 年在中国中医药出版社出版了《王琦辨体－辨病－辨证诊疗模式——中医体质理论的临床应用》一书。该书系统深入的论述了辨体－辨病－辨证诊疗模式的构建基础和具体内涵，并整理了大量临床案例来说明辨体－辨病－辨证诊疗模式在临床诊疗疾病中的应用。此书一经出版便得到了学术界的普遍好评，得到了广大中医临床医生的认可，现已被广泛运用在临床诊疗中。

辨体－辨病－辨证诊疗模式的广泛应用，代表着中医诊疗模式进入了一个崭新时代，因为辨体－辨病－辨证诊疗模式体现了因人制宜、以人为本的思想。"以人为本"是马克思主义关于人全面发展的基本观点，"因人制宜"是中医学研究人体健康与疾病及其干预措施的重要学术思想。辨体－辨病－辨证诊疗模式的构建充分考虑了社会因素、自然因素、心理因素、遗传因素等多方面因素对健康与疾病的影响，并为中医诊疗模式提供了整体、系统、动态研究疾病的思维模式。辨体－辨病－辨证诊疗模式重视不同个体差异对疾病与证候的影响，以及对方药等治疗应答反应的不同，是贯彻"因人制宜"思想、实施个体化诊疗的具体实践；以辨体论治为基础，结合辨证论治与辨病论治，探寻疾病发生的原因，建立个体化的诊疗方案，把握疾病的预后发展；及早发现，干预体质的偏颇状态，进行病因预防、临床前期预防、临床预防，以实践中医"治未病"思想。

辨体－辨病－辨证诊疗模式诠释了"同病异治""异病同治"。临床实践中，同一种疾病，因时、因地、因人不同，或由于病情进展程度、病机变化，以及用药过程中正邪消长等差异，治疗上应相应采取不同治法；不同疾病，在其发展过程中，由于出现了相同的病机，因而采用相同或相似的治疗法则。通过辨体－辨病－辨证的诊疗模式全面掌握疾病发生、发展以及预后的整个过程，重视个体体质差异对疾病过程的影响，通过对疾患体质类型的判断，分析不同体质人群罹患同一种疾病，所出现各种不同的临床证型；以及相同体质的人群患有不同疾病，由于患者的体质在某些方面有共同点，所出现相同或类似的病理机制和临床证型。体质的特异性往往决定着对某些致病因素的易感性和发病后病变类型的倾向性，从而影响着疾病的证候类型。相反，即使感受不同的致病因素，由于体质相同，邪随体化，有时也会表现出相同的证候。这些充分说明不同的疾病和临床表现乃是体质不同造成的。以此可见辨体－辨病－辨证诊疗模式结合病患的体质、证候、疾病三者，深刻认识到体质在"同病异治""异病同治"治则中的重要意义，丰富了"同病异治""异病同治"的内涵。

辨体－辨病－辨证诊疗模式的建立拓展了临床思维空间，丰富了临床诊疗体系。长期以来，中医临床思维局限，理论覆盖不全。辨体－辨病－辨证诊疗模式的提出，明确了体质、疾病、证候三者的关系，促进了医学研究对象从人的"病"到病的"人"的转变。辨体－辨病－辨证诊疗模式的建立，虽不能赅尽临床需求的全部，但对于突破辨证论治思维定势，拓展了临床思维空间，充实和丰富了临床诊疗体系，具有启发意义和重要价值。

本书即将付梓之际，感触颇多。辨证论治和辨病论治作为中医学几千年来主要的诊察手段和诊疗模式，是中医学不可或缺的组成部分。但随着社会的变革、文明的进步、环境的改变、疾病谱的变化以及人类体质的变异，新的问题、新的环境、新的需求正对中医学提出越来越多、越来越高的要求，我们所面临的问题也越来越复杂。我们不能一味躺在祖先留下的遗产上高枕无忧地看世界、看问题，我们要在继承上有创新，在创新中谋求弘扬中医药学、发展中医药学。长期的临床实践，使我深深感受到辨证论治和辨病论治存在着一定的局限性，不能有效涵盖对现今疾病的诊察、判断，对有些疾病也不能准确地诊断，进而影响有效地指导临床用药施治。本书既是我对有关辨证论治、辨病论治及证候研究的一些总结，也是对这些研究成果的反思和思考，更是对这种思考结果提出的一些对策，也是对未来中医诊疗模式、诊疗体系的构建和展望。希望这本书能起到抛砖引玉的作用，以期对中医诊疗模式的不断完善、系统和规范起到积极的推动作用。

王琦

2022 年 6 月

目录

第一章　医学诊疗模式的研究

美国建筑大师 C. 亚历山大在《建筑的永恒之道》一书中，对于模式曾经有过经典的定义：模式是用以描述在我们的环境中不断出现的问题，然后描述了该问题的解决方案的核心。通过模式，人们可以无数次地使用那些已有的解决方案，从而无需重复相同的工作。由此，医学诊疗模式是对一种医学在诊断和治疗疾病中的主导思想的高度概括，即用最精练的语言勾画出该医学诊疗的基本规律的框架，同时它也往往反映出了该医学的主要特征[1]，医学诊疗模式的形成、发展及完善，直接反映着人类对自然、社会和自身的认知程度，也是人类对疾病的诊断和治疗手段不断完善加深的过程。医学诊疗模式在不同的历史时期、不同的文化背景、不同的医学体系中有着不同的内涵。

第一节　医学模式的演变概况

迄今为止，学术界对于医学模式的演变基本概括为从神灵主义的医学模式（spiritualism medical model）→自然哲学的医学模式（nature philosophy–medical model）→机械论的医学模式（mechanistic medical model）→生物医学模式（biological medical model）→生物 – 心理 – 社会医学模式（biopsychosocial medical model）的多次演变。这种归纳并不能被视为一种划界，其相互之间多有明显的渗透交融或者借鉴痕迹，但显然它的每次演变都使医学向更加成熟、更加融合的科学体系迈进一步。

从原始社会末期到奴隶社会初期，由于自然科学知识普遍贫乏，人们无法全面认识、解释自然界中的许多现象，诸如刮风下雨、洪水、地震等，其中也包括疾病。这时期，人类对疾病和健康的认识还处于萌芽状态，薄弱的医学知识积累不足以解释复杂的生命现象和指导医学实践，因此认为健康是鬼神恩赐，疾病是天谴神责。相应地，这时期疾病的治疗手段是有限的药物与祈祷神灵的巫术交错混杂，在这种基础上，形成了神灵医学模式。神灵医学模式虽然粗糙甚至荒谬，但其是早期人类探索和智慧的结晶，在实践中对医者的思想和行为都产生了重要的指导作用。

---

[1]　成肇智.中医学诊疗模式刍议［J］.湖北中医杂志，1998，20（2）：5-7.

随着人类社会的不断进步、科技水平的日益提高，人类对宇宙及世界万物也开始有了理性而朴实的认识与概括，而不只停留在唯心的神灵主义阶段。公元前数百年间，在西方的古希腊、东方的中国、古埃及、古印度等地，相继产生了朴素的、辨证的整体医学观，人们开始用简单物质元素，而不是超自然力量来解释健康和疾病，运用以自然哲学理论为基础的思维方式来观察和解释医学现象，从而形成了自然哲学医学理论体系。其中最具代表性的当属古希腊医学和中国医学。古希腊医学认为，生命是由土、气、火、水四种元素组成，四种元素与冷、热、干、湿四种物质配合成四种体液，而四种体液的协调与平衡决定了人体的体质和健康。而中国医学认为世间万物都是由金、木、水、火、土五种元素构成，人体各器官又与这五种元素相对应，相生相克、相互制约、相互协调，从而维持人体的健康和生命。在此基础上，中医将致病因素归为"喜""怒""忧""思""悲""恐""惊"七情，"风""寒""暑""湿""燥""火"六淫，疠气，饮食，劳倦，以及外伤和虫兽伤等[1]。这种医学理论已经具有整体医学思想的特点，打破了神灵主义医学模式的统治地位，对东方文化的发展产生了深刻影响，并对当代社会文化形成产生重要的影响。由于其理论基础是自然哲学，其方法论是直接观察和思辨的整体论，因此，这种哲学医学模式取决于个体的认识和实践能力，所提供的观点较为主观、笼统且模糊，使得这种医学模式作为经验医学的同时又具有相当的神秘色彩。

15世纪以后，欧洲文艺复兴推动了自然科学技术的进步，带来了工业革命的高潮和实验科学的兴起，机械论的长足发展使得西方医学界产生了一场医学革命。机械唯物主义自然观的倡导者、实验科学的始祖弗朗西斯·培根（Francis Bagen，1561—1626）提出"用实验的方法研究自然"，并创立了归纳法。由此实验科学成为科学发展的主流。其后的笛卡尔、拉美特利等人主张把一切复杂运动简单归纳为机械运动或物理、化学变化，把力学中的外力作用无限夸大，成为外因论。否认事物内部矛盾，即提出了机械论的自然观。在机械论的自然观和实验方法影响下，产生了机械论医学模式，即以机械论观点和方法来观察和解决健康与疾病的医学模式。机械论医学模式突破了思辨哲学和宗教神学，把实验方法引进医学领域，使得医学逐渐成为一门实验科学。虽然机械的自然观把生命活动等同于机械运动，忽视了人的社会性和人体的生物复杂性，片面地认为疾病就是机械失灵，需要修补，医生的任务就是修补机器。但实验科学的引入为人类医学史掀开了崭新一页，极大促进了生物医学学科和外科学的发展，而还原论与归纳法等哲学思想的推广则使西方医学走向了生物医学模式方向。

从18世纪下叶到19世纪，随着显微镜的发明、细胞学说的创立、进化论和能量守恒定律的发现，自然科学领域所涌现出的一系列重大发现动摇了形而上学、机械唯物论

---

[1] 印会河.中医基础理论［M］.上海：上海科学技术出版社，1984：93.

的自然观，人们开始认为健康是宿主（人体）、环境与病因三者之间动态平衡，这种平衡被破坏便发生疾病。这种以维持生态平衡医学观所形成的医学模式，即生物医学模式。生物医学模式的奠定使得人类通过采用杀菌灭虫、预防接种和抗菌药物，取得了人类第一次保健革命的胜利，这对医学的发展起到了重大作用。

生物医学模式强调了人的生物性，却忽视了人的社会性，忽视了病人的心理和社会因素。20世纪以来，疾病谱发生变化、社会老龄化的巨大压力、传染病的新威胁、伦理道德和法律问题的困惑，造成心理因素性和社会因素性的疾病显著增加。随着现代医学科学的发展，特别是医学心理学的发展，在心身医学方面的研究成果充分表明，对待疾病的单纯生物学观点是片面的。美国罗彻斯特大学医学院精神病学和内科教授恩格尔（O.L.Engel）在1977年《科学》杂志上发表了题为"需要新的医学模式；对生物医学的挑战"的文章，批评了生物医学模式的局限性，指出这个模式已经获得教条的地位，不能解释并解决所有的医学问题。为此，他提出了一个新的医学模式，即生物－心理－社会医学模式（既从生物学方面，又从心理和社会方面看待人类健康和疾病模式）。强调人是具有思想、情感、意志的人，是心身的统一体，病人又是一个社会的人，其发病与社会环境中生产、生活及各种社会因素有着必然的联系。

生物－心理－社会医学模式下所定义的健康不仅仅是没有疾病，而是身体、心理和社会适应上的完好状态。而以中国古代哲学思想的精气学说和阴阳五行学说为理论基础的中医学，从动态整体角度研究人体生理、病理、药理、心理及其与自然、社会环境的关系，并对此作了唯物主义和辩证法的说明。并认为人和自然界是相对应的一个整体，是由阴阳二气相互作用而成，其结构和生理运动符合阴阳五行生克关系。这种理论既能揭示脏腑气血的阴阳气化规律、沟通与天地阴阳气化规律联系，又能揭示病的证候规律。这体现了中医学理论整体观和辩证观的特点，即一切事物都有着共同的物质基础，而且也不是一成不变的，各个事物不是孤立的，它们之间是互相联系、互相制约的，并把生命活动和健康与疾病看作是普遍联系和运动变化的过程。在疾病发生和转归过程中，中医学认为自然界阴阳四时变化失衡和人体自身阴阳气血失调是引起疾病的原因，而自然界的变化和社会因素以及人自身的情志因素也影响着疾病的发生与发展。这种思想指导下，中医在诊疗方面不只考虑疾病本身，还注重患者的社会性及心理状态。可以看出，医学模式嬗变到此，西方医学和古老的东方医学终于在不同的道路上走到了一个可以交融借鉴的平台。中国医学完全符合现代社会－心理－生物医学模式的理论思想。其博大精深的科学内涵正随着现代医学的不断发展而得到反复证实，而与此同时，传统中医学的诊疗模式也并非故步自封、一成不变，随着人们对疾病和证候等认识的深化，中医诊疗模式也要经历逐渐发展完善的过程。

第二节 中医诊疗模式的演变概况

一、辨病论治的诊疗模式

远古时期，人们对疾病的诊断和症状的鉴别没有深入的认识，所用药物治疗主要是凭借经验的对症治疗。早在商周时期的甲骨文中，就出现了以部位命病名的描述，如疾首、疾目等。在马王堆汉墓出土的《五十二病方》采用了疾病分类方法，以 52 类疾病为基础，其中包括内、外、妇、儿、五官等疾病共 103 种，可见当时已经产生了辨病论治的诊疗雏形。此外，晋·葛洪《肘后备急方》多按病论治，对每种疾病均列出若干方以供选用。南齐·龚庆宣《刘涓子鬼遗方》对痈疽、疹、痱、疥、癣、瘰疬、诸瘘多种外科疾病诊断亦较明确。隋·巢元方《诸病源候论》是我国现存最早的病因病机证候学专著，全书以病为纲，以源分候，论病 1061 种。而到了宋朝，随着对内、外、妇、儿、五官等各科疾病认识的逐步分化，临床医学发展趋向专科化，也出现了大量综合各科疾病的医著及专科论著。

在战国时代百家争鸣的文化背景下，《黄帝内经》的问世不仅标志着中医理论体系的确立，也是中医学由单纯经验积累发展为有系统理论科学形成这一重大转变的里程碑。《黄帝内经》时代的辨病论治首先重视疾病的诊断和疾病的个性问题，其中所涉及的病名达到 100 余种，均根据疾病而采取治疗用药。虽然没有提出辨证论治的治疗原则，却蕴含着辨证论治的思想，如"病机十九条"为辨证论治奠定了理论基础，自此开始，从证识病、依病分证的诊疗思想业已萌芽。

二、辨证论治的诊疗模式

辨病治疗的用药模式，其特点为方便临床医生按病症索方用药，因此，从中医诊疗模式的历史发展来看，其对于方剂学的发展和完善具有重要意义。然而，其不足之处在于这种诊疗模式往往采用"以病试方、以方试病"，因此存在一定的盲目性。此外随着大量的方剂得以整理，应用指征逐渐庞杂笼统，而疾病表象又复杂多变，因此辨病诊疗模式在实践中逐渐显示出不足之处。东汉医家张仲景的《伤寒论》把中医学理论与临床实践有机地结合起来，由此确立了中医学辨证论治的基本思维框架。所谓辨证，就是分析、辨认疾病的证候，即以脏腑、经络、病因、病机等基本理论为依据，对四诊（望、闻、问、切）所收集的症状、体征以及其他临床资料进行分析、综合，辨清疾病的原因、性质、部位，以及邪正之间的关系，进而概括、判断属于何证；论治，是根据辨证的结论，确立相应的治疗方法，并选方用药[1]。东汉以后，虽然辨病诊疗模式指导临床实践，然而，逐步形成以辨证论治为核心、以辨证用药为主体的具有中医临床诊疗特色的诊疗模式。

三、辨病辨证结合的诊疗模式

虽然辨证论治是中医临床诊疗疾病的主要模式，但存在一些不足之处，例如辨证论治的体系有多种，缺乏统一性，此外由于证只是病变某阶段的本质，因此对疾病的全过程的本质认识不足。因此，对辨病辨证结合的诊疗思维模式的产生并不能进行明确的断代。如之前曾经提到的，《内经》就萌发了辨病辨证结合的思想，之后的《伤寒论》以及《金匮要略》则建立了以病为纲、按病论述、据病立法、逐类设证、因证制方、按方用药的模式。孙思邈的《千金要方》中，有的按病列方，有的在辨病基础上辨证论治。王焘的《外台秘要》中既按病列方，又分证列方，其中论病达 714 个。由此可见，辨病辨证结合诊疗模式的病证关系总体体现为彼此交织、互相贯穿。同样的疾病在其发展演变过程中贯穿着病机的演变规律，而证候又将疾病不同阶段的状态和方式具体化，从而得以遣方用药。如此，根据中医病与证的关系，至少存在同病异证异治、异病同证异治、异病异证异治等几种模式。

明末清初，西方医学传入中国，随着两种医学模式的互相碰撞、交融，中医的辨证论治出现了两种认识上的误区：一种是对其科学价值的质疑，进而厚西薄中；另一种是把中医诊疗的标准化理解为简单的辨证分型，进而导致中医辨证论治的僵化[2]。西医对疾病的认识是以病理学内容为核心的疾病分类体系以及以此为基础的诊疗模式，而中医证候是以病机为核心的疾病分类体系以及相应的诊疗模式。因此，病证结合涵盖了从西医病理学到中西医诊断学的全部内容。虽然一部分学者主张改良中医学和中西医结合的发展方向，在一定程度填补了中医学在人体解剖和药物提取方面的空白，丰富了中医学的理论知识，由于历史和社会因素，清朝晚期到新中国成立前没有出现新的学术流派和学术观点。

---

[1] 印会河.中医基础理论 [M].上海：上海科学技术出版社，1984：9.
[2] 李鸿泓.现代中医辨证模式浅析 [J].北京中医，2007，26（10）：653-654.

第三节　现代中医诊疗模式的研究

随着现代医学的不断发展，传统中医诊疗模式也在发生着深刻的变革。从辨病论治和辨证论治的再深入研究，到以中医体质学说为基础提出的辨体论治诊疗模式，再到将辨体、辨病、辨证相结合的"辨体－辨病－辨证诊疗模式"，中医学对诊疗模式的研究在不断发展中完善。

一、辨证论治的研究

中华人民共和国成立以后，政府大力支持中医学的发展，在各地兴办中医院校。不仅完善了中医学教学系统，还为中医学理论和临床研究提供良好的学术氛围。中医历代医家们分别从六经、脏腑、经络、八纲、病因、气血津液、卫气营血、三焦等不同角度进行深入研究和总结，形成了诸多辨证论治的理论和方法。在总结前人的理论和经验基础上，20 世纪 50 年代"辨证论治"这一概念的提出，代表中医临床诊疗特色以辨证论治为核心和以辨证用药为主体的诊治模式逐渐发展和规范系统。即辨证论治是运用中医理论来观察分析诊断疾病，治疗、处理疾病的原则和方法，包括辨证和论治两个互相关联的阶段。辨证和论治是诊治疾病相互联系、不可分割的两个方面，是理法方药在临床上的具体运用。"作为中医诊疗疾病的基本思维模式，它充分体现了中医学整体恒动观的学术特点，成为中医诊疗各种疑难疾病的指导思想"[1]。随着东西方文化的交融和冲突，辨证论治的内涵也发生了深刻地变化，不仅包含了传统的整体辨证、局部辨证，还出现了微观辨证的新内涵。微观辨证的提出，大大拓展了传统中医学的诊疗手段与视野，使传统从封闭走向开放，是创新辨证论治体系的重要举措，具有十分重要的意义[2]。除此之外，现代中医辨证论治还吸收了很多现代辅助诊察手段如听诊器、X 线、CT、超声技术、血生化指标等，以补充中医四诊的不足之处，逐渐将搜集病史资料的方法客观化，尽量减少因患者的病情诉说、精神心理状态和社会环境等对中医宏观病理反应和判断带来的意向性、随意性和不定性的影响，从而准确收集临床资料，这样才能进一步建立统一的辨证标准。可以通过区分主要症状、次要症状、或有症状等，建立数学模型，运用计算

---

[1] 李鸿泓. 现代中医辨证模式浅析 [J]. 北京中医，2007，26（10）：653-654.
[2] 陈志强. 创新辨证论治发展现代中医学——对现代中医学辨证论治体系的再思考 [J]. 中国中西医结合杂志，2011，31（1）：104-106.

机辨证等，使证具有唯一确定性，只要具备某些症状时，就能根据上述标准明确其证型。在组方用药方面，中医也须吸收药代学、药动学理论，对所应用的药物保证其含量、成分的前后一致性，同时建立不同人群、不同给药剂量的方法，以保证组方用药的相对统一化。在进行疗效判定时，应尽量运用客观化指标描述，用化学分析、物理检查手段及体格检查对照等，使其结果说服力强，进一步提高中医疗效[1]。用科学语言来阐释辨证论治和证候的内涵似已成为现代辨证论治研究的趋势和手段。

依据新的医学实践进行学术创新，是中医学持续发展的源泉和需要。"辨证论治"作为中医诊疗的主要方法，近几十年来在国内得到广泛运用，但现代中医临床面临更为复杂的疾病系统和变化的疾病谱，仅以辨证论治单一诊疗模式很难适应目前的临床需求。因此必须形成开放的诊疗系统，构建新的诊疗体系。

二、辨病论治的研究

辨病论治作为中医诊疗模式之始源，在历代中医临床诊疗疾病过程中发挥着重要作用。然而，近几十年随着辨证论治的广泛运用，辨病论治诊疗模式逐渐淡出了中医诊疗模式的行列。但辨病论治仍是中医诊疗模式之一，需要不断充实和完善其内涵。我曾撰文指出要在继承传统辨病论治诊疗模式的基础上，形成具有新的内涵的辨病论治诊疗模式。只有这样才能更好地服务于临床。为此，我提出辨病论治应分为辨中医之病和辨西医之病。其中辨中医之病可分为：①单纯辨病。传统辨证模式一般是一病分几个证型，或用脏腑辨证法，或用八纲辨证法等。在临床中，可根据疾病自身特点单纯辨病，如脏躁病、疟病、白癜风等，只要辨病准确，即可治疗，不必再作分型辨证。②辨中医之病，结合辨中医之证。在辨病的基础上辨证可补辨病论治之不足，如同是痢疾病，在其发展及变化过程中，则有在气分、在血分，属实证、热证及虚实夹杂之不同，而施以不同治法。辨病与辨证相结合，在特定情况下，又灵活运用。如温热病不必谨守卫气营血传变程式，可采取截断扭转，遏止病情发展，最终达到治愈疾病的目的，这也是中医学的治疗思想。

辨西医之病可分为：①辨西医之病，融中医之论。对某些现代医学的疾病，同样可在中医理论指导下去重新认识基本病因病机，并针对这些病因病机遣方用药。如脑溢血引起的昏迷，不能固守湿痰蒙蔽心包或热扰心神之论，而应从瘀血阻络，脑络瘀阻论治，

---

[1] 韩捷.中医辨证论治研究现状和展望[J].中医药学刊，2005，23（9）：1657-1659.

同样头部外伤或脑生肿物亦当以其为主要病机进行论治。输卵管阻塞性不孕，属中医少腹血瘀之证，而用少腹逐瘀汤治疗，均被实践证明行之有效。②辨西医之病，辨中医之证。这不等于在西医病名之下，千篇一律地列几个气滞血瘀、心脾两虚等证型去对号入座，而是病与证之间有着紧密的关系。由于辨病辨证结合既重视整体，也重视局部，促进了现代中医对许多疾病的病机与证候更深入、更具体的认识，使遣方用药更具针对性。现代辅助检查如超声波、CT、核磁共振等，都可在中医理论指导下，成为辅助中医诊疗的有效手段；用微观指标认识与辨别证候，弥补了宏观辨证的不足，有助于中医研究的深入。还可辨中医之证，涵西医之病。如血瘀证可包涵西医之冠心病、脉管炎等。③辨西医之病，特异治疗。近年来，通过大量的临床与实验研究，出现了许多特异治疗的方药，如中药降脂、降酶、降浊等。即方有专用、药有专司的专方专药，与辨证论治并行不悖、相辅相成。

三、辨体论治的研究

事物本身是复杂多元交叉的，如果以单一的思维去认识事物，往往会陷入片面，难以窥探事物的全貌。中医临床也应采取多元思维结构方式，才会更全面地了解疾病复杂的全貌，从而产生与之适应的新的辨病辨证诊疗体系和模式。

20 世纪 70 年代末，我以中医学关于体质的认识为基点，历经 30 余年深入系统的艰苦探索和研究，最终开创了中医体质学。首次提出了体质九分法，即平和质、阳虚质、阴虚质、气虚质、痰湿质、湿热质、气郁质、瘀血质、特禀质 9 种基本类型。明确了中医体质学说的概念，深化了中医对人体生命、健康和疾病的认识、对中医基础理论的创新、中医临床医学的发展、中医预防医学方法的充实起到了重要促进作用。中医体质学的深入研究，对中医药学的发展、多学科的交融都具有重要作用。

以中医体质学说为理论基础提出的辨体论治的临床诊疗思想，即在疾病的治疗过程中，在确定治疗方案时应充分考虑到体质差异对疾病的产生、发展和预后及治疗方案的影响。即体质差异应体现在方剂、药物的选择与剂量上，在此基础上实施个性化治疗。在临床诊治活动中，对疾病的防治措施和治疗手段应建立在对体质辨识的基础上，充分考虑到该人的体质特征，并针对其体质特征采取相应的治疗措施。在疾病发生之时，处方用药不仅要考虑对症治疗，消除疾病的临床症状，还应辨明体质，求其"本"，辨体质论治，改善体质。否则，即使疾病的临床症状已消除，但病理体质存在，仍会成为再次发病的基础，或者临床急性症状已被控制，但有些症状仍持续存在。由于体质差异，不同个体、民族、地域的人对药物的耐受性和敏感性不一，因此用药、剂量有差异，药效也有不同。中药的毒性和不良反应等问题也与体质差异有关。因此，研究不同体质类型的用药特点、饮食宜忌、养生保健，充分体现了中医重视个体化诊疗思想。

以疾病为系统，研究如何根据体质差异恰当选择药物种类和用药剂量；以体质为背景，研究药物改善病理性体质，有助于未病先防和治病求本。辨体论治将有助于减轻药物的不良反应和增强治疗效果。许多遗传性疾病、过敏性疾病与体质关系尤大。以过敏性疾病而言，过敏反应的发生与过敏体质有关。所谓过敏体质，是指与正常体质相比较，易发生过敏性疾病的一种病理体质，所以防治过敏性疾病的关键并不是病证的治疗，而是通过改善、纠正过敏体质，调节免疫功能，才能真正消除过敏性疾病。同一个人处于不同生理时期而诊治有别，如青春期宫血、更年期宫血等。尚有母病及子等，朝医"四象医学"，以及藏医以培根、龙、赤巴分体而治等均体现了辨体思想。其强调不仅要治人的"病"，更要重视治病的"人"。

四、辨体－辨病－辨证诊疗模式的构建

在我提出中医体质学说的基础上，将辨体、辨病、辨证相结合，建立了辨体－辨病－辨证诊疗模式（以下简称"三辨模式"）。"三辨模式"是以体质、疾病、证候三者之间的相互关系为前提，以"体病相关"和"体质可调"理论为依据，以辨体论治为核心的临床诊疗体系。它来源于传统理论，体现于临床实际，是将体质研究成果切入临床应用的新的思维模式。

（一）"三辨模式"的核心是辨体论治，体质为本，病证为标

体质在疾病的发生、发展、转归中起着重要作用，制约和影响证候的形成与演变，在病、证、体三者关系中，体质因素是主要矛盾。《景岳全书·卷之四十四·烈集》中说："当识因人因证之辨。盖人者，本也；证者，标也。证随人见，成败所由。故当以人为先，因证次之。若形气本实，则始终皆可治标；若形质原虚，则开手便当顾本。"《医门法律》亦说："故凡治病者，在必求于本，或本于阴，或本于阳，知病之由生而直取之，乃为善治，"说明治本就是探求患者的阴阳动静、失衡的倾向性，即以体质的阴阳偏颇为本。疾病、证候的产生无不系于体质，亦即体质为本，病证为标。在"三辨模式"中，辨体论治是根本，起着核心作用，占有主导地位。随着对健康概念的重新界定，医学研究的重点已从探索"人的病"转向"病的人"，更加强调从人体本身探索维护和促进健康。体质是相对稳定的个体特质，是生命现象和疾病产生的基质，同样的疾病在不同的个体中所呈现的症状可能是相同的，但产生这些症状的背景是不同的，治疗当然不尽相

同。正如《医学源流论》中所说："天下有同此一病，而治此则效，治彼则无效，且不惟无效而反有大害者，何也？则以病同而人异也。"这就是强调个体诊疗的意义所在，也体现了辨体论治的重要性。

（二）辨体论治的依据是"体病相关""体质可调"

我在提出体质的四个基本原理即"体质过程论""形神相关论""环境制约论""禀赋遗传论"的基础上，经过理性思维和临床实践，结合科研工作，又提出"体质为本、心身构成、体病相关、可分可调"假说，由此导出体质"新四论"："体质可分论"——体质可以客观分类；"心身构成论"——体质是特定躯体素质和一定心理素质的综合体；"体病相关论"——体质类型影响疾病发生、发展趋势；"体质可调论"——通过干预可以调节偏颇体质。关于体质与疾病的内在联系，通过大样本临床流行病学调查证明，体质决定着人体对某种致病因子的易感性和对某种疾病的易罹性，并决定机体的反应性而影响疾病性质和病理发展及转归。以痰湿体质为例，我们课题组在研究中发现，痰湿体质与单纯性肥胖、高脂血症、糖尿病、冠心病、中风病等的发生呈明显的相关性；痰湿体质组的血脂、血糖水平显著高于非痰湿组和正常人，血液流变学等指标也表现异常。这些结果表明，体质与疾病及其病理基础具有相关性。关于体质的可变性及可调性，我们开展的体质干预研究发现，中药化痰祛湿方能有效调节肥胖人痰湿体质的脂代谢；中药过敏康胶囊可降低抗原特异性 IgE、抑制肥大细胞释放组胺，改善过敏体质。这些研究成果，体现了体质可以干预和调节。由于体质与疾病相关，且可变、可调，为辨体论治的实施提供了依据。

（三）辨体、辨病、辨证各有指向，相互关联，三位一体

辨证论治是中医学的特色和临床诊疗的主要手段，与辨病（中医的"病"和西医的"病"）论治一并为临床所习用。辨证的指向目标是"病"过程中的某一阶段，将疾病某一阶段的病理特点与规律作为研究的主体，是考虑脏腑、气血、阴阳盛衰的现状及与所患疾病的关联，并概括现阶段疾病对机体造成的影响；辨病的指向目标则是疾病全过程的病理特点与规律，是对某一疾病发生、发展规律的总体认识，诚如徐灵胎所云："病之总者为病，而一病有数证。"而辨体所指向的目标是"人"，将人作为研究的主体，主要诊察形体禀赋、心理以及地域和致病因素等对人的影响，亦即人对这些因素的反应。以此分析某类人群脏腑阴阳气血的多少，对某类疾病的易罹性，分析某种体质之人患病后体质对疾病的影响，即疾病发展的倾向性，以及对药物的耐受性等。在患病过程中，体质、疾病、证候三者从不同的角度、不同的层面反映了疾病的本质、规律与特征。而病

与证的发生都以体质为背景。若将体质、疾病、证候三者割裂开来，都不能准确把握生命过程中的疾病现象。由于"体质""疾病""证候"对个体所患疾病本质的反映各有侧重，所以强调"辨体""辨病""辨证"相结合，有利于对疾病本质的全面认识。尽管三者指向不同，但它们又是相互联系、密不可分、归于统一的。因此辨体、辨病、辨证在临床诊疗中三位一体、缺一不可，由此构成一个完整的诊疗体系，它充分体现了中医临床思维多元性和复杂性的特征。

第二章　辨病论治的研究

第一节　辨病论治的基本概念及理论溯源

一、概述

　　疾病是医学中的基本概念。由于各种疾病的病因、病状、病机、病程各有不同，因而冠以特定的病名，以代表该病本质及特征。因此，每个具体的病名是医学上对该具体疾病全过程的特点（病因、病机、主要临床表现）与规律（演变趋势、转归、预后等）所作的病理概括与抽象，是对该疾病的本质认识。明代医家张景岳在《景岳全书·传忠录·论治篇》说："凡诊病者，必须先探病本，然后用药。"清代医家徐灵胎在《医书全集·兰台轨范·序》中亦云："欲治病者，必先识病之名，能识病之名，而后求其病之所由生，知其所由生，又当辨其生之因各不同，而病状所由异，然后考虑其治之法，一病必有主方，一病必有主药。"阐释针对疾病的病因病机而确定基本治则及处方用药，即是辨病论治的内涵。既然每一疾病都有其特定的病理变化，针对病理变化而处方用药，应该说是辨病论治之实质，亦即中医治病求本之意。因此按照诊断标准诊断疾病之后，确定相应的治法、方药，则是落实辨病论治的具体措施[1]。

二、辨病论治的理论溯源

（一）《内经》对辨病论治的认识

　　《内经》确立了辨病论治原则。《内经》中"病名"一词多处被提及，《素问·疏五过论》文中言："诊之而疑，不知病名。"《素问·方盛衰论》文中云："逆从以得，复知病

---

[1]　朱文锋，阳晓，王行宽.辨证论治体系初探［J］.北京中医药大学学报，1997，20（6）：2-5.

名。"经统计,《内经》所记述的病名可达 100 余种。《内经》对病的论述设有专篇,如《疟论》《痹论》《疹论》等,其辨病内容详细,对所论疾病产生的原因、致病因素的性质、病理变化的过程、病变部位的特点、临床具体表现、诊断上的鉴别、治疗手段及预后推测等均做出了较详尽的阐述,治疗多以针刺为法,未施方药。如《素问·痿论》云:"治痿者独取阳明""各补其荥而通其俞,调其虚实"。

《内经》虽只载方剂 13 个,但均为以病设方,如《素问·病能论》治疗狂证用生铁落饮;《素问·腹中论》治疗鼓胀用鸡矢醴;《素问·奇病论》治疗脾瘅用兰草汤等。

(二)《伤寒论》对辨病论治的认识

《伤寒论》奠定了辨病论治体系。《伤寒论》中多数篇名冠以辨某病脉证并治,首重辨病,再行辨证论治。《伤寒论》主论六大类病:太阳病、阳明病、少阳病、太阴病、少阴病、厥阴病,亦对风温、霍乱、奔豚等病具体论述。如太阳病是病,"太阳之为病,脉浮,头颈强痛而恶寒",而太阳病如有"汗出,身热,恶风,脉缓",则辨证施方治用桂枝汤;如有"无汗,恶寒,发热,脉紧",则辨证施方治用麻黄汤;如有"不汗出而烦躁",则辨证施方治用大青龙汤等。其他如少阳病的治疗以小柴胡汤,阳明病的治疗以白虎汤、承气汤,太阴病的治疗以理中汤,少阴病的治疗以四逆汤等,临床运用时再根据每个患者的体质特征、病性、病位、病因及邪正态势辨证论治,但一般多以主方加减化裁成新方。《金匮要略》亦每篇都先冠以某某"病",而后是"证""脉""并治"。如"痰饮"篇,先讲痰饮、悬饮、溢饮、支饮,阐明"四饮"有"留""伏"体内的特点,其脉象"偏弦",总的论治方法为"温药和之",此即为辨痰饮之病;而后再辨证论治施方,有治痰饮的苓桂术甘汤、治悬饮的十枣汤、治溢饮的大小青龙汤、治支饮的葶苈大枣泻肺汤等。

《金匮要略》中多为辨具体的疾病,有以单个疾病为一篇的,如疟病、水气病、黄疸病、奔豚气病等;亦有把同类疾病,或易混淆需鉴别的疾病,合并于一篇,如《金匮要略·痉湿暍病脉证治》即将痉病、湿病、暍病合并一篇;《金匮要略·百合狐惑阴阳毒病脉证治》则专论百合病、狐惑病、阴阳毒病;如狐惑病辨病治疗,予内服甘草泻心汤,外用苦参汤洗阴部,雄黄熏肛门;阴阳毒病内服升麻鳖甲汤。

(三)后世医家对辨病论治的运用

晋代葛洪的《肘后备急方》,多为辨病论治,对每种疾病均列出若干方以供选用,如常用狂犬脑组织治疗狂犬病。南齐·龚庆宣的《刘涓子鬼遗方》对多种外科疾病辨病列方。隋代巢元方的《诸病源候论》,以病为纲,以病源证候为内容,论病 1000 余种。隋代孙思邈的《千金要方》、王焘的《外台秘要》，宋代《太平惠民和剂局方》均运用了辨病论治、按病列方之法，例如以羊靥（羊甲状腺）、海藻、昆布方治疗瘿病；以地黄、黄连治疗消渴病；以苦参治疗痢病；以羊肝治疗夜盲病等。明代龚廷贤的《万病回春》，列有"诸病主药"，清代张璐在《张氏医通》中，治各科疾患，均以辨病施方为法。清代《温病条辨》治疗温病，多在辨病如风温、温热、瘟疫、温毒的基础上采用卫气营血辨证或三焦辨证等辨证方法，而冒暑、暑秽、大头瘟等温病则以辨病选方，如《温病条辨》上篇云："温毒咽痛喉肿，耳前耳后肿，颊肿，面正赤……俗名大头温、蛤蟆温者，普济消毒饮去柴胡、升麻主之。"

《山海经》中共记载了38种疾病，其中有疽、瘿瘤、痹、痔、疥、痒、疟等专用病名达23种。在长沙马王堆出土的《五十二病方》中，将52类疾病的100多个病种以200多个药方对应辨病治疗，可知辨病论治的运用早于辨证论治。辨病论治的原则确立于《内经》，而体系奠定于《伤寒论》；历代医家对辨病论治有广泛运用，并高度重视，如宋代朱肱曾在《南阳活人书·序》中云："因名识病，因病识证，而治无差矣"。

第二节　对辨病论治的思考和研究

一、辨病论治的历史地位与贡献

辨病论治或在辨病的基础上进行辨证论治，是中医学临床诊疗活动的完整模式和固有特色，构成了中医诊断学的完整概念。一个较长的时期以来，辨证论治被提到至高无上的地位，成了"基本法则""普遍法则"，成为中医诊疗特色的代名词，成为评析中医诊疗的价值标准，证的研究也就成了中医临床发展方向与走向世界的"突破口"，而中医辨病的研究处于被忽视的地位。全国统编中医教材《中医学基础》明确指出："中医治病，主要不是着眼于'病'的异同，而是着眼于'证'的区别"。《中医基础理论》（五版）又说："辨病论治是在确立疾病的诊断之后，根据疾病确立治疗的原则，对于简单的疾病来说，辨病论治是比较容易做到的，如蛔虫病应用驱虫剂治疗等。但是多数疾病是比较长的过程，在这个过程中，每个阶段的病理变化不尽相同，很难确立统一的治疗方法……这就是为什么中医辨证论治比辨病论治用得多的道理。"全国统编教材《中医内科学》（五版）全书共列49个病证，其中符合辨病论治的只有感冒、肺痈、肺痨、哮证、癫狂、痢疾、中风、瘿病等10多种，约占30%，其余均为辨证（症）论治。其他见诸报刊对内对外宣传中医特色优势的莫不以辨证论治冠之于先，指标评奖、科研立项莫不以"证"

为中心，出现了一种轻辨病重辨证的倾向。这种倾向，割裂了完整的中医诊疗体系，制约了中医诊疗能力，导致了中医临床医学的退化，过去我们经常提及要警惕"废医存药"的危险，而中医临床的这种状况，也要警惕"废病存证"的危险。今天重新呼吁辨病论治，是中医认识疾病、诊断疾病、治疗疾病的升华，必将大大推进中医临床医学发展的进程。

（一）识病、辨病为中医诊疗之原始

中医疾病史研究表明，中医诊疗始于识病。远在商周时期的甲骨文中，统计有关记述疾病的就存有 300 多块、400 多辞，其中包括头、眼、耳、口、舌、喉、鼻、腹、妇、儿、传染病等 16 种。《周礼·疡医》指出"痟首、痒疥、寒、咳上气为四时疠疾"，论述了疮疡、创伤、骨折等外科疾患；《山海经》记述有瘿、瘕、痹、疥、瘅、疟等 38 种病名；1973 年出土于湖南长沙马王堆汉墓的《五十二病方》，因其内容以 52 类疾病故名，其中包括内、外、妇、儿、五官等疾病 103 种。

《内经》时代，提出疾病、证候、症状三种形式，著录病名 300 余种，比证名多 10 余倍，说明古代医学对疾病认识不仅早于证候，而且内容丰富。其论病，从病因、病机、转归、预后诸方面加以论述，《素问·至真要大论》纲领性论述就有病机 19 条，《内经》对有些病则作了专题论述，如《疟论》《痿论》《痹论》等。张仲景《伤寒论》首创辨病论治，论中各篇篇名，均冠以"辨××病脉证并治"，阐述外感热病 40 多个病名。《金匮要略》提出了肠痈、肺痈、浸淫疮等 70 多个病名，全书以病名篇，以病统证，据病施方，初步确立了辨病论治体系。

晋·葛洪《肘后备急方》多按病论治，对每种疾病均列出若干方以供选用。南齐·龚庆宣《刘涓子鬼遗方》对痈疽、疹、痱、疥、癣、瘰疬、诸瘘多种外科疾病诊断亦较明确。隋·巢元方《诸病源候论》是我国现存最早的病因病候学专著，全书以病为纲，以源分候，论病 1061 种。

唐宋时期，内、外、妇、儿、五官等各科疾病的认识逐步分化，临床医学发展趋向专科化，出现了大量综合各科疾病的医著及专科论著，孙思邈《千金要方》有的按病列方，有的在辨病基础上辨证论治。王焘《外台秘要》既按病列方，又分证列方，其中论病 714 个。北宋政府重视以成方治疗，设立了官府药局，《太平圣惠方》列有诸多辨病论治的方药，促进了辨病论治与专方专药诊疗模式的发展。

明清医家对疾病认识不断深化，孙志宏《简明医彀》对 200 余病证各列一个主方，在主方基础上根据疾病不同表现进行加减，并列有成方及简效方，以备医者查阅；龚廷贤《万病回春》列有"诸病主药"。李时珍《本草纲目》主治第三、第四卷中亦载有大量专病专方。清代医家喻嘉言指出"先议病，后用药"，张璐在《张氏医通》（卷十三至卷十五）中列出内、外、妇、儿诸科诸病专方，以备其用。可见历代医家对辨病论治论述丰厚，不断推进中医临床医学的发展。

（二）中医学辨病论治的巨大贡献

1. 病名确立与分类

如前所述，中医学在长期临床实践中已确立了众多疾病名称，如痢疾、白喉、肠痈、破伤风、肺痿、麻风、白癜风等，其中包括病名的二级分类，如黄疸《金匮要略》分为五疸等。《病源辞典》收载病名4000余条（其中含异名在内），云南省中医研究所整理的《中医疾病的整理研究》总结各科病名3671条，证名525条。

2. 病因学成就

中医对病因认识并非仅仅是六淫七情，对传染病、寄生虫病、营养缺乏性疾病、过敏性疾病亦全涉及：如传染病方面，《古今医统》载麻疹"沿门彼户相传"，《肘后方》是世界记述天花最早的文献。"瘵瘵"，古称"传尸"，宋·《普济本事方》明确指出该病是"肺虫"所致。寄生虫病方面，《金匮要略》载有"食生肉……变生白虫"（绦虫病），《肘后方》记述了血吸虫病（溪毒）、恙虫病（沙虱）。《千金翼方》载"疮疥癣之病，皆有诸虫"。钩虫病古称"黄肿病""脱力黄"，《丹台玉案》《杂病源流犀烛》均有所论。隋唐医籍及《串雅》论述了丝虫病，对其下肢肿、囊肿、小便如膏均有描述。营养缺乏性疾病方面，如《千金要方》对瘿病、脚气、夜盲的病因、诊断、治疗均有论说。遗传性疾病方面，如《素问·奇病论》论及孕妇惊恐致儿生癫疾，指出癫痫病的先天因素。过敏性疾病方面，如巢氏《诸病源候论》有漆过敏的记载，陶弘景《补阙肘后百一方》提及"猝短气"的哮喘突然发作。明·戴天礼《秘传证治要诀》中明确指出哮喘有"宿根"，即指"过敏体质"或家族史，清·沈金鳌将食物过敏引起的哮喘称为"食哮"。

3. 诊断学成就

秦代云梦竹简《封诊式》载有麻风病人送疠迁所简文，并有报告、鉴定、隔离一套制度。特异诊断指出消渴是口渴多饮，特异表现是多饮、多尿、多食、消瘦、尿如膏状或尿有甜味；《卫济宝书》已提出"癌"的名词；《仁斋指直方》明确指出"癌病而有恶变"。

4. 发病学成就

《金匮要略》对狐惑一病，记述了目赤如鸠眼、咽喉及前后二阴有溃疡的发病特征。《诸病源候论·消渴诸候》指出消渴"患者必数食甘美而多肥，而且多发痈疽"，《景岳全书》论述白喉"无痛而涩，息难相入，不半日愈甚，面青瞪目声细，引颈求救，一日夜而殁"。对白喉引起窒息死亡作了形象描述。

5. 治疗学成就

《内经》以生铁落饮治癫疾;《伤寒论》以茵陈治黄疸,乌梅丸治蛔厥;《金匮要略》百合地黄汤治百合病,大黄牡丹汤治肠痈;《肘后方》用海藻治疗瘿疾,是世界上最早用含碘药物治疗甲状腺肿大的记载,以狂犬脑敷伤口治狂犬病。《千金要方》以靥治瘿,以龟甲治佝偻病,以羊肝治夜盲,以谷皮、大豆治脚气,以土茯苓治梅毒,以雷丸驱虫。疟疾一病的治疗,《内经》有《刺疟论》,《本草经》用常山,《肘后方》用青蒿,清代康熙时曾用金鸡纳皮。外科手术,《灵枢·痈疽》指出脱疽"急斩之,不则死矣",这是最早的截脚术治疗脱疽的记载。其他尚有历代医家用导尿术、整骨术、清创术、金针拨白内障等,丰富多彩。

综上所述,中医学对疾病的研究成就卓著,并在一定历史时期居于世界医学的前列,对疾病的认识方法、思维方法至今仍有很高的学术价值。

二、辨病论治的基本原则和意义

(一)辨病论治的基本原则

1. 继承原则

历代医家在数千年的医疗活动中,对疾病的认识与防治取得了巨大成就,无论是疾病分类、病因学、诊断学、治疗学的成就都极为丰富,我们应认真加以继承,全面了解中医诊疗学体系,学习运用古代医家的临床经验,最大限度地吸取前人研究成果。

继承,首先是通过文献研究,对历代辨病论治进行系统挖掘整理,客观分析中医诊疗体系形成发展的内在规律,古为今用。中医病名大多是前人在当时历史条件下列成的,反映了一定的认识规律,对历史沿用并能说明该病具有本质属性特征的病名如落枕、疳积、阳痿等均可采用。

对治疗学成就的继承亦很重要,如以豨莶丸治风痹、紫萍一粒丹治中风手足萎废不用,用《集验方》九仙驱红散(黄芩、黄连、当归、生地、炒蒲黄、积雪草)治妇人崩中及诸血症均多获验。青蒿素的成果源于《肘后方》,三品一条枪治疗宫颈癌成果来源于《外科正宗》,用于治疗的白喉清瘟败毒饮、养阴清肺汤来自《重楼玉钥》,均说明前人对疾病的研究成果,我们应加以学习,而不能因为病名不规范就放弃对前人成果的研究学习和发掘。

2. 否定与反思原则

中医学由于受当时历史条件限制，对疾病及证候认识有的是浅显的，甚至有的是错误的。如现代研究酒糟鼻是由螨虫引起的，《中医外科学》（五版）对其病因引《诸病源候论》"此由饮酒，热势冲面"。肢端动脉痉挛（雷诺病）引起的肢冷并不是阳虚，窦房结综合征的脉迟不一定是寒证，恶寒脉浮不一定是表证，静脉回流受阻引起的下肢浮肿并不是脾虚，对上述情况如果我们仍然用传统的中医理论去解释，必然导致错误的结论。从治疗学来说，中医对有些疾病疗效并不如西医，如用三仁汤治肠伤寒即是其例。我们不能认为传统的东西就是精华，不能割舍、改进、演化与发展。医学必须不断追求真理，才能进步，而要逼进真理，就必须以唯物辩证法为指导，反映出否定之否定的认识规律，实现质的飞跃。中医辨病虽有着眼于整体之长，但亦有笼统之短，如崩漏虽可按血热妄行、脾不统血分证进行治疗取得疗效，但不少情况下亦感困惑，如阴道出血过多，可由功能性子宫出血、异位妊娠、子宫肌瘤、子宫内膜异位症、肿瘤等引起。若不加辨析，固守澄源、塞流等法亦难奏效。同样，水肿病只分阳水、阴水，弄不清楚是肾源性、心源性、肝源性、营养性、内分泌性、药物性等原因，亦将茫然，甚至造成失误。面对这些实际情况应加以反思，设法弥补不足。

3. 规范原则

长期以来，中医病名的命名方式、定义、内涵外延的界定等诸多方面存在不少问题，使临床诊断缺乏准则，从而影响了临床医学的发展。中医病证研究多头进行，其研究结论出现种种不一，对于个人撰述见仁见智，姑且不论，但代表国家主管机构发布的有关《原则》《标准》并要求按此实施的文本应相对统一。

（1）命名规范

疾病命名应含义确切，能说明该病特征、本质属性，即有别其他类疾病的特有属性。一要区分病、证、症的不同概念。如腹痛、胁痛不应再作病名。因腹痛只是一种症状，而这一症状可见于内科、妇科、外科等多种疾病之中，其命名没有体现出与其他疾病相区别之处；又如胁痛《中医内科学》的定义是"胁痛是以一侧或两侧胁肋疼痛为主要表现的病症，也是临床比较多见的一种自觉症状"，定义中同时用了"病""症""症状"3个概念；二要注意避免重复命名。如感冒，《中医内科学》载"是感受触冒风邪所导致的常见外感疾病"，《中医耳鼻喉科学》中又有"伤风鼻塞"类似病名；三要注意同一病名所指各异。如《原则》中提出了"痹病"的病名，就中医学而言，以"痹"名病甚多，《内经》言痹就有行痹、痛痹、热痹、着痹、筋痹、脉痹、皮痹、骨痹、肝痹、心痹、脾痹、肺痹、肾痹等多种。现在常用的也有胸痹、喉痹等病名，故"痹病"之名不知所指。《原则》对痹病的定义是"指外邪侵袭肢体经络而致关节疼痛、麻木、屈伸不利的病症"。

而痹病中又指出主要是指类风湿性关节炎、风湿性关节炎。众所周知，前者是自身免疫性疾病，并不是外邪侵袭肢体所致，这种"合二为一"，将导致治疗方向错误。正确的病名诊断，不仅直接影响到临床治疗的效果，而且与学科理论的发展也有直接联系。因此在实践中必须做到病名诊断准确。"男性不育"，古称"男性绝子、男子无嗣"等，现称"男子不育"。但男子不育既是一个独立的疾病，又是其他疾病或因素的结果，故还应针对不同情况作出进一步的诊断，如免疫性不育、特发性不育等。根据精液检测分析的结果作出的诊断则更加具体，如"无精子症""少精子症""死精子症""精子凝集症""精液不液化症"等。从宏观诊断到微观诊断的发展，反映了对疾病认识的深化。同时不宜采用比较含混的病名。如对急慢性前列腺炎多称为"淋证"，但"淋证"之病名却不能反映前列腺炎的实质，病名又易与西医学中性传播疾病的"淋病"相混，故临床诊断和文献报道宜直接使用急性前列腺炎或慢性前列腺炎之名。古代文献中未作记载的男科疾病，当直接使用现代男科学的病名，如"精索静脉曲张""精索炎""精液不液化"等，没有必要与古代文献中的某些病名对号入座。

（2）定义规范

《中医内科学》"厥证"的定义："厥证是以突然昏倒，不省人事，四肢厥冷为主要表现的一种病证。"而该节的气厥、血厥、痰厥、食厥，其中诸多临床表现并不符合上述定义。如食厥定义是"暴饮过食之后，突然昏厥，气息窒塞、脘腹胀满，舌厚腻脉滑实"。《原则》将厥脱并称，指出是以"脉微欲绝、精神淡漠或烦躁不安、大汗淋漓、四肢厥冷为主"（相当于现代医学中各种原因所致的休克）。而有的中医内科书则将"厥证""脱证"分称。随着医学科学的发展和临床诊治的深化，中医病名及定义的规范化，绝不仅仅是对古代文献的整理，而必须结合现代临床新的实践和引进科学模式对其定义、范畴、体征、症状、脉象、舌象、分期、分型和发展转归建立一个基本框架，并有利于鉴别诊断，同时要兼收多学科之长，便于反映较多的生理病理信息，提高诊断的可靠性与准确性，以能推广应用。

（3）分类规范

《中医病证分类与代码》指出：疾病分类已成为疾病、损伤和死亡原因统计分类的工具，采用统一的疾病分类和代码是医疗质量控制和医院管理的一项基础性工作；是医疗卫生单位病案管理、卫生统计工作、提高医疗质量和教学水平、开展科学研究所必不可少的；也是每个国家福利、行政、人口、医疗保健诸方面制定政策的重要依据，它从一个侧面反映了每个国家的医疗管理水平。我国政府于1981年开始全国卫生部门统一使用《国际疾病分类》（ICD-9）。但在长期医疗实践中，中医学形成了具有自身特点的理论体系和辨证论治规律，不能沿用《国际疾病分类》，所以迫切需要建立一个统一的、科学的、实用的、符合中医学术理论体系的中医疾病分类代码体系，以满足中医医疗、教学、科研、卫生统计、病案管理、出版和国内外学术交流的需要，以利提高中医医疗质量，促进学术发展，加强与国际医学的交流、接轨，使中医学以全新的面貌走向世界。

4. 互补原则

优势互补是学科进步的必由之路。任何一门学科的发展都离不开同时代科学技术的渗透与影响。中医辨病论治也要同西医诊断学及各种先进学科相结合，取长补短。对西医诊断明确的病名可直接采用，如伤科骨折类之锁骨骨折、肱骨干骨折、颈椎骨折等。对有些以"证"命名的"病"，应予重新确定。如"胁痛"，因其病因、病性、病位较为复杂，没有特异性和内在规律，应降格为"证"名，而直接采用肝炎、胆囊炎、胆道结石、胰腺病或肋间神经痛等。对一些新的病名如艾滋病、川崎病等应采取拿来主义，不必另立新病名。而奔豚病、梅核气、遗精病，则可补充西医病名之不足。

中医辨病应吸收现代先进的理化检查方法，拓宽自己的诊断视野，在中医理论指导下，去分析认识观察到的新内容，从中医角度揭示贯穿疾病始终的内在规律，探求疾病的内在病因病机、传变规律。史大卓曾对此提出4个途径：①运用中医自身理论体系，认识疾病发生发展过程中的基本病理改变，在此基础上总结出自己的治疗规律。如脑血栓形成，血栓形成、血液黏稠度高，可归属于"血瘀"范畴；②根据病变部位认识病因病机，如再生障碍性贫血，因其病发部位在骨髓造血干细胞，中医根据肾主骨生髓的理论，应用补肾药治疗；③根据发病特点认识疾病的病因病机，如急性病毒性肝炎，根据其发病快、易传染的特点，中医认为其病毒属"疫毒"，其病位在肝，采用疏肝柔肝、清热解毒之法；④根据微观生理病理改变认识中医"证"的阴阳消长变化的物质基础。我们希望能多些这样深层次的思考。

5. 创新原则

（1）认识新的疾病

由于疾病谱的变化，过去已有的疾病现在没有了，新的疾病又产生了，而中医病名已不适应医疗发展，需要在新的医疗实践中逐步进行新的探索。既然我们前人在当时条件下，能创立出近4000种病名，我们理应也有所发现。

（2）对以现代医学诊断的疾病，按中医理论探索新的病因病机

如乙型肝炎既往按"黄疸""胁痛"指导治疗，所分湿热熏蒸、肝气郁滞、肝阴亏损等证型与该病的病因病机不尽相符，有必要作深入探讨。盛国光所提示的观点值得思考：①病因病机当为毒、痰、瘀。认为湿热毒邪侵袭是慢性肝炎的发病原因。慢性乙型肝炎发病过程中，迁延反复，缠绵难愈，且常法难以取效，此与痰的病理特点颇为相合。慢性乙型肝炎病程较长，尤多入络之候，其络病及自外而入内者，系外入之毒邪导致肝、

脾功能失调，继而痰瘀毒留滞，由此可见，慢性肝炎的病因病机当责于毒、痰、瘀，三者相互搏结为患。②把握病因病机，指导临床治疗。毒、痰、瘀为慢性乙型肝炎的病机所在，根据病机确立解毒、化痰、消瘀的治法。临床运用可收到邪除病愈的良效[1]。

（二）辨病论治的意义

1. 诊断学意义

疾病诊断是治疗的前提，一个符合实际的疾病名称，一般都是对某种病因病机病势在机体演化过程的综合概括，这种过程，通常具有相对独立性和一定的发展演化轨迹。宋代名医朱肱在《南阳活人书》中说，诊治疾病必须"名定而实辨""因名识病、因病识证，而治无差矣"。

2. 病机学意义

病机反映疾病本质变化的规律，任何疾病都有各自本质变化及其发展规律，这种变化发展都是由疾病根本矛盾所决定的。由于疾病的根本矛盾不同，各种疾病也就有本质上的差异。

3. 把握转归预后的意义

疾病的发展变化，规定着病程长短与转归预后，当症状或证候消失后，病理改变尚未恢复时，如果不辨病，只辨证，往往会无证可辨而失去治疗机会。只有把握"病"，才能掌握疾病发生发展与转归等变化规律。

4. 治疗学上的意义

徐灵胎在《兰台轨范·序》中说："欲治病者，必先识病之名，能识病之名而后求其病之所由生，知其所由生，又当辨其所生之因各不同，而病状所由异，然后考虑其治之法，一病必有主方，一病必有主药。"说明每个病由于其基本病因不同，因此必有相应的主方主药，而只有抓住"病"，才能抓住纲领，有的放矢。历代前贤对疾病的治疗，创造积累了大量的专病专方专药。总而言之，只有把握疾病才能在临床中自觉地、主动地而有预见性地治疗。

---

[1] 王琦.论中医病证研究原则 [J].新中医，1998，30（8）：3-5.

三、关于辨病论治的几点思考

（一）病与证的四个关系

1986 年 3 月，卫生部在北京召开的"中医证候规范学术会议"，对医学的疾病概念提出如下定义："疾病是在病因作用和正虚邪凑的条件下，体内出现的具有一定发展规律的正邪交争、阴阳失调的全部演变过程，具体表现为若干特定症状和各阶段相适应的证候。"这一定义，不仅对病因学、发病学及疾病特征、规律作了表述，而且也明确了病与证的关系。兹从以下 4 个方面论述病与证的关系。

1. 病是第一层次，证是第二层次

每一具体病名是医学上对具体疾病全过程的特点与规律所作的病理性概括与抽象，是对该具体病变的本质性认识。先立病，后分证，乃诊疗之次弟；病为纲，证为目，乃病证之格局。朱肱《南阳活人书》说："因名识病，因病识证，如暗得明，胸中晓然，反复疑虑，而处病不差矣。"

2. 病规定证，证从属于病

病的本质一般规定着证的表现和证的变动。徐灵胎说，"证者，病之所见也"。疾病有一定的发展变化过程，在疾病演变过程中，由于受各种因素的影响，可出现各种不同的证，但这些证候不是固定不变的，而是随着病情的变化而变化，受到疾病基本病理变化过程的制约和影响。同病异治，异病同治，是以证为核心，是中医诊疗的重要特色。但作为一个具体疾病，有其特定的病因与发展规律，规定着治疗方向，因而必有贯穿始终的治疗大法，必然也要有治疗的一张主方。如果只强调"异"的一面，偏离了对疾病本质的治疗，就要产生失误。如肺痨本质是痨虫感染，尽管可以出现肺阴亏损，阴虚火旺等证候，但仅滋阴润肺而不杀虫就不行。就异病同治而言，也不能只强调"同"的一面。高血压病、更年期综合征、甲亢等疾病都可以表现为肝阳上亢证，但高血压病易为化风化火，更年期综合征以水亏火旺，甲亢多痰气交结，郁而化火，异病同证，同中有异。

3. 病是整体，证是局部

临床上明确病名的诊断，便可根据该病的一般规律把握全局，有利于对该病本质的认识和辨证论治。如中风病，有先兆、卒中、恢复期、偏枯全过程，而诸种证候只是不同发病时期的表现，辨证时要有全局观点并预测其变化与后果。

4. 病贯始终，证是阶段

病名代表该具体疾病病理变化全过程的特点与规律，证代表疾病当前所处阶段的病理状态，只能反映疾病过程中全部病理变化过程的一部分，因而也就不是病机实体的全部信息，只是呈现的一个横断面。如中风病可分三个阶段：平素常出现头晕头痛、肢麻时作以及一时性语塞等为中风先兆，乃由肝肾阴虚、肝阳上亢；而一旦出现突然眩仆、昏不知人等症状，则为卒中，系肝风夹痰、夹瘀、气血上逆、蒙蔽清窍而成；神清之后，往往脉络痹阻，表现为半身不遂、口眼歪斜、语言不利等中风后遗症。此病出现了几个不同阶段的表现和证候，但都沿着肝风夹痰夹瘀、上蒙清窍阻络的基本病机规律发展和变化。

（二）辨病研究中存在的问题

1. 中医病名及分证不一

《中药新药治疗癫狂的临床研究指导原则》将癫狂合一而称，中医辨证分心肝火旺、痰气郁结、痰火扰心、心脾两虚、阴虚火旺、清窍瘀阻六证。《中医病证诊断疗效标准》（以下简称《标准》）则将癫与狂作为各自独立的病名。"癫病"分为痰气郁结、气虚痰结、心脾两虚、阴虚火旺四证；"狂病"分为痰火扰神、火盛伤阴、气血瘀滞三证。高等院校统编教材《中医内科学》则将"癫"分为痰气郁结、心脾两虚两证；"狂"分为痰火上扰、火盛伤阴两证。分型不一，造成学术混乱。

2. 人为分证，画蛇添足

《标准》中，将"蛲虫病"分为"虫扰魄门证""脾胃虚弱证"。《标准》对蛲虫病的定义是"由于蛲虫寄生于人体肠道，以肛门或外阴作痒，搔抓难忍为主要临床表现的寄生虫病"，而"虫扰魄门证"的定义是"蛲虫排卵时肛门发痒，夜间为甚"。此处病与证二者犯了"同语反复""循环定义"的逻辑错误。再则脾胃虚弱的反复感染也会导致肛门瘙痒、虫扰魄门。外科疾病中"胼胝""鸡眼"等也分了若干证，其必要性有待考量。

3. 病证关系颠倒，表述含混

《中药新药治疗男性不育的临床研究指导原则》中，对男性不育的中医辨证分为肾阳虚证、肾阴虚证、痰湿内蕴证、肝郁血瘀证四型。肾阳虚证主症：①"精液过冷，婚后不育"，这里"精液过冷"一词表述含混，"过冷"与"稍冷"亦难区分。②"性欲淡漠或阳痿、早泄"。其一，阳痿、早泄均为各自独立病名，此处却置于证下，颠倒了二者关系。从逻辑学角度来讲是"逆源现象"，给概念下定义时直接包含有被定义的概念；其二，《原则》中"阳痿"分出命门火衰证、心脾两虚证、惊恐伤肾证、肝气郁结证、阴虚火旺证、湿热下注证六证，"早泄"分肝经湿热证、阴虚阳亢证、肾虚不固证、心脾亏损证四证，这10个分证均统于男性不育"肾阳虚证"之下，成了证中有病，证中有证，纷繁多绪，无法理清；其三，《原则》规定"性生活不正常"属于剔除病例，而阳痿、早泄当属性生活不正常范畴，这里却列为主症。③ "精子稀少或死精子过多"。其一，不通过显微镜检测无法测知；其二凡检测出精子数量少或死精子过多不一定是中医 "肾阳亏虚"；又如 "射精无力"，常用医学术语有逆行射精、不射精等，此处 "射精无力" 很难辨别。《原则》对该病的临床疗效判断标准以配偶受孕及精子数量、活动力恢复正常为治愈，对 "证" 的任何方面均未提及，这些证型及其证型内涵有多少临床依据可依，辨证论治后的归宿亦未指明。

4. 疾病分类概念混乱

《中医病证分类与代码》内科 "外感热病类" 列有太阳病、少阳病、阳明病、太阴病、少阴病、厥阴病，而该书 "证候标识符、证候类目名称和代码表" 中，又有 "六经证候"，即为太阳证候、少阳证候、阳明证候、太阴证候、少阴证候、厥阴证候，前者按《伤寒论》原著精神列为六类病，而后者又将此六者置换为六个证候，不同证候分类中又赋予不同名称的证，如六经证候中列有 "少阳证"，病因证候中列有热伏少阳证、热郁少阳证、邪郁少阳证、邪入少阳证、邪在少阳证。大概念套小概念，此概念重复彼概念，而在内科虫病类中列有 "囊虫病"，在 "中医证候名称与分类代码表" 中的虫证类中列有 "虫侵于脑证、囊虫侵脑证"，囊虫病究竟是 "病" 还是 "证"？内科病证分列 "哮病" "喘病"，儿科病证中合 "哮喘病"，尚又另立 "肺炎喘嗽" "小儿咳嗽病" 病名，同类疾病命名不一，令人目眩。

5. 生造病名，不中不西

近年来，为了病历检查的需要，将某些西医病名改成中医病名，弄得不伦不类。如《标准》中外科疾病出现 "精癃" 病名，其解释为 "精癃是由肾元亏虚等多种原因导致精室肿大，膀胱气化失司，以致排尿困难和尿潴留为主要临床表现的疾病，相当于前列腺增生"。什么是 "精室肥大"？该条在直肠指诊中指出 "精室肥大，表面光滑而无结节……"明白无疑地说 "中医的精室" 就是西医解剖学上的 "前列腺" "精癃" 之 "精"，取精室之名第一个字，癃则为小便不能，二者相加则为精癃，这种疾病命名方式合适吗？ "胞"在中医学多指女子胞，妇科疾病中有 "胞衣不下" "转胞" 等病名，有人指出，"胞生痰核" 一病名，从字面来看，胞——现在西医指女子 "子宫" "痰核" ——多指结节类疾病。这样 "胞生痰核" 就成了妇科的子宫肌瘤类疾病。而中医学又将眼睑称为胞睑，《中医眼科学》（五版教材）将胞睑内生核状硬结相当于西医霰粒肿称为 "胞生痰核"，令人一时难以分清。对于辨病分型的状况，刘建华、戴西湖曾总结了以下几点：一是分型缺乏统一，造成证型混乱；二是固定分型僵死，有悖辨证论治；三是一病多型，不利科研；四是证同方异，难圆其说；五是辨病分型易陷入型中分型（证中分证）的误区；六是存共性，有失个性，影响疗效。这些是临床面临的现实问题，很值得引起重视。

第三节　辨病论治的临床应用

在现代医学高速发展的今天，辨病论治的内涵也发生了变化，传统的辨中医之病论治已不能适应临床复杂多变的疾病，所以现在之辨病论治既要辨中医之病也要辨西医之病。

一、辨中医之病

由于历史的原因，中医疾病名称比较混乱，诊断标准不够严格与规范，给临床实际运用带来困难，因而有人主张废弃中医病名，全部以西医病名诊断取代中医病名诊断。如此则问题有四。其一，中西医的基本理论和在对疾病的认识角度上存在着明显差异，即西医的病名诊断与中医的病名诊断是在不同的理论体系指导下形成的。西医的辨病依据是解剖分析、离体实验以及人体疾病和致病因素的研究。而中医学辨病辨证则以阴阳五行、藏象经络、气血津液、正邪理论为基础，通过望闻问切获得资料进行分析归纳而作出的诊断，如全部由西医病名取代中医病名，中医师则难以按中医学理论指导及中医学有关"病"的概念进行思维。中医师如不用中医理论思维，炎症用蒲公英、病毒用板蓝根、癌症用白花蛇舌草那就失去了主体。曾有一妇人因便秘20天住院，拟诊肠道肿瘤，经剖腹探查未见；老妇至此每日腹泻、发热不已，再诊为"肠道菌群失调"，需灌健康人新鲜粪便，为其所拒，后经西苑医院赵锡武老大夫诊为太阳阳明合病，投以葛根黄芩黄连汤加半夏，3剂而愈。某些化脓性炎症中医用煨脓长肉或托里透脓而取得疗效。由此可见，中医临床必须首先立足于自身对疾病的认知体系，保持中医临床医学的特色和优势。从西医、民族医病名中受到启迪而有所借鉴是理所当然的，但绝不等于全部照搬替代，失去自我。中医病名必须与中医理论体系相适应，必须运用中医的术语与概念，离开这一基本点，中医就只剩下了方与药，也就是等于废医存药了。事实上保持中医病名是完全可以做到的，如中医对《中风的诊断与疗效标准》就是较为成功的范例。其二，临床中有许多客观存在的病种，西医不认为是"病"，而中医一直作为疾病积累了丰富的诊疗经验，补充了现代医学之不足。如"遗精"，西医只承认生理性遗精，而临床上病理性遗精确实存在，保持中医病名诊断，可扬己所长。其三，中医病名废弃不用，对前人疾病研究的巨大成果将会丢失，背离了继承原则。事实上，中医现代临床许多卓越成果是从前人的研究中取得的。其四，放弃中医学对疾病的认识和探索，只能随着别人拾人唾余，不能通过自身的认知方法有所发现、有所发明、有所创造、有所前进。其结果也只能是辨西医的病加中医的证了。由上可知，讲辨病论治，辨中医之病必不可少、必不可代、必不可废。

（一）单纯辨病

传统辨证模式一般是一病分几个证型，或用脏腑辨证法，或用八纲辨证法等。但临床中，可根据疾病自身特点单纯辨病，如脏躁病、疟病、白癜风等，只要辨病准确，即可治疗，不必再作分型辨证。

（二）辨中医之病结合辨中医之证

在辨病的基础上辨证可补辨病论治之不足，如同是痢疾病，在其发展及变化过程中则有在气分、在血分，属实证、虚证及虚实夹杂之不同，而施以不同治法。辨病与辨证相结合，在特定情况下，又可灵活运用。如温热病不必谨守卫气营血传变程式，可采取扭转截断，遏制病情发展，直至治愈，这也是中医学的治疗思想。

（三）中医辨病与分期、分型

由于疾病本身是多样性的，临床根据其发病及演变特点常进行分期：如麻疹分出疹期、收没期；外科化脓性疾病分成痈期、酿脓期、成脓期、溃脓期、溃后期、恢复期；百日咳分初咳期、痉咳期等。中医男科常按病变发展过程分期：如"龟头包皮炎"可以分为一期（红斑期）、二期（渗出期）、三期（溃烂期），应分别论治。有的按病理变化分期，如"阴茎癌"应根据癌体大小、程度、有无浸润、有无转移等进行分期以确定治疗原则。分型如皮肤病中分脱屑型、糜烂型、丘疹型、红斑型等。

二、辨西医之病

西医的辨病历史也很悠久，主要有局部定位思想和特异病因的观念。局部定位思想即以局部组织结构的定位性为基础来判断病变在解剖学上的特异性，如肺结核。其形成经历了 17 世纪西登纳姆的实体概念，到 18 世纪莫干尼的器官病理学，再到 19 世纪魏耳肖的细胞病理学。这种辨病的思想是医学的一大进步。但它仍有其局限性：如忽视了机体的统一整体性，不能充分地把握疾病过程，以及难以全面认识疾病的实质。

特异性病因观念，是把疾病的发生归结为病因学动因。其特异性致病因素就是疾病。这个观念形成于巴斯德的菌源说。它有其合理性，如病原微生物常常是发病的一个必要条件；病原微生物对病程特点、范围和程度有显著影响。但同时也有局限性，忽视了机体自身的作用，把机体看成是被动的，不能解释疾病发生和表现的多样性等。

所以西医辨病的趋势是：从局部定位到整体把握疾病发展，从特异病因到致病因素与机体因素结合认识疾病。

（一）辨西医之病，融中医之论

对某些现代医学的疾病，同样可在中医理论指导下去重新认识基本病因病机，并针对这些病因病机遣方用药。如脑出血引起的昏迷，不能固守湿痰蒙蔽心包或热扰心神之论，而应从瘀血阻络、瘀阻脑络论治，同样头部外伤或脑生肿物亦当以这一治则为主要病机进行论治。输卵管阻塞性不孕，属中医少腹血瘀之证，而用少腹逐瘀汤治疗，均被实践证明行之有效。

（二）辨西医之病，扬中医之长

如用中药人工周期治疗卵巢功能失调性不孕症，针对主要原因（下丘脑－垂体－卵巢轴功能失调），根据妇女月经周期阴阳消长的变化规律，采用人工周期进行治疗。

（三）辨西医之病，辨中医之证

这不等于在西医病名之下，列几个气滞血瘀、心脾两虚等证型去对号入座，而是注重病与证之间的紧密关系。如肾炎要辨阴水、阳水、风水，其中肾性高血压及肾衰亦当有其相应证型，以求与发病规律适应。此时证是一标准化的证，而每一种病又是由几种标准化证组成的复合体，从而做到局部与整体相结合。由于辨病辨证结合既重视整体调整，也重视局部损伤，促进了现代中医对许多疾病的病机与证候更深入、更具体的认识，使遣方用药更具针对性。用微观指标认识与辨别证候，弥补了宏观辨证的不足，有助于中医研究的深入。另外还可辨中医之证，涵西医之病。如血瘀证可包含西医之冠心病、风心病、脑血管病、宫外孕、脉管炎等。

（四）辨西医之病，特异治疗

近年来，通过大量的临床与实验研究，出现了许多特异治疗的方药，如中药降脂、降酶、降浊等；不少中医老大夫也在这方面做出努力和探索，如用爵床治蛋白尿，全蝎、雷丸治脑囊虫，蒲黄降脂，五味子降酶，生大黄治上消化道出血等。使方有专用、药有专司，与辨证论治并行不悖、相辅相成，在对男性疾病的治疗中，这一点也得到了充分体现。如用中药脱敏汤治疗免疫性不育症主要是脱敏治疗。近年来，创造出一大批高效、速效的方药，如靛玉红治疗慢性细胞性白血病；雷公藤制剂治疗结缔组织疾病；醒脑静用于高热神昏；柴胡制剂用于退热；生脉针、参附针用以抢救休克；冠心苏合丸、速效救心丸用于心绞痛；水蛭制剂用于脑卒中等，都取得了较好疗效。

中药的使用，在有的情况下要讲归经、升降浮沉，有的情况下要讲该药的特性和专长。古人也是如此，如桂枝治心动悸、脐下悸、威灵仙治鱼鲠等。现代临床针对某些病理指标及病原体探索中药疗效，探索与筛选针对疾病和症状的特殊疗效，同样是医疗的目的。

小结

辨病论治为主体的诊疗模式是实现中医临床医学现代化的必由之路。中医辨病要取得长足发展，必须采用先进的科学技术及先进的诊断工具。如将各种癌症统统归纳于"积聚""痰核瘰疬"之中，而将直肠癌下血当肠风便血去治疗，必然会出现问题。因此，中医学必须突破固有框架，打破单一思维和固有格局，把生化、免疫、微生物、分子生物学、遗传学等现代科技引进中医学，会促进现代中医对疾病诊断学的变革。这好比现代战争仍可运用《孙子兵法》，但决不用关羽的青龙偃月刀，也不再乘坐诸葛亮的木牛流马。

第三章 辨证论治的研究

第一节 辨证论治的基本概念及理论溯源

一、概述

　　辨证论治是运用中医理论来观察分析诊断疾病，治疗处理疾病的原则和方法。包括辨证和论治两个互相关联的阶段。所谓辨证，就是分析、辨认疾病的证候，即以脏腑、经络、病因、病机等基本理论为依据，对四诊（望、闻、问、切）所收集的症状、体征以及其他临床资料进行分析、综合，辨清疾病的原因、性质、部位，以及邪正之间的关系，进而概括、判断属于何证；论治，是通过辨证，分清疾病的现象和本质，即可治病求本；辨清邪正斗争的虚实变化，则可扶正祛邪；根据阴阳失调的病理变化，予以调整阴阳；按脏腑、气血失调的病机，予以调整脏腑功能，调整气血关系；按发病的不同时间、地点和不同的病人，因时、因地、因人制宜地治疗疾病。在上述治疗原则指导下，根据不同的病位、病因、病性、病机，就可确立具体的治疗方法，进而选择有效的方药。辨证和论治是诊治疾病过程中相互联系、不可分割的两个方面，是理法方药在临床上的具体运用。辨证论治作为中医诊疗疾病的一大特色，无论在理论上还是临床上，都具有十分重要的意义。

　　辨证论治既不同于辨病论治，也不同于对症治疗。"症"包括症状和体征，即患者自身觉察到的各种异常感觉，或由医生所感知的某些体征。如头痛、咳嗽、发热、呕吐等。对症治疗是以症状和体征为主要治疗对象而采取的针对性治疗措施。而"证"是在疾病发展过程中某阶段或某类型的病机概括。由于它包括了病变的部位、原因、性质以及邪正关系，反映了疾病发展过程中某一阶段的病理变化的本质，因而它比症状更全面、更深刻、更准确地揭示了疾病的本质。疾病通常是从总的方面反映人体功能或形态异常变化或病理状态的诊断学概念。因此，"病"是对某种疾病发展变化全过程的综合概括，而这种过程往往具有一定的独立性和比较规律的演变轨迹，且在其演化发展过程中又可表现为若干相应的证。如肺痈是对风热壅滞于肺，热壅血瘀，蕴毒成脓而成痈这一病变过程的综合概括。在肺痈的病变过程中，随病情的发展和转归，又可分为几个阶段，表现为相应的证：初期风热外袭，热伤肺气，邪束卫表，病在肺卫；成痈期，则为邪热内郁于肺，热伤血脉，热壅血瘀，蕴酿成痈；溃脓期，则为血脉阻滞，热盛肉腐，血败成脓；若邪气渐退，正气渐复，则为恢复期。因此，辨病论治注重于病，注重于该病的发展演变规律，针对患者个体差异性往往阐述不够；而证的确定考虑到患者年龄、性别、体质强弱、饮食善恶、精神情志、天时气候、地域环境、新病宿疾、对治疗的反应等多种因素的影响，证弥补了辨病论治之不足。总之，辨证论治、辨病论治、对症治疗三者既有严格区别，又有密切联系。临床诊疗过程中必须处理好三者关系，在分析症状的基础上认识疾病和辨证，治疗宜辨证论治与辨病论治相结合，对症治疗仅作补充。这样既可把握疾病的发展规律，又可抓住由于个体差异等多种因素所导致的疾病过程中所表现的证的不同。

二、辨证论治的理论溯源

辨证论治的渊源可追溯到《内经》，书中记载了许多中医证候的名称及其临床表现，如《素问·太阴阳明论》指出，脾气虚可表现为四肢无力，并可累及其他脏腑；《灵枢·本神》具体描述了五脏气虚等证候的临床表现，并指出要审察五脏为病的外在表现，判断气之虚实，据此而决定治疗方法。再如《素问·至真要大论》的病机十九条，从脏腑病位、病因、病性等方面阐述了不同临床表现的病机归属，并提出了治疗原则。《内经》虽然没有形成辨证论治体系，但其中有关脏腑经络、气血津液等生理病理的理论，六淫、七情、饮食、劳倦等病因学说，邪正斗争、气机升降、阴阳失调的病机学说，望、闻、问、切四诊合参的诊断方法，以及治疗与组方用药的基本原则等，已为辨证论治体系的形成奠定了理论基础。至东汉张仲景著《伤寒杂病论》(后世分为《伤寒论》和《金匮要略》两部分)，较为明确地提出了辨证论治的概念，并创立了比较完整的辨证论治体系。如《伤寒论》中的"平脉辨证"，就是明确提出"辨证"的最早记载。而且，《伤寒论》《金匮要略》均以"辨太阳病脉证并治"等为篇名，创立了六经辨证论治体系和脏腑辨证论治体系。还明确指出，要观察分析脉证，判断疾病的发展变化，随其不同证候确定治疗原则，体现了辨证论治的基本思想。《伤寒论》中广泛运用了表、里、寒、热、虚、实、阴、阳、脏腑、气血等概念，以此作为辨证的基本内容，并针对不同病机和证候，采取相应的治疗原则和治疗方剂。此后历代医家都从不同角度大大丰富和发展了辨证论治的内容，如汉代《中藏经》对脏腑病机的发展，隋代巢元方对病因病机理论的发挥，宋代陈言对病因学说的发展，金代刘河间对六气病机学说的发展，元代朱丹溪对气血瘀郁理论的发挥。清代随着温病学说的形成发展，叶天士创立卫气营血辨证，吴鞠通提出三焦辨证。还有的医家就辨证论治理论在内、外、妇、儿等临床学科中的运用作了专门的阐述，使辨证论治体系日臻完善。

（一）辨证方法的分类

在中医发展过程中，历代医家针对各类疾病的不同特点，创立了多种辨证方法。这些辨证方法各具特点，又互有联系。不同辨证方法体现了不同的辨证内容。

1. 八纲辨证

八纲辨证是以阴、阳、表、里、寒、热、虚、实为纲，根据病位的深浅、病邪的性质、正气的强弱、邪气的盛衰，而将证候归纳为表证、里证、寒证、热证、虚证、实证、阴证、阳证的一种辨证方法。其中表和里表示病位的浅深，寒和热概括证候的性质，虚和实表明正邪的盛衰，而阴和阳是对表、里、寒、热、虚、实的高度概括，即表证、热证、实证为阳证；里证、寒证、虚证为阴证。以上八类证候常错综夹杂，相兼出现，如表寒证、里热证、虚寒证等。通过八纲辨证可反映各类证的共性，在诊断过程中起执简驭繁、提纲挈领的作用，因而八纲辨证可适用于临床各科。而且，其他各种辨证方法往往包括有八纲辨证的内容。八纲辨证与其他辨证方法综合应用可使辨证更加深入明确，使治疗更有针对性。

2. 脏腑辨证

脏腑辨证是根据脏腑的生理、病理特点，对疾病所产生的临床表现进行分析归纳，借以推究病机，判断病变的部位、正邪盛衰情况的一种辨证方法。如脾主运化水谷精微，为气血生化之源，因而临床见有纳少、腹胀、便溏、肢倦、少气懒言、面色萎黄者，即可辨为脾气虚证。由于这种辨证方法将病变部位落实到具体脏腑，因而其辨证层次较深入，针对性较强。八纲辨证、卫气营血辨证、三焦辨证等多种辨证方法的运用，常常结合脏腑辨证。脏腑辨证是临床各科的辨证基础，是辨证体系中的重要组成部分。

3. 病因辨证

病因辨证是根据各种病因的致病特点，分析患者的临床表现，从而推断致病原因的一种辨证方法。如根据湿性重浊的致病特点，对于头重如裹、周身困重、四肢酸懒沉重、大便溏泄、小便浑浊、湿疹浸淫流水等临床表现，通过病因辨证即可判断为湿邪为患。由于六淫、七情、饮食劳倦等各有其致病特点，因而通过对致病因素作用下所产生的临床表现的分析，就可辨明病因，为治疗提供依据。其他各种辨证方法常包含有病因辨证的内容，病因辨证与其他辨证方法结合应用，则可明确病证的原因、性质等。

4. 气血津液辨证

气血津液辨证是运用藏象学说中有关气血津液的理论，分析各种临床表现，从而判断气、血、津液方面病变的一种辨证方法。例如，血有营养和滋润全身脏腑组织的生理功能，若见面白无华或萎黄、唇色淡白、爪甲苍白、头晕眼花、心悸失眠、早凉暮热、手足心热、皮肤干涩、妇女月经不调，即可辨为血虚证。由于气血津液既是脏腑功能活动的物质基础，又是脏腑功能活动的产物，因而气血津液病变与脏腑病变密切相关，气血津液辨证与脏腑辨证常需结合运用。

5. 经络辨证

经络辨证是根据十二经脉、奇经八脉循行部位及其相关脏腑的功能特点，分析疾病时的临床表现，从而判断病变所属经脉的一种辨证方法。如手太阴肺经病证，可见咳喘，胸部满闷，手臂内侧前缘疼痛等。经脉联络脏腑、运行气血，其病变相互影响，因而经络辨证应与脏腑辨证、气血津液辨证参合运用。

6. 六经辨证

六经辨证是汉代张仲景创立的一种主要用于外感病的辨证方法。它根据外感病（指感受六淫等外邪而引起的疾病）发生、发展、变化的一般规律及其临床表现特点，以太阳、阳明、少阳、太阴、少阴、厥阴六经作为辨证纲领，对外感病演变过程中所表现的各种证候，从正气的强弱、病邪的盛衰、病情的进退缓急等方面，进行分析、归纳、综合，找出其固有的发展规律和内在联系，为治疗提供依据。六经辨证中包含有八纲、脏腑、气血津液、经络、病因等辨证方法的内容，它们之间具有密切的内在联系。

7. 卫气营血辨证

卫气营血辨证是清代叶天士创立的一种主要用外感温热病（即新感温病）的辨证方法。它根据外感温热病邪侵袭人体后的病理特点以及发展变化的一般规律，以卫分、气分、营分、血分作为辨证纲领，对温病的临床表现进行分析和概括，以区分病程阶段、辨别病变部位、归纳证候类型、判断病理本质、推测预后转归，并据此决定治疗原则。

8. 三焦辨证

三焦辨证是清代吴鞠通所设立的一种主要用于温病的辨证方法。它根据温病发生发展的一般规律及症状变化的特点，以上焦、中焦、下焦为辨证纲领，对温病发展过程中的各种临床表现进行综合分析和概括，用以判断病理阶段、归纳证候类型、明确病变部位、确立治疗原则，并借以推测预后转归。

（二）临证应用

上述各种辨证方法都是在四诊收集病情资料的基础上，通过对患者临床表现及其他临床资料的分析，从而判断为某一证。由于各种辨证方法形成的历史时期不同，总结的思想方法有异，因而各有其特点，其适用范围各有侧重，如六经辨证、卫气营血辨证、三焦辨证主要用于外感病，脏腑辨证、气血津液辨证主要用于内伤杂病，病因辨证侧重于探求疾病的原因，但其他各种辨证方法常兼有病因辨证。脏腑、经络、气血津液作为人体生命活动的物质基础，其他各种辨证方法在辨明病机和病位时常须结合脏腑辨证、经络辨证和气血津液辨证。八纲辨证能从病位、病性、病势等方面反映证候的基本构成，但从辨证层次而言又嫌笼统。例如，患者感受风热病邪为病，初见发热、微恶寒等表证，继则表现为发热不恶寒、反恶热、汗出、烦渴、咳喘，或胸闷胸痛、痰黏不爽、舌红、苔黄、脉数。根据病史及临床表现，可知当属温热病，运用卫气营血辨证为主，判断为气分证，结合脏腑辨证，可知病位在肺；结合病因辨证，可知热邪为患，通过综合分析辨证，可判断本证为邪热壅肺。若单从八纲辨证而言，则属里热实证。由此可知，临床实际应用中，既要了解各种辨证方法的各自特点，更要相互参合，如此方法可明辨证的各个要素，为针对性治疗提供依据[1]。

第二节　对辨证论治的思考和研究

一、现代辨证论治研究的回顾

中医诊疗体系的特点及精华就是辨证论治，而临床疗效的提高和中医现代化的主要内容就是对传统辨证论治体系的整理与提高。在此就近30年辨证论治理论与方法研究的进展作一综述。

（一）概念的探讨

1. 证的概念

有人认为，证即由一组症状、体征组成的症候群。但多数人认为，证是在中医理论指导下，对"四诊"搜集来的症状、体征进行分析综合而得出的诊断性结论，它概括了发病各方面的因素与条件，确定了病位、病性，揭示了发病机制、发展趋势，揭示了治疗方向，充分地反映了病人的整体状况。由此可见，证既不同于西医的"病"，也不同于单纯的症状组合（因其不能揭示病因、病位、病性等内容）。另外，亦有人从词义变迁的

---

[1] 王琦，陆云飞.中国大百科全书.中国传统医学卷辨证分册［M］.北京：中国大百科全书出版社，1993:8.

角度指出：传统中医的"證""证""症"是互为通假的，证候＝證候＝症候，症状＝证状，辨证施治可写为辨症施治。但今天，中医的证、症已有明确区分，因此，必须区别对待。

有人从现代医学角度提出，证是表现为一组症状体征的一种特定的机体状态，辨证论治就是对机体反应状态的辨识和纠正。匡氏认为：证是机体在致病因素作用下，整体体质反应特征和整体同环境之间、脏腑经络之间、细胞之间及细胞与体液之间相互关系紊乱的综合表现，是生命物质在疾病过程中具有时相性的本质性反映，是一种以临床功能变化为主的整体定型反应形式。

从模糊数学看，证就是由症状、体征等病状信息组成的模糊集合，辨证论治就是模糊识别、模糊控制的过程。

2. 证的分类

证从整体上可分为广义和狭义两种。广义的证是对相当数量的具体证情的概括，是抽象的证，可见于多种不同的疾病；狭义的证则隶属于某一具体的疾病，是疾病发展阶段中的病因、病位、病性、邪正斗争等方面情况的概括，是具体的证。有人则将证分为全身性（如气虚、血虚）、局部脏器性（如脾虚、肺虚）、外因所致性（如热入血分）等。

3. 方证问题

方剂辨证是与八纲、脏腑、病因等辨证方法相并列的一种方法。其始可追溯到《伤寒论》，明清以后，渐为国内学者忽视，日本却始终重视方证。方剂辨证之汤证与肾阳虚、脾气虚等不同，后者有具体的内涵，而汤证则是某方剂的适应证。日本学者从这一角度出发，认为证就是治法与病状的适应，如未形成治疗方法，即使有相应的症状群，也不能称为证。

两类辨证的关系：一般的证对机体反应状态的细微差别无法表示，故用方证作为一种补偿，并且，在治疗上两类辨证应结合使用，否则，单用前者，则用药如程式，不宜发掘"对病真方"；单用后者，在方证不相符时则无方可用。

另外，有人认为，西医也有辨证，如炎症、酸中毒、休克及部分传染病的分型、分期等，虽无证名，实含其意。

4. 病的概念

有人认为，中医的病在一定程度上概括了病因、病机、传变规律及预后、治则和方药。但也有人认为，中医的病不过是一个比较突出的证候而已。虽然有的病与西医命名相同，如痢疾，但实际上各有不同的病因和病理变化。而且，目前有的教科书中，有些病（如头痛、咳嗽）下面列几个相平行的证，这些证之间又不构成时间和空间上的联系，相似于西医的症状、鉴别诊断，并不能反映疾病的发展变化过程。

西医的病则是根据病史、临床表现，结合多方面的理化检查，比较具体地反映了疾病的病因、局部病理及相应的病理生理改变等。

可见，中西医都辨证及辨病，但作对疾病本质的概括，则分别是中医的证和西医的病。

（二）辨证论治的步骤

从辨证论治的全过程着眼，秦氏分成了理、法和方药三步；岳氏则认为应包括辨病因、病位、病态、病机、证候及辨病和辨治法方药等方面；方氏又提出了"辨证论治七步"：①脏腑经络定位；②阴阳气血表里虚实风火湿燥寒毒定性；③定位与定性合参；④必先五胜；⑤各司其属；⑥治病求本；⑦发于机先。肖氏则认为应分成十步：①获取信息；②辨病因；③辨病位；④辨病性；⑤辨病机；⑥辨病证；⑦辨病势；⑧立法；⑨选方；⑩遣药。也有人仅从辨证过程着眼，认为辨证主要包括辨人、辨病位、辨病因、辨病态、辨病机五方面。还有人通过对各种辨证方法分析，将辨证的基本内容分为三类五十几项：①辨病位：心、肺、胆、大肠、少腹、表、里、经络等；②辨病因病性：风、寒、暑、血热、虫积、气滞、血虚、精亏、阳虚等；③辨病势：气逆、气陷、阳亢、闭、脱等。由此便可组合成各种证候，依此进行的医理设计，在"中医数字辨证机"上获得了初步的成功。

（三）辨证论治的精神实质及方法论意义

从哲学角度看，辨证论治就是以对立统一的观点去看待疾病，用阴阳、表里、寒热、虚实等代表矛盾的两级，来认识病理机转和生理功能的矛盾关系，再确定相应的治疗手段，体现了事物普遍联系及对立统一的思想。其方法的特点是，在疾病的普遍规律中，寻找特殊规律，抓住疾病过程中起决定作用的主要矛盾和矛盾的主要方面，具体情况具体分析。既注意病与证的统一，同病异治，异病同治；又注意病与人的统一，祛邪不忘扶正，对因治疗同时兼顾个体差异；还注意到人与环境的统一，因时因地制宜。

从形式逻辑角度看，各种辨证方法可分为3个层次：一是总纲，即阴阳辨证（广义阴阳）；二是八纲，即表里、寒热、虚实、阴阳，它们各从一个侧面分析疾病；三是脏腑、卫气营血等辨证方法，是八纲辨证的具体化。

从辨证逻辑看，辨证即从抽象上升到具体的认识过程，它的起点就是阴阳证候，它们概括了整体功能病变中最抽象、最单纯的关系，由此到八纲辨证，则完成了第一阶段的辨证工作，使对病位、病性、病势等有了大概的了解；再到脏腑经络、气血津液辨证（对外感病则是六经、卫气营血、三焦辨证），便对疾病表里、寒热、虚实等范畴有了更深细的认识，从而达到对疾病认识的"多样性的统一"。这样，认识的终点，已不再是症状的杂乱总和，而是由许多有条理地综合起来的思维中的具体。同时，从辨证逻辑角度看，八纲辨证亦可分为3个过程：其一是八纲各自辨证时，注意到对立统一双方的互相联系和转化；其二，对八纲分析的4对矛盾，作为不同的侧面分别考察，并将它们综合起来，使表、里、寒、热、虚、实、阴、阳反映的病性有病位基础，而病位是有病性的表现。最后，从广义阴阳的角度对上述结果进行概括，从而获得反映疾病病因、病位和邪正盛衰等方面情况的完整信息。

此外，有学者从"三论"角度作了初步的探讨。从信息论的角度看：四诊是对所获信息的互校，以避免信息传递过程的"畸变"或"干扰"，辨证是信息的加工过程，治则则是处理信息的原则。中医辨证论治就是依据人体发出的各种信息，对机体状态进行调节控制的过程。

有人从控制论、系统论角度认为，八纲、脏腑、六经、三焦等都是用黑箱方法提出的模型，借以研究人体功能性病变的规律。运用这种方法，在分辨人体功能状态时大大简化了认识过程，而在用黑箱调节黑箱的过程中，通过建立模型，使调节艺术从随机调节、有记忆的调节逐步进化到负反馈调节、模型调节。

在辨证论治过程中，中医自发运用了模糊数学的思想来处理各种数据，使对繁杂的疾病表现的分析大大简化，使中医能在较低的精确性上获得较可靠的诊断结论。

（四）辨证与辨病的关系

1. 共性与个性

许多人认为，证与病反映了共性与个性的关系。对病而言，同病异证时，病是共性，证是个性；对证而言，同证异病时，证是共性，病则是个性了。因此，辨证与辨病相结合将有利于阐明疾病的共性与个性的关系，更深刻地认识疾病的本质。而在治疗上，可以从辨证出发"同病异治、异病同治"，亦可从辨病出发"同证异治、异证同治"，从而充分发挥两者的长处，提高临床诊疗水平。

2. 原因与结果

有人认为，病与证是因果关系。"证"是各种不同疾病的表现形式，由辨证方能识病，识病后才能施治。所以辨证与辨病应统一起来，逐步走向辨西医之病而论治，使更多的疾病在西医明确诊断基础上进行针对性治疗。

3. 整体功能与局部形态

有人认为，辨证论治反映了整体功能的病变规律，辨病论治则主要反映病原及局部形态方面的改变，两者结合将使疾病的诊断具有病原、病理解剖、病理生理三重意义，从而加深对疾病的认识。匡氏则从功能、结构、代谢相统一的角度指出，证——整体功能性定型反应形式与病——局部结构性定型反应形式之间存在着一个缺口，由于功能、结构都是以代谢为基础的，是代谢的两种不同表现形式。因此，证与病可以以生命物质的功能——代谢过程为主轴的人体新系上统一起来。

4. 基本矛盾与主要矛盾

有人认为，辨病论治是抓疾病全过程的基本矛盾，辨证论治则是认识和解决疾病过程某一阶段的主要矛盾，两者结合才能更全面地诊治疾病。

（五）关于辨证体系统一的探讨

由于产生的历史背景及实践基础不同，中医学存在着几种不同的辨证体系。就外感病来说，尽管伤寒、温病有着不同的发展规律，但在其发展过程中，会出现某些共同的阶段，也就是说它们有着共同的物质基础。而在同一个体，由外邪导致的外感病和内伤所致的脏腑功能紊乱并不是孤立的，从相互联系、相互交织的疾病整体采用几个互不相容的体系来分析，显然会使问题复杂化，不利于疾病的综合控制。因此，统一不仅是中医辨证论治体系规范化，消除由于辨证方法不统一造成医疗、教学上的混乱，而且是建立新的医学体系，提高临床疗效的前提。

1. 寒温统一的讨论

如今，多数学者主张用一种既存的辨证方法统一其他方法。有以伤寒六经统一卫气营血和三焦辨证的；有用卫气营血统一六经和三焦的；也有人综合六经、卫气营血、三焦辨证之所长，提出了所谓"六段辨证"（包括六经的三阳、卫气营血的营血和三焦的部分观点）。此外，有以八纲统一的；有以脏腑气血统一的；亦有人从现代西医的生理系统出发，将寒温统一按呼吸、消化、神经、循环等分型。近年来则有人从系统论角度认为，六经是一个概括外感病发生发展规律的系统概念，比卫气营血及三焦等的外延要广，内涵亦较丰富，因此应以六经为纲，以辨证论治的主要步骤为目，建立一个新的体系。但亦有人认为，伤寒与温病是两种性质不同的疾病，具有不同的病因、病机、辨证方法和治疗方药，因此，寒温统一是不可能的。由此可见，不仅统一的方法莫衷一是，能否统一也存在分歧。

2. 关于整个辨证体系的统一

近来有人提出了创建统一的"中医辨证学"的设想，认为应首先以中医理论为指导，以临床和文献为依据，把各种辨证方法统一起来，形成一门完整的科学，进而运用现代科学手段，揭示各种证候及其治疗的内在联系，建立在新的理论水平上的非中非西的辨证方法。

有人认为，中医辨证学应以六经为纲，把脏腑、气血联系起来，形成六个体系，然后选出各种病因（如气郁、风寒、火等）及不足因素（如阴虚、阳虚、气虚等）引起的各种典型证候，按上述体系进行分类，并在这些证候中体现出寒热、表里、虚实、阴阳的性质，这样就把各种辨证方法融合了。

有人则认为，可将六经、三焦、卫气营血三种方法统一为一个体系——"六经系统"，用于外感疾病；再把气血津液辨证归并到脏腑辨证中为"五脏系统"，用于内伤杂病。而以八纲作总纲，灵活地与这两个系统结合，从而将整个辨证体系概括为一个总纲、两个系统。

还有人认为，统一辨证论治体系可分为四步：①统一各辨证纲领中前人已确定的提纲证；②以提纲证为准，推演各种证候的结构公式；③明确辨识主症、次症的指征；④摸清证与证之间的关系及演变规律。

总之，辨证论治作为中医诊疗体系的精华，越来越被人们所重视，深入把握其精神实质，运用现代科学方法对其进行整理和提高，已成为中医现代化和提高中医诊疗水平的迫切任务[1]。

二、对辨证论治诊疗模式的思考

（一）关于辨证论治理论基础的思考

辨证论治是中医学的特点之一，也是中医诊断和治疗疾病的规律。我国劳动人民和历代医学家在长期与疾病作斗争过程中，积累了丰富的辨证论治经验和理论知识，直至今天它仍为我们研究中医学的主要课题，及在中医临床工作中赖以认识和处理疾病的主要手段。我们对任何疾病的辨证和治疗都是在中医理论指导下进行的。那么，作为辨证论治的理论基础是什么？历代所创立的各种辨证纲领和方法之间有无共同的物质基础？弄清这些问题，对于进一步探讨辨证论治的实质，更好地为指导医疗实践服务，促进中西医结合将是有益和必要的。现从以下几个方面加以论述。

1. 藏象学说与病因论的关系

中医学的病因学说认为疾病的发生和变化是错综复杂的，但归纳起来，不外是"正气"和"邪气"两个方面。所谓"正气"，代表机体的抗病能力，从藏象学说的角

---

[1] 王琦，于卫东.辨证论治近三十年研究概况［J］.北京中医学院学报，1984，26（3）：5-8.

度来看，"正气"又象征脏腑的功能活动以及维持脏腑功能活动的物质基础；"邪气"则泛指各种导致疾病发生的因素，而疾病就是人体内部"邪正相争""正不胜邪"的异常反映。

中医学十分强调正气在人体发病过程中所起的主导作用，这种认识是建构在脏腑经络的整体观念基础上的。因为人体是一个统一的整体，脏腑之间的内在平衡协调，是维持机体正常生命活动的主要基础，外在环境对机体的影响也主要是通过改变脏腑之间的平衡协调状态反映出来。人体脏腑功能正常，正气旺盛，抗病力强，病邪就无从侵入，故《素问·刺法论》说："正气存内，邪不可干。"反之，若脏腑功能低下，正气虚衰，抗病力弱，邪气就会乘虚侵入机体，导致疾病，故《素问·评热论》说："邪之所凑，其气必虚。"这种以内因为依据，以外因为条件的辨证思想是十分可贵的。

再从病因与临床症状和体征的关系来看，临床症状和体征同样可以认为是脏腑生理功能规律失调的反映。由于脏腑生理功能各有特点，致病因子特性有别，因此，同一脏腑因其受邪不同，出现的症状就不一样；同一病邪侵犯不同的脏腑，其发病特点也不尽相同，临床上根据脏腑功能失调所反映的症状和体征，运用中医理论进行分析研究，推断其成因。例如脾脏功能失调，出现纳差、腹胀、便溏、四肢沉重、苔腻等症状，根据"湿邪黏腻"和"脾恶湿"的论点，可以推断其病因为感受湿邪，导致脾为湿困；又如子宫功能失调，出现经闭、小腹冷痛拘急、苔白、脉沉紧等症状，根据"寒主收引""寒性凝滞"等观点则知其病因为感受寒邪，导致寒滞胞宫。因此，如果没有脏腑功能失调所表现的症状和体征，则病因本身也就失去存在意义。这种依据临床症状和体征来探求病因的方法，叫做"辨证求因"，它是辨证论治中的一个重要环节。中医学通过对各种致病因素作用于人体时所反映的异常现象的细致观察，逐步总结不少带有规律性的观点，如《素问·至真要大论》有"诸风掉眩，皆属于肝""诸湿肿满，皆属于脾""诸寒收引，皆属于肾"等。又由于某一脏腑容易接受某一病因，或某一病因容易伤害某一脏器，所以《难经·四十九难》说："忧愁思虑则伤心，形寒饮冷则伤肺，恚怒气逆，上而不下则伤肝，饮食劳倦则伤脾，久坐湿地，强力入水则伤肾。"这些都是对病因与脏腑发病关系的高度概括。由此可见，中医学病因学说一方面强调了脏腑功能低下（正气虚）在发病上的主导作用，另一方面又根据脏腑病变所反映的症状和体征来分析推断病因，这就充分说明藏象学说是病因学说的主要理论基础。

2. 藏象学说与诊法的关系

诊法是调查了解疾病的方法和手段，同样是以藏象学说为其主要理论依据的。

首先，诊法十分重视机体脏腑生理和病理的客观反映，把脏腑功能紊乱所反映的症状和体征作为调查研究的主要对象，从而为临床辨证提供依据。中医学以脏腑为中心，将人体的所有组织建立了各有所属的相互联系，使机体内外形成统一的整体。内在脏器有了病变，必有相应的症状和体征表现出来，所谓"有诸内必形诸外"。诊断疾病就是通过望、闻、问、切四种诊察方法，向病人作全面的调查，从其表现出来的各种症状和体征等方面，推断内在脏腑的病理变化，对病因、病位和病性作出正确的诊断。中医学在认识这些客观反映与内在脏腑联系方面，积累了极其丰富的经验。以舌诊为例，如舌尖红赤起刺，或溃烂生疮，多属心火炽盛（舌尖属心），舌边红绛多为肝胆郁热（舌边属肝胆），舌中光剥多为胃阴亏损（舌中属脾胃）等。1884年Benjaminridge医生也提出内脏在舌上有其代表性区域，当某一脏有病时可在此特定区域上反映出来。在继承发扬中医学遗产的过程中，不少单位根据藏象学说的理论开展了对舌诊的研究，如童氏报告原发性肝癌患者，在舌的左右两侧边缘呈现紫或青色，成条纹状或不规则形状的斑状黑点，境界分明，易于辨认，名之为"肝瘿线"。他统计了临床诊断为原发性肝癌者76例，有"肝瘿线"者59例，占77.68%，故认为"肝瘿线"之出现与原发性肝癌可能有一定的关系。这说明内在脏器的病理变化可在体表的一定部位反映出来。因此，掌握脏腑病变外在表现的某些特点，有助于疾病的诊断。近年来，各地发掘了不少行之有效的简易诊断方法，如诊察目、耳等器官不同部位的异常变化以及检查体表某些压痛点等阳性体征，借以帮助诊断相应脏器的病变，都是以脏腑经络理论为依据的。

中医诊法还强调整体性，《素问·脉要精微论》说："切脉动静而视精明，察五色，观五脏有余不足，六腑强弱，形之盛衰，以此参伍，决死生之分。"所谓"参伍"就是指各种诊断方法的相互配合，这种强调全面诊察、综合分析研究的观点，实际上是脏腑整体观在诊法上的具体体现。由此可知，中医诊法是基于中医学的基本理论，特别是藏象学说之上的。

3. 藏象学说与各种辨证纲领和方法的关系

中医学在长期的医疗实践中，依据各种疾病的发展规律，逐渐创立了八纲、六经、脏腑经络、卫气营血和三焦等各种不同的辨证纲领和方法，尽管它们各有其特点，但都是以脏腑经络的理论为其共同基础。无论外感热病和内伤杂病，从本质上来说，都是脏腑经络发生了病变，简言之，脏腑经络的病理变化，是上述各种辨证纲领和方法的共同物质基础。因此，辨证的最终目的，都要落实到脏腑经络的病变上，例如《伤寒论》的六经分证，实质上是反映外感热病在病情发展过程中各个阶段脏腑经络的病变情况。如足太阳经脉起于目内眦，上额交巅，下项循脊抵腰至足，行于人身之背部，内属膀胱，故太阳病既有头项腰背强痛等太阳经气不舒之症，又有小便不利、小腹里急等膀胱气化不利之症；足阳明经脉起于鼻梁之凹陷处，终于目，并从缺盆下行经胸腹，行于人身之前面，内属胃与大肠，故阳明病既有目痛、鼻干等阳明经热炽盛之症，又有大渴引饮、腹满疼痛拒按、不大便等胃肠腑热结实之症；足少阳经脉起于目外眦、上抵头角，下耳后，入耳中，并从缺盆下行胸胁，外行于人体侧面，内属于胆，故少阳病既有耳聋目眩、胸胁苦满等少阳经热拂郁之症，又有口苦、咽干等胆热上腾之症。三阴病属里证，太阴经脉内属脾，故太阴病有吐利不渴、腹满时痛等脾阳虚衰之症，少阴经脉内属心肾，故少阴病有四肢厥冷、脉微细、但欲寐等心肾虚寒之症；厥阴经脉内属于肝，故厥阴病有气上撞心等肝气上逆之症。可见，脏腑经络的病理变化是产生六经症候群的物质基础，换言之，没有脏腑经络的病理变化，绝不可能孤立地出现六经症候群。卫气营血和三焦辨证，同样是反映湿热病在病情发展过程中各个阶段脏腑病变的重心所在。如叶天士在《外感温热篇》中说："温邪上受，首先犯肺，逆传心包，肺主气属卫，心主血属营。"正因为肺主气属卫，故卫分证有发热恶寒、咳嗽气喘等肺卫不和之症；心主血属营，故营分证有神昏谵语，或斑疹、吐衄、便血等心神紊乱和血热妄行之症。吴鞠通在《温病条辨》中说："温病由口鼻而入，鼻气通于肺，口气通于胃，肺病逆传，则为心包，上焦病不治则传中焦，胃与脾也，中焦病不治则传下焦，肝与肾也，始上焦，终下焦。"其明确指出上、中、下三焦证候与心肺、脾胃、肝肾病变的关系及其传变规律，因上焦内居心肺，故上焦病多见肺气不利的咳嗽、气喘和心神不安甚则烦躁谵语等症；中焦内居脾胃，故中焦病多见脘腹胀满、疼痛、呕吐下利或大便不通等胃肠消化和排泄功能紊乱之症；下焦内居肝肾，故下焦病多见耳聋、手足心热、咽干、齿黑或痉厥瘛疭等肝肾阴亏、内风扇动之症。而脏腑辨证方法更是直接以脏腑的生理功能和病理变化为其立论依据。八纲辨证则是概括性的辨证纲领，用以说明疾病的大体性质和总的趋向，但如果要进一步分析疾病的具体病理变化，就必须落实到脏腑上来。以"阳虚证"为例，临床绝不会仅满足于"阳虚"这个笼统的概念，必须结合脏腑生理功能和病理的特点，进一步分析究竟属那一脏阳虚，也就是说必须在对疾病定性的基础上，进一步定位，这样立法处方才有依据。八纲辨证只有与上述各种具体的辨证方法中的一个相结合才有实际意义。如八纲辨证中的里、热、实证可以在六经辨证中的阳明腑证中出现，可以在卫气营血辨证中逆传心包证和三焦辨证中的上焦病出现，也可以在脏腑辨证中的膀胱湿热证出现，说明了八纲辨证与其他各种具体辨证方法是共性与个性的关系。因此，我们必须从整体观出发，充分认识上述各种辨证纲领和方法之间的内在联系及其不可分割性，把它们有机地结合起来，使之融为一体，更有效地发挥指导临床实践的作用。

4. 藏象学说与治法的关系

中医学丰富多彩的治疗方法，绝不是凭空想象出来的，而是中医基本理论与临床实践相结合的产物。藏象学说与治法的关系，可从以下几个方面来认识。

首先，藏象学说是创立各种治法的理论基础，脏腑生理功能和病理变化是确立治法的依据。例如肝喜条达，主疏泄，若肝有病变，出现肝气郁结，疏泄失司，治疗上针对这一病机，拟定疏肝理气的方法等。

再从方剂和药物的角度来看，方药的运用是治法的具体体现。如果没有方药，治法也就不成立。而方剂和药物学，包括方剂组成的君、臣、佐、使的配伍，药物的归经、升降浮沉，以及方剂和药物作用原理等都与藏象学说的理论有着不可分割的关系。例如感受风寒引起的咳嗽，因肺主皮毛，职司清肃，故用麻黄、苏叶疏散解表，杏仁、象贝肃肺化痰。即使病在鼻腔、喉头，出现鼻塞流涕、喉痒音嘎，治疗上也应从"肺开窍于鼻"和"喉为肺系"来考虑，而采用苍耳子、桔梗、蝉蜕、甘草之类以宣肺、利咽、通窍，而且这类药物，大多是入肺经的。如果咳嗽痰多不因风寒而由于痰湿内滞所致，那就要根据"脾主运化"的理论，用半夏、陈皮、茯苓等健脾、燥湿、化痰的药物来治疗了。可见临床治病，必须以藏象学说等基本理论为指导，才能做到理明、法合、方对、药当，获得满意的疗效，如仅只掌握某药止咳，某药化痰，应用时不分脏腑经络，不辨病之性质，就不能取效，甚至贻误病情。

对于药物的作用与脏腑的关系，《内经》早有论述。如《素问·至真要大论》说："夫五味入胃，各归所喜，故酸先入肝，苦先入心，甘先入脾，辛先入肺，咸先入肾。"说明五味对脏腑有着不同的"亲和"作用，这是药物归经的理论基础。《素问·脏气法时论》又说："肝苦急，急食甘以缓之""心苦缓，急食酸以收之""脾苦湿，急食苦以燥之""肺苦气上逆，急食苦以泄之""肾苦燥，急食辛以润之"就是利用药物的不同性味来矫正脏腑功能之偏，为后世立法处方提供了理论依据。历代医家运用脏腑经络等理论，不断充实和发展了治法的内容，如《千金要方》便是以脏腑分类，列病证方药；钱乙则根据脏腑虚实立出补泻方剂；后来张洁古进一步拟订了"脏腑标本虚实寒热用药式"，凡此都说明藏象学说是论治的主要理论基础。

综上所述，藏象学说作为中医学理论体系的核心，贯穿在病因学、诊法、辨证和治法等各个方面，是辨证论治的理论基础，它一直有效地指导着中医的临床实践，而且在今天的医学科学研究及医疗实践上仍具有重要的价值，值得我们深入探讨和研究。

（二）关于辨证论治若干问题的思考及对策

辨证论治是中医学重要精华之一，应用范围广泛，使用方便，为中医临床诊治病人提供了科学的方法。然而，随着时代的发展，疾病谱的改变，应用辨证论治的过程中也遇到了新的问题，值得我们加以思考和研究，找出对策，使之更好地向前发展。

1. 辨证论治的若干问题

（1）未能包括中医学自身的许多内容

目前中医临床所进行的辨证，一般多重于症状、体征和舌脉方面，中医教材及有关文献给"证"的定义中，有许多因素被遗漏，诸如体质、性别、年龄、职业、居住环境、发病时令等，某些部分或在某种情况、某种疾病中常被遗漏。也有些人只注意辨证而忽视辨病，使许多医生对无证可辨、有病可辨的病人缺乏行之有效的治疗手段。中医临床医学是辨病与辨证的结合体，如果只辨证不辨病，就难以获得对疾病的全面了解，对于某些疾病的彻底治愈，也难于取得突破性进展。再说，证因病不同，常治有不同。病是决定疾病发生发展和预后的基本矛盾，证是疾病发展过程中的阶段反应，从属于病这一基本矛盾。两种性质完全不同的病，尽管表现出相同的证候，其治疗则同中有异，辨证与辨病应同属于辨证论治的科学体系范围内。

（2）无证可辨

中医对于疾病的诊察，主要凭借感官进行望、闻、问、切四诊，由于方法局限，对人体疾病认识的深度和广度受到限制。有些疾病的早期，已有器质性病变，而由于代偿作用表现为功能异常的隐匿状态，如隐性糖尿病、隐匿性肾炎、高血压病、结核病、肿瘤等疾病的初起，没有明显的外象，辨证对此往往感觉无证可辨。男性不育症的精液异常及乙型肝炎表面抗原阳性，若无化验诊断，依靠"四诊"无以确立。又如慢性肝炎、慢性肾炎等许多疾病经过治疗，病人症状虽已消失，但化验检查仍有阳性指标，中医"无证可辨"，或以"假证为辨"。

（3）有证可辨，辨而有误

在某些情况下，虽有证可辨，但未能抓住疾病本质。有些疾病虽符合中医辨证，由于缺乏对疾病基本矛盾或本质的了解，治疗上往往事与愿违。如："声音嘶哑"症，按其临床表现为"金实不鸣"或"金破不鸣"，倘若不明是喉癌，还是声带息肉、声带麻痹、声门闭合不良所引起，一般对症之方亦于事无补。临床上有时会遇到这些情况，被辨证为肺阴虚咳嗽的病人，久治不愈，而后来被确诊为"肺癌"。又如：闭经患者经用调补冲任及通经治疗未能改善，然经妇科检查为阴道闭锁，以往治疗全覆水东流，这实在需要引起人们的重视。

（4）对新的疾病尚无深入的认识

随着时代的变迁，科学背景、社会背景及疾病谱均发生了深刻的变化，大量新的疾病涌入现代临床，是以往见所未见、闻所未闻的，即便有的疾病似乎听说过，但其认识与现代医学的认识相差甚远，当代中医书籍也多不能触及。目前中医尚不能深刻认识的疾病主要有以下几个方面：

①先天发育异常性疾病：这类疾病对西医来说只能是手术治疗或任其自然发展，而今中医教材尚未能收入，有些疾病古代医书中有所记载，新的医书中也往往采取回避的态度。

②遗传性疾病：许多遗传性疾病在临床上表现出一定的症状和体征，中医辨证往往只顾及皮毛，而不顾其根本，结果药物不少吃，收效甚微。

③内分泌疾病：对于内分泌疾病，中医的认识一直未能深入。尽管现代中医已经开展了对糖尿病、甲亢、库欣综合征、席汉综合征等疾病的研究，但仍比较局限，需要进一步地开拓研究。

④免疫性疾病：中医中药能够提高人体的抵抗力，促进正常淋巴细胞的活性，增加白细胞的趋化作用，改善免疫状态，促进损伤的组织细胞修复等方面，具有广阔的前景。但是，对于免疫性疾病的认识和治疗还缺乏系统的总结，未形成规范化的辨证论治体系，各医家辨证不一，用药各异，可重复性差。

⑤理化因素所致疾病：在众多的理化因素所致疾病中，对冻伤、中暑等病的中医治疗有一定的效果，而对职业病、放射病、医源性疾病的认识尚浮浅，辨证论治尚属初步可能。如何用药物消除疾患、祛除病因，在这些方面都还未能做出令人满意的答案。

（5）对现代许多致病因素尚未纳入辨证体系

传统中医对疾病病因的认识，大致分为外感、内伤、饮食、劳倦、房事、痰饮、气滞、虫积、外伤、疫疠等，而对新的致病因素则尚未纳入辨证系统，这同时也影响了中医对一些疾病的认识。目前尚未被中医纳入辨证系统的致病因素主要有以下几个方面：

①遗传因子：正常人体有 44 条常染色体，一对性染色体。当出现异常染色体，或某些染色体产生畸变，这些都会引起相应疾病，中医如何认识染色体异常？如何能使其表达的更准确？如何防止变而有误等，都是亟待解决的问题。

②免疫因子：致病性的免疫因子有很多，笼统地将其归属为中医的"邪"或"毒"的范围，缺乏对疾病本质的认识，这就要当代中医学者能客观地找出其规律性，从而丰富中医病因辨证的内容，或延伸病因辨证的科学内涵。

③环境因子：环境污染的因素，诸如废水、废物、废气及一些无形的污染物（如电磁辐射等）、金属和非金属元素的中毒等，针对这些因环境污染而致的各种疾病，中医缺乏完整的认识。在这些领域中医中药的防治还未形成一个较理想的方案。有些甚至是中医辨证系统中尚未触及的问题。这些问题如何解决，有待中西医工作者的共同努力。

（6）缺乏群体疗效

运用传统的辨证论治方法总结疑难个案的证治经验，是古代临床研究的常用方法，且成为继承整理各代名医专长的有效方式。但是，这种方式和方法毕竟是从治疗成功和失败的病例中，人为地挑选和抽样的个体成功经验。它能否全面反映群体病例的共同诊治规律，还有待反复实践，如果仅局限于单一传统辨证论治的方式和方法，而不探索新的辨证论治的路径，是难以适应临床需要的。

（7）概念模糊，不够规范完善

中医疾病的概念繁多，无统一的规范。因对疾病认识的着眼点不同，以致同一病证常得出不同的诊断结论。作为一种自然科学的定义，只要在它所属范围之内，无论用在何处，其含义都应该是一致的，中医学中常常一事多指，阻碍了人们对疾病本质的进一步揭示。同一疾病，有的按病因分、有的按八纲分、有的按脏腑分，也有人按四季分，给摸索辨证论治规律，总结疗效带来了一定的影响。如：对溃疡病按八纲分，有寒、热和寒热错杂之分；按脏腑分，有肝、脾、肾之别；按病因病机分，有虚寒、寒饮、瘀血等。又如全国性专业会议制定的慢性肝炎辨证分型为湿热未尽、肝郁脾虚、肝肾阴虚、脾肾阳虚、气阴两虚、气滞血瘀等六型。上海地区肝炎协作组则分为肝脾湿热、气滞血瘀、肝肾阴虚、隐匿型等四型。两者辨证分型的不统一，给临床辨证论治的应用造成了一定的困难。既影响了疗效又增加了疗效评定的难度。事实证明：用同样的方法治疗不同证型的慢性肝炎其 HBsAg 转阴率大不相同，因此，辨证论治的规范统一对慢性肝炎的疗效评定具有重要意义。

（8）缺乏病证之间的内在统一及证的动态变化研究

中医临床医学是病证的统一体，现今中医临床对病证间的统一认识不够，就是说每一种中医病或西医病，应该包括哪些证候，哪些是必然证，哪些是或然证，哪些是兼夹证，这些都应该具体分开，这对临床治疗方法的选择十分有益。

证候不是一成不变的，动态变化是证候的基本特征，证候的稳定状态，或标准化状态是相对的，而整体恒动、发展变化状态是绝对的。有人从 152 例肝郁及其相关证候的临床观察入手，以探讨证候动态变化规律，认为从证的发生来看，有前沿证、非典型证、典型证，就证的演变分析，有偏发证、间位证、偏继发证等不同状态。然而系统地研究证候动态变化尚刚刚起步，特别是仅从肝郁的动态观察入手，实难窥得全貌，尚待在临床实践中充实完善、不断探索。另外，由于所处的阶段不同，其动态变化形式则有差异。故有渐发、骤发之分，深化、转化、突变之异，以及向愈、加重之别。

2. 完善辨证论治的对策

（1）加强对中医学自身辨证内容的研究

中医辨证要得到进一步的发展，首先要对中医原有的辨证内容进行系统的整理。如"肾阳虚""脾阳虚"等除共有的阳虚证候外，对各自的主要证候、次要证候均应有规范，要在临床实践中进一步加以确立。有些辨证则需补充后人实践的新经验。如对心阳虚脱一证的辨别，除了心悸、气短、大汗淋漓、面色白、四肢厥冷、舌淡、脉微欲绝，类似于休克的见证之外，还应加入通过观察手指甲皱微循环的检查方法，查看到微循环血流量显著减少、血流速度减慢，甚至血流停滞现象，了解这些改变的程度，是观察面色、手温等指征的补充，更有助于判断疾病的轻重预后。

为此，要研究"证"与病的规律性联系，力求辨病与辨证有机结合起来，兼取中西医之长，从而对疾病的认识更全面、深刻，也丰富辨证论治的内容，做到从疾病的特殊性与普遍性两方面及其相互联系上去认识疾病，使辨证论治体系的科学内涵更加完善。

（2）吸收现代科技手段，补充微观辨证的不足

积极运用现代科技手段、加强中医诊疗技能，是时代发展的客观要求。要从当代各门学科中吸收好的成果为我们所用。现代科学技术，如激光、超声波、CT、核磁共振等，都可在中医理论指导下，变为对中医有用的科学器材及诊疗设备，促进中医理论与临床医学的发展。中医辨证论治与临床研究，在某种程度上取决于中医诊断学的发展。

宏观辨证需要现代影像学技术，微观辨证也需要影像学的病理基础。用微观指标认识与辨别证候，有助于中医研究的深入，而辨证微观化则是探寻各种证的微观指标。微观辨证借助方药测证可以发现隐潜证的存在，从而弥补了宏观辨证的不足。

（3）加强对新生疾病的了解和深入研究

时代的改变、疾病谱的变迁，要求中医对新生疾病进行研究，以不断丰富其理论体系与临床实践。重症肌无力、川崎病、艾滋病等诸病种已开始有人进行探索性研究。

（4）加强专病专方研究

专病专方是中医学宝库中的重要组成部分，专方专药对于辨治疾病的某一阶段有独到之处。如果我们能够通过文献整理、实验观察、临床检验，对疾病发展的某一阶段，研究出更多更有效的专方，也从另一个侧面丰富和发展了辨证论治，使专方专药与辨证论治相得益彰，进而也丰富了中医治疗学。

（5）建立方法学

完善辨证论治体系，实行科学规范，是一项重要的方法学内容。科学是有其结构、内在发展规律的，中医学亦不例外，需要统一基本概念和形成一定体系。由于种种原因，中医学在这方面存在许多亟待解决的问题，如疾病名及辨证分型名目繁多、诊断疗效缺乏统一量化指标等，这些都需要通过方法学的手段来解决。

（6）提高群体辨治能力

一门学科要有所发展，单靠几位著名的人士是不够的，必须要加强群体辨治能力。学术是靠人的创造才能前进的，要完成振兴中医大业，必须有足够数量而且质量合格的中医人才，当务之急就是要造就高水平的临床家、学科带头人和适应社会需要的专门人

才，多层次、多途径地提高中医人员的群体素质，使更多的人能担当起继承发扬中医学的重任。

（7）加强剂型改革

完善辨证论治体系，剂型改革是很重要的一环，要对中医传统剂型，如汤、丸、散、外用膏剂等进一步研究，使其组方、应用更适合临床，开发出行之有效的新药。要积极引进新工艺、新技术、新设备，研制一批直接为中医辨证论治服务的复方剂型，努力赶超世界先进水平。

（8）建立新的辨证框架

辨病辨证结合框架，是中医辨证论治的发展方向，它包括两个方面：西医辨病与中医辨证相结合，中医辨病与中医辨证相结合。应当说不论西医的病，还是中医的病都要与中医辨证相结合，此时证是一标准化的证（即包括病因、病位、病性、病势的证，是一种复合证），而每一种病（或综合征），又是由几种标准化证所组成的复合体。还要列出它的潜证、兼证（间证）、并发症（继发症）。做到局部与全身相结合，宏观与微观相结合[1]。

（三）辨证论治的再提高

辨病与辨证相结合并不是中西医结合的全部内容和终结，它还只是中西医结合的一种初步形式和途径。要创造我国独特的新医学，走我国自己医学发展的道路，这首先要取决于对中医学辨证论治认识的深度和研究水平。辨证论治，作为中医学诊断和治疗疾病的重要原则和方法，是中医学的特点和精华所在。在过去 2000 多年历史中它一直有效地指导着各科医疗实践，并在医学发展的长河中，不断得到充实和发展，直至今天仍为中医临床工作必须遵循的普遍法则。然而从当前情况来看，对辨证论治这一诊疗体系尚缺乏系统而深入的研究。这不仅妨碍了中医学本身的提高，也影响了中西医结合的进程。因此如何把辨证论治统一在中医学基本理论体系的基础上，统一在理法方药的一致性上，并运用现代科学知识和方法深入研究其规律，使之加以提高，实为发扬中医学遗产，创造新医药学一个关键性的课题。

1. 加强中医基本理论研究是提高辨证论治的关键

中医基本理论是我国历代劳动人民长期与疾病作斗争的经验总结，在医疗实践中，指导着辨证论治的具体运用。

---

[1] 刘艳骄，王琦. 关于辨证论治若干问题的思考及对策·王琦临床医学丛书（上册）[M]. 北京：人民卫生出版社，2003：383-387.

辨证论治，历来强调"理、法、方、药"的整体性、一致性。所谓"理"，就是中医的基本理论，而法、方、药则无不受其指导。离开了"理"，辨证就无所适从，治疗便无的放矢。显然，"理"在辨证论治中占有极其重要的地位。因此，加强中医基本理论的研究，对于辨证论治的再提高，无疑是关键一环。

对于中医基本理论的研究，以往虽然做过一定努力，但尚未引起普遍重视。这是当前对于辨证论治的概念及辨证论治难以趋于一致的重要原因之一。要解决这一问题，必须首先从思想上承认：中国医药学是我国人民几千年来同疾病作斗争的经验总结，它是一个伟大的宝库。在这个医学宝库中蕴藏着大量的精华，诸如藏象学说、经络学说、四诊八纲、病因病机等基本理论，无不与辨证论治密切相关。如果对这些理论进行系统的整理研究并逐一加以突破，定将为创造我国新医药学理论开辟广阔的道路。

为阐明研究中医基本理论对提高辨证论治的重要意义，现以藏象学说为例。藏象学说作为中医学理论的重要组成部分，它贯穿在中医学病因、诊法、治疗等各个方面，是辨证论治的重要理论基础。因此深入研究藏象学说，必然对辨证论治的再提高产生积极的影响。从历史上看，如金·李东垣在《内经》《难经》有关脾胃论述的基础上，结合自己的临床经验著成《脾胃论》一书，提出一种独创性的理论，大大充实发挥了脾胃学说。他强调了脾胃在人体生理、病理上的重要性，阐发了内伤发病的原因和机理，充实了许多治疗脾胃病的有效方药，对医学的发展作出了贡献。而后来叶天士创"养胃阴"法，使脾胃病的辨证和治疗更趋完善。清·王泰林根据肝的生理病理特点，在前人的基础上，进一步发展了肝病论治的内容，总结了一套比较完整的治疗肝病的规律。清·王清任十分重视脏腑的结构和生理功能，并系统地提出了瘀血学说及补气消瘀的治疗法则，在前人基础上有新的发现、新的创造。他创制的活血化瘀方剂，如膈下逐瘀汤、血府逐瘀汤、少腹逐瘀汤等，有着较大的实践意义。目前这些方剂用于治疗冠心病、宫外孕、脑震荡后遗症、闭塞性脉管炎等病，均有较好的疗效。以上这些医疗的探索和实践都丰富和发展了辨证论治诊疗体系的内容。我们运用现代科学知识和方法，探讨藏象的实质，阐明藏象学说的原理，对于提高辨证论治，更有着十分重大的意义。如上海第一医学院藏象专题研究组，在大量临床实践的基础上，对中医"肾"的实质进行了深入的探讨，从6个不同病种中，发现只要符合肾阳虚证，其24小时尿17-羟皮质类固醇含量普遍低于正常值。经反复实验观察，证实垂体-肾上腺皮质系统兴奋性低下是6种不同病种"肾阳虚"的共同病理基础，应用温补肾阳法可提高垂体-肾上腺皮质系统的兴奋性而获得疗效。据此，该组对哮喘患者进行预防性补肾治疗，结果获得了预防或减轻哮喘发作的效果，并把补肾法用于慢性气管炎的防治，也收到了显著效果。此项研究，不仅从一个侧面揭示了"肾"的实质，也佐证了"异病同治"有其客观的物质基础，使有关肾虚疾病的辨证和治疗得以提高。

研究中医基本理论应注意不要轻易否定某种学说和观点。如运气学说近年来提及较少，有的甚至全部把它当糟粕予以抛弃。运气学说对辨证论治有无一定的实际意义？我们认为这应当从医疗实践去考察。中医研究院已故名老中医蒲辅周运用运气学说有关理论，在治疗乙型脑炎流行过程中十分注重当年气候特点。如1956年气候偏热，从"暑温"论治用白虎汤取得较好疗效。而次年有人仍用白虎汤治疗本病却难以取效。蒲老则根据这一年气候偏湿的特点，从"湿温"论治，用通阳利湿的方法而收到了很好的效果。这说明运气学说仍有研究的必要。

当然，由于历史条件的限制，中医基本理论中也有不合理的部分。我们必须坚持唯物辩证法为指导，取其精华，去其糟粕，使之在现有的基础上得以提高，更好地指导辨证论治，这无疑是提高辨证论治的重要环节。

2. 加强"证"的研究，明确"证"的实质

"证"是中医学术思想中特有的概念，是辨证论治的主要临床根据。深入研究中医的"证"，对于发掘整理中医学遗产具有重大意义。"证"的概念究竟是什么？至今缺乏一个比较明确和一致的解释和看法。从中医的实际运用去考察，我们认为"证"是通过四诊（望、闻、问、切）把病人出现的各种证候，在中医理论指导下，经过综合分析和归纳而得出的诊断结论，它概括了发病各方面的条件和因素，确立了疾病的部位、性质，揭示了发病机制、发展趋势，并提示了治疗方向等。可见"证"是多种内容的综合，具有高度的概括性。我们还应当看到，许多性质不同或相同的疾病，由于机体在某个特定阶段，某些脏腑共同的物质基础受到障碍，表现了共同相似的证，这是异病同治和同病异治的理论根据，表明"证"概括着整体反应状态，它不是某一种或某一个疾病所独有，而是存在于多种疾病的共同规律，具有普遍意义。目前在中西医结合研究工作中，大多是从一个病种到一个系统的研究。我们认为对中医的"证"进行深入研究，探讨异病同治和同病异治的物质基础，就能为多种疾病的治疗提供更为充分明确的理论依据和新的治疗方法。所以我们对"证"的认识不能仅仅停留在整体宏观水平上，还必须作具体的包括微观剖析，才能使"证"的实质逐步得以阐明。

就"瘀血证"而言，中医学认为形成瘀血证的机理是在致病因子的作用下，血液运行不畅，或溢于脉外，以致蓄积于体内一定部位而出现病变。其主要临床表现：痛有定处，腹内肿块，出血，面色黧黑，肌肤甲错，唇舌青或紫黯，脉象细涩等。这种认识，尚停留在整体宏观的水平上。近年来，各地对瘀血证的机理及活血化瘀法的作用原理进行了深入的探讨，初步认为瘀血证病理可以包括以下几个方面：①血液循环障碍，主要是静脉血液循环，尤其是微循环造成的缺血、瘀血、出血、血栓、水肿等病理改变；

②炎症所致的组织渗出、变性、坏死、萎缩、增生等病理变化；③代谢障碍所引起的组织病理反应；④组织无限制的增生或细胞分化不良等。至于药理实验和动物实验初步证明活血化瘀法的作用原理具有改善血液循环，改善血液流变性，增加组织器官的血氧供应，有利于渗出物的吸收，抗感染，增强新陈代谢，促使增生性病变的转化或吸收等。上述研究成果，加深了对瘀血证本质的认识，开阔了思路，使活血化瘀法的应用更为广泛，进一步提高了疗效。例如，中医过去认为冠心病的病机，大多系胸阳不宣，痰浊痹阻所致，治疗主要从宣痹通阳入手。随着瘀血证研究工作的进展，对本病的辨证不断深化，治疗方法也丰富多样。实验证明活血化瘀方药具有扩张冠状动脉，增加血流量，减少心肌耗氧量的作用。与此同时，一些单位用活血化瘀法祛除病邪，宣痹通阳助肺健心，既注意心肌器质性病变，又注意心肺功能病变。这对中医学继承其整体观点之长，剔除对病理细节认识的粗略之短，对西医吸取其生理、病理、生化、解剖基础上对局部认识清晰的优点，舍弃其忽略整体之短，使治疗学出现新的局面，推动中医学术向前迈进。

我们研究"证"的实质的同时，还要注意客观指标的研究。在中医临床工作中，有时会遇到这样一些情况：同一病人，不同医生往往提出不同的辨证结论，有时对不同的"证"却又用了同一处方，或者甲地的经验到乙地不能重复，即使应用同一处方治疗同一"证"，由于判断疗效的指标不统一，也会得出不同的有效率。其中一个重要因素就是对"证"的诊断不易确定。这是因为中医传统的诊断方法主要借助四诊（望、闻、问、切），即根据患者外观功能反应与主观感觉进行观察，在直观条件下进行综合分析和归纳，而对人体内部各个内脏器官更细微的结构、生理、代谢功能变化未能作出进一步了解。一般说，中医的诊断结论，多能反应疾病的一般规律，在某种程度上也反映一些特殊规律，但比较笼统。对于一些疾病的特殊矛盾、特殊规律，有时反映尚不具体，而且上述直观指标易受主观因素的影响，同时也难以确定严格的分级标准，所得的结论有时会出现差异。因此，对"证"的客观指标的研究甚为重要。但是，我们决不能因此否定中医传统诊法的意义，因为它含着丰富独特的内容，有些诊断经验如脉诊、舌诊等是现在医学所缺乏的。当前迫切的问题是，如何使这些直观指标和客观指标有机结合起来，以便进一步提高辨证的准确性。

要使中医辨证有较为明确的指标，首先要对中医原有的辨证依据进行系统整理。如"肾阳虚""脾阳虚"共有的阳虚证候及各自的主要证候、次要证候，还要在实践中进一步揭示其鉴别的特殊证征。如中医所说的真寒假热和真热假寒，阴阳类似，区别颇难，而各家说法也不一致。对两者的鉴别，李士材曾指出：阴证脉沉弱，指甲青而冷；阳证脉沉滑，指甲红而温，以此为辨。陶节庵又以阳证但手足厥冷，若冷过膝便是阴证。又谓阴阳二证全在脉之有力无力中分，阳证脉有力，阴证脉无力。而吴又可却提出："凡阳证似阴，外寒而内必热，故小便血赤。凡阴证似阳者，格阳之证也，上热下寒，故小便清白，但以小便赤白为据。"究以何者为是，对这些辨证指标需要进一步研究总结。有些辨证则需补充后人实践的新经验。如对心阳虚一证的辨别，除了心悸、气短、大汗淋漓、面色㿠白、四肢厥冷、舌淡、脉微欲绝，相似于休克症状，现在通过观察手指甲皱微循环等检查方法，可见微循环的血流量显著减少、血流速度减慢，甚至血流停滞等现象。了解这些改变程度，较之观察面色、手温等指征更为直接，更有助于判断疾病的轻重及其预后。

要使"证"具有较为明确的客观标准，还需要通过现代科学方法加以提高，使之由一般概念上升到更为具体、更为明确的概念，不仅要反映病人主观感觉、证候表现，而且还要反映在病理、生理、生化等客观指标上。在这方面，上海第一医学院藏象专题研究组进行的工作可资借鉴。以肾阳虚的诊断为例，不仅要具备肾阳虚的主要症状（如腰酸、畏寒、尺脉弱等），而且还需参合某些检查化验指标，特别是尿17-羟皮质类固醇含量测定，有助于辨证的分析。近年来对某些疾病又有人试用免疫学方法作为辨证的指标。上海中医药大学附属龙华医院肿瘤组发现肾虚的肺癌病人，其淋巴细胞转化率特别低，表明肾虚患者一般免疫功能降低。特别是在防治慢性气管炎的群众运动中，各地对本病的不同类型和不同的"证"的客观指标进行了多方面的探索，积累了初步经验。如江苏省慢性气管炎协作组在测定肺功能时，发现最大通气流速对慢性气管炎的辨证分型有一定的参考价值。经测定，寒痰型数值大于热痰型。尽管上述这些客观指标尚在摸索阶段，其合理性、准确性有待进一步观察，但这种研究"证"的客观指标的方法和途径，是值得重视的。

应当指出，我们提出对"证"的客观指标研究，旨在丰富充实辨证手段，而不是仅依靠指标辨证。即使西医对疾病的诊断借助各种精密仪器，拥有大量的分析能力，正确的诊断仍取决于医生对全部临床材料的综合判断。何况疾病是一个处在不断运动的病理过程，"证"也不是固定不变的。因此，我们必须用动态发展的观点分析疾病，既要研究指标。又不单纯依靠指标，这才是辨证的观点。有关"证"的指标。非一朝一夕所能确立，需要我们作出长期艰苦的努力。目前有些指标及测定方法的准确性还需要进一步复核，扩大研究范围，以期更有说服力。但时间不允许我们坐等，我们既要着眼长远，又要狠抓当前。广大临床工作者脚踏实地地在大量临床实践的基础上积累丰富的第一手资料，为"证"的研究提供确切的、可靠的依据，同时使实验研究继续深入下去，互相印证、互相补充，这样通过不断反复，就能使步子加快。

3. 探讨"证"与病的规律性联系，力求辨病与辨证有机结合

证和病是统一体的两个侧面，两者是辩证统一的关系。由于中医学和西医学的理论体系不同，它们从不同角度去认识疾病，因而对疾病的分类方法不同。通过"证"与"病"规律性联系的研究，使辨证与辨病在唯物辩证法思想基础上统一起来，兼取中西医学之长，从而对疾病的认识更加全面、深化，丰富诊断和治疗手段，做到从疾病的特殊性和普遍性这两方面及其相互联结上去认识疾病，具有重大理论意义和实践意义。

就中医辨证来说，虽然对机体的反应与全身情况有一个总的了解，但对发病原因、病理过程与实质性损害等具体细节了解不够深入，因此诊疗时有它一定的局限性。例如，对某些疾病的早期阶段如肺炎等疾患，当疾病的主要矛盾尚未暴露，症状表现还不明显时，单纯辨证有时会作一般外感处理。直肠癌早期出现大便脓血、里急后重等症状，"辨证"时常作"湿热痢"诊治。对于某些隐匿性疾患，虽有器质性病变如早期动脉硬化、血脂过高者，病人有时没有明显的自觉症状者，往往无证可辨。同样肾盂肾炎恢复期病人，尿路刺激症状消失，而尿检仍有脓球，单纯"辨证"就会认为病人已经痊愈，放松治疗，不利于根治。运用现代科学手段，通过物理、生化各方面的检查，比较证据确凿地阐明疾病发生的因素、病理变化、组织细胞的损害及人体的反应，对疾病的定位、损害程度作出较准确的诊断分析，这是今天提高辨证论治急需补充的内容。辨病也有其片面性，多注重局部形态学的改变而忽略其整体。我们研究证与病的规律性联系，不仅可补充上述不足，还有可能阐明一些被西医学忽视或尚未认识的疾病。有些疾病西医虽有病名，但实际上对它认识是不明确或不具体的。如"心脏神经官能症""胃肠神经官能症"等。有些西医未能找到致病因子，或未发现器质性损害，往往做不出诊断，感到治疗棘手。如原因不明的腹泻、低热等。通过对病与证规律性联系的研究，使我们从人的整体观点出发，用对立统一的规律深入分析人体内部运动变化的规律，从生理与病理、局部与整体、内因与外因、结构与功能、现象与本质辩证统一的关系中，深入了解疾病的发生发展转归，就能较为真实地掌握疾病的客观规律，从而为临床分类提供新的理论。

再从疾病的临床分型来看，研究证与病的规律性联系也是十分必要的。当前在临床工作中，中医辨证分型多种多样，同一个病或证，有的按病因（七情、六淫）分，有的按八纲或脏腑分，也有的按四季分，给探索辨证论治规律，总结疗效带来一定的影响。例如溃疡病按八纲分有寒热和寒热错杂之分；按脏腑分，有肝脾肾之分；按病机分，有虚寒、痰饮、瘀痛等。又如中医对咳嗽分型就更多了。就西医分型而论，有的按病源学分，有的按病理学分，有的按病理生理学过程分，有的按理化指标分，有的按生理功能

损害程度来分，有的按疾病的临床过程来分。总之中西医分型标准极不统一，两者还谈不上有机的联系。因此，辨病与辨证结合，用现代医学的方法明确病的基础上进行辨证，这种方法还是一个过渡性的，必须要向新统一诊断方向发展。

我们认为对疾病的诊断分型，应以唯物辩证法为指导思想，既继承中医学精华，又吸取西医学诊断的优点，应能反映证与病的规律联系，从病因、病原、形态结构、功能代谢等方面，反映疾病发生发展及其病变不同阶段的本质，从而为疾病防治提供客观依据。同时，分型又要力求简明扼要，便于掌握普及利于推广使用。我们相信，只要坚持中西医结合的正确方向，通过反复实践，逐步摸索规律，疾病的分型研究工作必将产生质的飞跃。

探讨证与病的规律性联系，将丰富治疗学的内容，提高临床疗效。如功血的治疗，多根据"脾不统血"理论用归脾汤类治疗，虽可获得短暂疗效，但难以控制，容易复发。子宫功能性出血患者不能正常排卵这一现象，反映了卵巢功能失调是根本原因。而中医的肾与卵巢发育、衰退有着内在联系，临床上西药造成人工周期的基础上，以调补肾阴肾阳为主的方药来恢复病人卵巢功能，不仅可以控制出血，而且使月经周期恢复，大大提高了治愈率。山西省中医研究所对辨证尚无明显"瘀血"者，而病理符合瘀血的慢性肾炎，根据"瘀血"的理论，采用以活血化瘀法为主的益肾汤结合西医疗法治疗慢性肾炎，总有效率达93.7%，显效率为81.2%，完全缓解48.4%，其中消除蛋白尿、恢复肾功能方面的疗效更为显著。该研究告诉我们，通过对证与病的规律性联系的研究，使我们对疾病本质的认识进一步深化，治疗的针对性更强，得以提高疗效。

4. 加强专病专方专药的研究是提高辨证论治的重要措施

药物和方剂作为理法方药的重要组成部分，是论治的主要手段。在中医学宝库中，古往今来，历经临床实践的有效方药何止万千！时代在演变、人类在发展、疾病在变化，如何掌握前人遗留下来的有效方药使之古为今用，同时又要在前人经验的基础上进行创新，以适应医疗发展的需要，这无疑是辨证论治再提高的不可缺少的内容。

辨证论治的提高要不要研究专病专方专药？专病专方专药与辨证论治是什么关系？这是首先要讨论清楚的。从医学史上看，《内经》就有运用专病专方之实例，其具体方剂杂出于各篇者，计13方。张仲景《金匮要略》则以专病专证成篇，其所指"辨病脉证治"乃是在专病专方专药的基础上进行辨证论治的典范。如百合病主以百合剂，黄疸病立以茵陈剂，蛔厥用乌梅丸等。《千金要方》与《外台秘要》在专病专方方面更有发展，如治瘿之用羊靥、海藻、昆布方，治痢之用苦参剂，治夜盲之用羊肝等，有着极为丰富的内容。由是观之，中医学早有辨病论治的记述，而且不少针对某些病的专方专药，疗效卓著，是中医学宝库的重要组成部分，值得进一步挖掘。因此，加强专病专方专药的研究，具有重要的实践意义。在推广中草药、开展中西医结合的群众运动中，各地发现了不少行之有效的方药，大大丰富了治疗学的内容。有些单位还运用现代科学知识和方法，对有效的方药进行剂型改革，或进行药理研究，阐明其作用原理，并提取有效成分，搞清其化学结构，如鱼腥草素、矮地茶素、杜鹃素等有效成分已能人工合成并运用于临床。临床实践与实验研究结合，探讨更多、更有效之专方专药是不断丰富与发展辨证论治的重要途径之一，也是中西医结合创立新医药学的重要措施之一。当然，所谓专病并非是孤立静止的，实际上是运动变化着的。专方专药当然也不是一成不变，如果把专病专方专药结合到辨证论治上，从病人整体情况出发，因时、因地、因人灵活应用，才会达到疗效好，副作用少的目的，也只有本着这个精神，才不致陷入经验主义的窠臼。

搞中西医结合要提高中医学的素质，我们必须加强对中医基本理论的研究，在"努力发掘，加以提高"上狠下工夫，继承发扬中医学遗产，并运用现代科学知识和方法，深入研究辨证论治的规律，通过中西医的共同努力，把辨证论治提高到一个新的水平。但运用现代科学知识和方法研究辨证论治，要本着"洋为中用"的精神，研究并发展自己的东西，而不是用西医的观点去解释中医，要做到"在继承中发扬，整理中提高，结合中创新"，通过大量的临床实践和实验研究，使中西医理论逐步融会贯通。那时候，以中医学理论体系为主要特点、又具现代科学依据、宏观与微观相结合的新的诊疗体系，将会展示在我们面前，这就是未来新医学的特点，也是辨证论治再提高的努力方向。

三、对证候研究的思考

（一）证实质研究的回顾

证是中医辨证论治体系的核心，证实质的研究对中医诊疗体系的现代化极为重要。在此就近三十年证实质研究作一回顾。

1. 临床及实验研究

（1）肾阴虚与肾阳虚

①神经内分泌：20 世纪 60 年代初，上海研究发现六种不同的疾病出现"肾虚"时，皆可以"补肾"增强疗效。凡肾阳虚者 24 小时尿 17- 羟含量均低于正常，补肾后症状好转，尿 17- 羟值亦提高。其后，国内外一些学者先后在多种疾病中重复了这一结果，并发现肾阴虚和肾阳虚尿 17- 羟值虽在正常低限及中、高限区段，但组间差异显著（女性则差异不明显），认为中医似应设自己的正常值。肾阳虚 ACTH 2 日滴注试验多呈延迟反应，补肾后可恢复正常，说明（已排除激素代谢异常可能）尿 17- 羟的低下继发于垂体

功能低下，补肾阳是作用于垂体 – 肾上腺皮质系统。有单位对临床肾阳虚症状不典型而 ACTH 试验延迟者，予以温补肾阳，结果也证实了这一点。但有人通过观察注射 ACTH 后嗜酸细胞变化，认为肾阳虚主要是肾上腺皮质功能低下，脑垂体是次要的。有人通过对反映下丘脑调节功能的血 11– 羟昼夜节律测定，发现肾阳虚血 11– 羟昼夜节律多呈 M 型，揭示有下丘脑 – 垂体 – 肾上腺皮质系统的功能紊乱。而尿 17– 羟昼夜分测，"慢支" 重症肾阳虚者尿 17– 羟昼 12 小时值显著下降，夜 12 小时值下降不明显，揭示大脑有关部位激发下丘脑 – 垂体 – 肾上腺皮质系统功能减退。对肾阴虚的研究结果不一。有认为肾阴虚尿 17– 羟多高于正常，但波动范围大，无统计学意义；亦有认为肾阴虚在正常中、高限；还有认为肾阴虚 24 小时尿 17– 羟总量高于正常，而昼夜分测尿 17– 羟夜 12 小时值显著上升，提示大脑有关部位抑制下丘脑 – 垂体 – 肾上腺皮质系统功能减退所致。

畏寒肢冷、性功能低下皆肾阳虚之主症，尸解证明肾阳虚者肾上腺、甲状腺、睾丸或卵巢均有功能低下的形态学改变，表明肾阳虚与甲状腺轴及性腺轴亦有关联。也有人观察到 "慢支" 肾阳虚患者 T_3 明显低下，而老年人以 T_4 下降明显；甲状腺轴与肾上腺轴平行观察，见两轴有不同水平散在功能障碍，未见明显相关，提示肾阳虚者有甲状腺的提前衰退，但与老年人比，前者主要环节在下丘脑而非垂体。同时，男性肾阳虚者在血睾酮正常、雌二醇上升条件下，LH 水平反而升高，LRH 试验呈延迟反应，提示下丘脑调节功能减退，并已累及垂体，性腺轴、甲状腺轴间平等观察亦与甲状腺、肾上腺轴间出现类似结果。其次，女性肾阳虚者雌激素降低，而用 "补肾化痰" 治疗下丘脑 – 垂体 – 卵巢功能失调所致排卵障碍的多囊综合征，疗效显著，说明女性性腺轴的变化与肾阳虚有关。

综上可见：肾阳虚在不同靶腺（肾上腺、甲状腺、性腺）轴有不同环节、不同程度功能障碍；肾阳虚的病理发源地似在下丘脑（或更高中枢）；因老年人甲状腺轴及性腺改变与肾阳虚相似，故肾阳虚证之外像意味着下丘脑 – 垂体 – 靶腺在一定程度上的未老先衰。

②植物神经与能量代谢：研究揭示肾阳虚多呈副交感神经功能亢进，肾阴虚多呈交感神经功能亢进；肾阳虚血胆碱酯酶、尿 VMA 较低，冷压试验血管反射功能呈低下反应状态，肾阴虚则相反。肾阳虚患者红细胞糖酵解作用减慢，肾阴虚患者红细胞糖酵解作用加速。肾虚红细胞 ATP 含量下降，血浆乳酸、柠檬酸测定肾阴虚二者均低，肾阳虚仅柠檬酸低，说明肾阴虚与肾阳虚均有能量障碍，但前者与交感神经偏亢，脂肪动用过度影响三羧酸代谢有关，后者与微循环障碍引起的慢性缺氧有关。

③免疫方面：在防治 "慢支" 时发现：肾阳虚 E– 玫瑰花环形成及淋巴细胞转化率降低，温补肾阳后明显改善，提示肾阳虚有细胞免疫功能低下。"慢支" 急性期未见 IgA 反

应性增高，温肾后 IgA、IgG 水平均有提高，说明肾阳虚还有体液免疫功能的低下。

④其他："慢支"肾阳虚甲皱微循环管袢数目开放减少、血色变浅、血流减慢，温肾后好转。肾阴虚则见其皮肤微循环管袢数目开放增加、血色深红、流速稍慢等变化。另外，对骨质增生及感觉神经性耳聋者的头发及血清测定发现：肾虚与锌、镁、钙、铁元素的低下有关。

（2）阴虚与阳虚

①分子生物学方面：1973 年 Goldberg（美）首次提出阴阳学说与 cAMP 及 cGMP 双向调节关系的假说，推论 cAMP 与 cGMP 是阴阳学说的基础，一般 cAMP 为阳，cGMP 为阴。20 世纪 70 年代后期，国内邝氏等对 20 多种疾病的研究，发现阴虚血浆 cAMP 占优势，阳虚血浆 cGMP 占优势，相应治疗后皆复常，提示血浆 cAMP 与 cGMP 含量的改变，是阴虚、阳虚的特征之一。同时，"甲减"（阳虚）cAMP/cGMP 值低下，"甲亢"（阴虚）则升高，提示甲状腺素多少是"甲减"或"甲亢"各自的个性，阴虚阳虚及 cAMP/cGMP 比值的变化是其共性。故用西药纠正个性，中药纠正共性，获明显疗效。较一致的看法是 cAMP 增高与阴虚及 cAMP/cGMP 值下降与阳虚间有一定的对应，但并不很确定。这可能是与技术有关，亦可能与病种的个性有关。如高血压病，cAMP 水平不论阴虚、阳虚均降低。肝癌 cAMP/cGMP 比值均低下。故"证"的研究必须与"病"相结合。同时，由于人体调节功能的复杂性，既不能用一成不变的模式去解释不同的调节过程，亦不应片面地强调某一因素在不同调节过程中的重要性。事实上，环核苷酸系统除有双向调节作用外，亦有单向调节作用。在此，cAMP 与 cGMP 不发生对抗，而是协同地促进相同的过程。所以，不宜在 cAMP 与 cGMP 和阴、阳之间作简单的比较。另外，实验"阳虚"动物核酸合成率低下，"阴虚"则上升；"阳虚"动物肝细胞核模与异染色质间发生空隙，助阳药对细胞核亚微结构有显著调节作用。

②植物神经与能量代谢：通过测定体温、脉率、血压、汗量及基础代谢率发现，溃疡病阴虚型交感神经占优势，阳虚型副交感神经占优势，且阳虚 K^+ 量（唾液）低于阴虚，Na^+ 高于阴虚。阴虚心火旺，有尿 VMA 升高，提示交感肾上腺髓质系统活动亢进；阴虚肝火旺，有尿 17-羟升高，提示垂体肾上腺皮质或肝脏灭活功能亢进；阴虚心肝火旺，其尿 VMA 及尿 17-羟均高，提示两个系统均亢进；阴虚非火旺则多无以上变化。阴虚虽交感神经偏亢，但亦有副交感神经亢进者，故中医的阴虚、阳虚也不宜与交感、副交感神经画等号。

另外，阳虚能量代谢水平多低下：红细胞 ATP 下降，血浆乳酸水平上升，柠檬酸水平下降，尿肌酐量亦下降。动物实验见："阳虚"动物肝糖原含量增加，琥珀酸脱氢酶活性下降，助阳药可使之复常。由于阳虚多有 T_3、T_4 低下，PBI、PMR 降低，以及微循环障碍，提示其能量代谢水平低下与甲状腺继发性功能低下，及微循环障碍引起的慢性缺氧有关。阴虚则多见尿肌酐升高，尿素氮升高，尿 VMA 量升高，提示能量代谢水平偏高。

③免疫方面：阳虚 E- 玫瑰花环形成率多降低，提示细胞免疫功能低下。"淋转"试验阴虚、阳虚细胞免疫功能均低，其间无显著差异。动物实验见助阳药可促进抗体形成，滋阴药可延长其存在时间，提示阳虚可能有抗体形成速度减慢，阴虚则容易分解。

④其他：血液流变学方面，阳虚红细胞压积升高，全血黏度升高，红细胞平均体积升高，红细胞平均血红蛋白浓度降低，似与其 ATP 生成及贮备不足、皮质激素缺乏、红细胞表面负电荷密度增高有关。阴虚红细胞压积降低，纤维蛋白原增多，血浆黏度升高，血沉加速，IgG 明显增多，提示其并非阳虚的直接逆转，可能与多种原因所致的耗氧量增多、分解代谢旺盛及红细胞表面负电荷密度降低有关。

微量元素方面：阴虚、阳虚均有血清 Gu 增高及 Zn/Gu 比值降低，阴虚程度更甚，阴虚的血清 Fe 及阳虚的血清 Br 也分别降低。

（3）脾虚

①消化系统：实验证实，脾虚与多个消化器官的病变有关。

唾液腺：唾液淀粉酶活性多增高，酸刺激后显著下降，提示其功能紊乱。

胃肠道：多见低张胃、胃黏膜增粗、黏膜屏障损害、肠黏膜萎缩性改变、小肠"绒毛退化"等形态变化；并有胃蠕动功能下降，小肠吸收不良综合征，大肠运动亢进等功能变化；胃蛋白酶、胃酸、胃泌素水平及木糖吸收率降低，粪便中有未被吸收的脂类物质、淀粉颗粒及未消化食物残渣，类淀粉酶含量增多，提示胃分泌功能及消化吸收功能障碍，酶利用不充分。

胰腺："慢支"脾虚血清淀粉酶活性升高，"慢痢"脾虚则下降。

肝脏：脾虚泄泻血清白蛋白降低，白／球倒置，健脾后好转。多数健脾药有保肝作用，如黄芪、大枣能升高血清白蛋白，白术可防止肝糖原下降，柴胡、甘草可阻止四氯化碳肝硬化过程中的脂肪浸润，抑制纤维增生，促进纤维吸收，使肝坏死显著减轻。

②血液系统：脾虚多有血红蛋白低下，健脾后上升；归脾汤治疗血小板减少性紫癜疗效显著。动物实验证实：人参能促进骨髓细胞 DNA 和蛋白质合成，使有核细胞分裂率增加；党参能使红、白细胞及血红蛋白显著增加，党参注射液可缩短家兔血浆复钙时间，促进凝血；黄芪可改善微循环，防止理化因素所致毛细血管脆性、渗透性增高。上述提示脾虚与血液生成及凝血机制有关。

③肌肉组织："慢支"脾虚者握力显著低于肺虚、肾虚组。超声检测及"钡透"显示

肝、脾、肾、胃等内脏下垂程度与脾虚程度平行。健脾药治疗重症肌无力、胃下垂、脱肛、子宫脱垂等均有显效。动物实验提示补中益气汤对子宫及周围组织有选择性收缩作用，并可调节小肠蠕动，促进肠肌张力的恢复。

④免疫方面：各种疾病的脾虚，多见活性 E- 玫瑰花环形成率、总 E- 玫瑰花环形成率、淋巴细胞转化率、外周淋巴细胞数及植物血凝素皮试反应等均低下，健脾后上升。提示 T 细胞数量及免疫活性降低。脾虚还有血清 IgM、IgG、IgA、补体 C_3 含量和血清补体活力下降等，提示体液免疫及非特异性免疫功能低下。

⑤神经系统：脾虚的症状、体征与胆碱能危象相似。脾虚多有副交感神经偏亢及交感神经低下。表现有 α 型及阵发性 θ 型脑电波，真性胆碱酯酶活性及唾液淀粉酶活性升高，胃张力较高，空腹滞留多见，排痰量升高，尿 VMA 下降，以及肢体容积描记波幅小、波形平坦、波动不明显、对冷热刺激反射强度减弱等。此外，血管容积示波描记，脾阳虚 h 值较低（提示血流量减少）、α 角较小、θ 角较大（提示血管紧张性增高），并且肢端复温时间延长，健脾后好转，说明脾虚者体表血管功能呈交感神经亢进。从脾虚症状特点看，其神经类型为抑制型。同时，脾虚者脑电图 α 波频率较快，波幅及 α 指数较低，对光、声刺激反应的潜伏期较长，持续时间较短，提示大脑皮层兴奋过程减弱，抑制过程占优势。

⑥内分泌方面：较一致的看法是，在"慢支"及胃、十二指肠溃疡等病的脾阳虚中，尿 17- 羟、尿 17- 酮以及血浆皮质醇水平均低下，其程度轻于肾虚，提示肾上腺皮质功能不足，早期表现脾虚，晚期为肾虚。

（4）血瘀

甲皱及球结膜微循环观察：多种疾病的血瘀证患者均可见微血管血流减慢，血细胞常聚集成絮状、粒状、虚线状，甚则出现血液黏稠和血管内凝血，并可见微血管周围出血或渗血，血管缩窄或闭塞等。另外，活血化瘀药能扩张冠脉，增加冠脉流量，改善心肌收缩力，减慢心率等，并能扩张外周动脉，解除去甲肾上腺素引起的血管痉挛，以及改善微血管血流、血细胞聚集、血管畸形等。所以，有人提出：血瘀即血液循环尤其是微循环的障碍。

有人进而研究了血瘀之血液流变性及血液黏度的改变，发现不同病种的血瘀其血液流变性皆呈"浓""黏""凝""聚"状态，"浓"——红细胞压积增加，球蛋白、β 脂蛋白、胆固醇、甘油三酯明显增加等；"黏"——全血比黏度增加，"凝"——血液凝固性增加，纤维蛋白原含量增加，纤溶活性降低，血浆复钙时间缩短；"聚"——红细胞及血小板在血浆中电泳速度减慢，血小板对 ADP 类诱导物质的聚集性增加。活血药对此有改善作用。所以，血液流变性改变是血瘀证血流动力学及微循环障碍的基础。

然而各种血瘀证的病因病理并不相同，缺血性中风、心肌梗死、血栓闭塞性脉管炎等是由红细胞、血小板的聚集所致；烧伤、红细胞增多症、白血病等是因血细胞成分改变所致；高脂血症、重度妊娠中毒、巨球蛋白症则是血浆化学成分的改变所致；出血性中风、鼻出血及贫血是血管破裂所致。

（5）八纲辨证

20世纪60年代侯氏从病理生理学角度指出：八纲是机体对致病动因的典型反应状态的概括，它强调对不同反应状态进行不同的治疗。其中"寒""热"分别是以热量不足或过剩为其共同发病学原因的反应状态，寒热错杂是机体不同部位热量分布不均的结果。"虚""实"是机体应答致病动因作用的反应状态，分别以功能不足或亢进为其共同的反应学原因。"表"是体表小动脉防御性痉挛而不伴功能或能量代谢障碍的反应状态，"里"是功能或能量代谢比较障碍的反应状态。"阴"是功能特别是神经、消化系统功能的减退或热量不足的表现。"阳"则是其过剩的表现。这些推断在实验中得到初步证实。

20世纪70年代匡氏等从病理解剖学角度指出：表证多为上呼吸道炎症，病期早、病势轻；里证多见内脏器官之实质性损害，病期晚、病势重。寒证为内脏器官呈慢性炎症过程，并有全身或局部瘀血、缺血及水肿等；热证则多为急性炎症、动脉性充血与出血、体表血管扩张等。虚证多见于衰老或久病之体，常有内脏器官、组织细胞和多种内分泌腺的变性或萎缩，以及慢性炎症、纤维化或硬化；实证则见急性炎症，瘀血、便秘等。

关于虚损病机，匡氏指出：虚证在垂体前叶、甲状腺、肾上腺皮质及性腺均有明显的退行性变，其病变机制或是病因普遍作用于各内分泌腺。或病因→腺体→垂体→其他腺体，或病因→垂体→其他腺体。但也有人指出，临床上虚证常先于细胞形态学变化而出现，不宜将时间较晚的实质改变作为先期出现的临床表现的基础。

（6）卫气营血研究

从病理学角度看：卫分证相当于上感及许多传染病的前驱期及发病早期，以上呼吸道炎症及体表神经血管反应为基础；气分证，相当于各种传染病极期，毒血症、水电平衡失调及实质器官的变性等是其病理基础；营分证，相当"乙脑""流脑"等传染病的严重阶段，以中枢神经系统的变性、坏死，凝血系统紊乱及血管壁的中毒损害为病理基础；血分证，多见于钩体、败血症、流脑后期等，主要病变是肝、肾、心等实质器官的严重损害，出现DIC阶段及中枢神经系统变性等。此外，卫气证血液流变学无变化；气营两燔可见血沉、K值、红细胞电泳和纤维蛋白的改变；营血证与气营证变化相似，但病程较长。细胞免疫LBT测定示卫气型细胞免疫亢进，营血证低下。

2. 理论及方法探讨

（1）证实质研究的意义

1）发病学：①认识机体反应性规律；②从"非特异性改变"揭示发病机制的未知环节；③从异病同证探索不同疾病的共同发病环节；④注重机体自身的抗病能力，并将改进一些传统治则。

2）动物模型：证实质研究可为复制"证"的动物模型提供依据。同样，"证"模型的复制也为证实质研究提供了有力的手段，同时，克服了单纯研究中药的镇痛、消炎等单一作用的局限，体现了中医整体治疗的特点。

3）在"肾阳虚"研究的基础上，有人提出了阴阳常阈调节论的假说，其基本精神是：阴阳不仅要平衡而且要在常阈内平衡才是正常，非常阈的平衡为异常，从而把绝对定量的概念引入中医理论。

（2）研究方法的探讨

①标准化问题：由于历史原因，中医辨证的标准极不统一，致使辨证结果常因人而异，给临床和科研工作带来许多不便，故标准化是证实质研究的首要问题。近年来虽然制订了一些诊断标准，但多建立在症状、体征这类半客观化甚至感觉性指标的基础上，所以，指标的客观化是标准化的前提。

②指标的客观化：一是四诊客观化，研制脉象仪、舌色及面色分析仪等使中医临床资料的搜集由直观走向客观；二是从现代医学中吸收、改造或根据需要独创。要求理想的指标应具客观性、特异性、敏感性、计量性，并逐渐建立动态性指标；还要尽量达到技术上的简易性与无创性。

③多学科综合研究：中医"多因素病因学说""多病学说"及"整体观"等特点，需用多学科、多指标从不同方面进行综合研究。比如把功能、结构、代谢三方面结合起来研究。

④同步测试及相关分析：证的时相性决定需要做分期同步测试，才能反映不同证型间的传变规律。而对多指标同步测试结果做相关分析，则可反映阴阳、气血等之间的相关性和制约性。

⑤动物模型：由于用临床指标进行理论研究常受许多人道方面的限制，因此，实验动物模型的复制与研究十分必要。近年来国内已制成阴虚、阳虚、脾虚等不同模型，但它们尚不理想，因为：在联系人体症状、体征时指标缺乏特异性；在中药印证时忽视了中药的适应原样作用；用现代医学理论来判别中医的证需要进一步讨论。

综上所述，证实质研究已经取得了大量开创性成果，它不是从传统的"结构原则"出发，以结构论功能，而是从功能病变规律出发探其在代谢、结构方面的病理基础，因此，可以预言，随着证实质研究的不断深入，一个新型的病理学理论必将逐步建立[1]。

（二）关于准确辨识证候的思考

清代名医喻昌有谓"治病必先识病，识病然后议药，药者所以胜病者也"（《寓意草》）。说明能否确切地辨识证候，直接关系到治疗的效果。然而证候的临床表现是错综复杂的，有的极易混淆，诸如阴虚咳嗽与燥热咳嗽、脾寒与胃寒、脾阴虚与胃阴虚、肝气犯胃、肝胃不和、肝脾不和等，临床均表现同中有异，异中有同，疑似之处颇难辨析，若不审察，常为所惑。现就常见疑似证若干，权加辨识如下。

1. 脾寒与胃寒

脾寒、胃寒临床多以"脾胃虚寒"相提并论，证自有不同。脾寒证多因饮食失节，恣食寒冷，或脾阳不足，致使中焦虚寒，运化无权，临床表现以食少腹胀、腹部冷痛、喜温喜按、口淡不渴、四肢不温、大便泄泻、舌苔白滑、脉迟弱等为特征。治宜温脾散寒，方如理中汤。胃寒则多由于胃阳素虚，复因饮食不节，贪凉饮冷，或胃脘受凉，以致寒凝于胃，更伤胃阳，胃气壅塞，不通则痛，胃失和降，胃气上逆则呕，发为胃脘痛、呕吐等症。临床表现以胃脘冷痛、遇寒则重、得热则缓、呕吐清水、舌苔白滑、脉沉迟等为特征。治疗宜温胃散寒，方予良附丸或吴茱萸汤。《伤寒论》有谓"食谷欲呕，属阳明也，吴茱萸汤主之"。

综上所述，脾多虚寒，胃多实寒；痛在腹者，多属脾，痛在脘者，多属胃；脾寒多泄泻，胃寒多呕吐；脾寒治宜温补健运，胃寒宜温中降逆。

2. 脾阴与胃阴

脾胃同居中州，胃主受纳、腐熟，脾主运化转输，饮食入胃，赖阳之动以消，赖阴之濡以化，阴阳协同，脾胃相合，一纳一运，一升一降，共同完成对饮食物的消化和吸收。若脾胃阴液不足，胃阴不足则纳化功能失常；脾阴不足则运化功能失职，皆可影响脾胃的消化吸收功能，发为种种病证。

脾阴和胃阴又是不可分割的，两者相互滋生，在病理情况下往往互相影响，胃阴不足，水谷不化，则脾阴乏源；脾阴不足，则不能为胃行其津液，又致胃液枯涸。所以两者临床症状多相互兼杂，极易混淆，若不辨析则多贻误，故吴鞠通说："有伤脾阳，有伤脾阴，有伤胃阳，有伤胃阴……彼此混淆，治不中窾，遗患无穷。"特别是对脾阴虚的辨证常被忽略，以致发为全身性阴亏之证，故吴澄谓"虚损之人，多为阴火所炼，津液不

[1] 王琦.证实质近三十年研究进展［J］.中西医结合杂志，1985，5（7）：440-445.

足、筋、脉、皮、骨皆无所养，而精神亦渐羸弱、百病丛生矣"（《不居集》）。

脾阴虚临床以运化失常为主，故王九峰说："脾阴不足，不能运食。"而胃阴虚则以纳化功能失常为主，故李用粹说："不能食者病在胃。"脾阴虚临床以纳食不化、皮肤干燥、肌肉消瘦、萎软无力，甚则肌肉萎缩、偏废不用，或手足烦热、溺少便秘、舌红少苔、脉细数或涩等为特征。治疗根据唐容川"调治脾胃，须分阴阳"的原则，脾阴虚当以滋养脾阴为主，药选山药、黄精、芡实、白芍、蜂蜜、甘草、石斛等甘平濡润之品，吴澄提出用"芳香甘淡之品，补中宫而不燥其津液，其中理脾阴正方治食少泄泻，痰嗽失血遗精等症，方由人参、河车、白芍、山药、扁豆、茯苓、橘红、甘草、莲肉、荷叶、糯米组成"。亦可用唐容川"滋脾汁用人参固本汤（人参、熟地、生地、白芍、天冬、五味子、知母、陈皮、麦冬、炙甘草）"。

胃阴虚临床以饥不欲食、食不知味、口渴欲饮、干呕呃逆，或胃中灼热，或大便秘结、舌红少津、脉细数等为特征。治疗宜滋养胃阴为主，药如石斛、沙参、生地、芦根、乌梅、花粉、玉竹、麦冬等甘寒凉润之品，方予益胃汤。亦可按唐容川"滋胃汁每用甘露饮（天冬、麦冬、熟地、生地、黄芩、枳壳、茵陈、石斛、甘草、枇杷叶），清燥养营汤（知母、花粉、当归、白芍、生地、陈皮、甘草、灯心草），叶氏养胃汤（麦冬、扁豆、玉竹、甘草、沙参、桑叶）"等方药治之。

脾寒胃寒、脾阴胃阴之辨皆以脾胃分治立论，提示不可以脾胃笼统言之，而忽略辨析，盖胃属戊土，脾属己土，阴阳之性有别，脾为脏，胃为腑，体用各殊。白术、二陈虽为扶土之品，熟地、麦冬亦为培土之药，刚柔各自有别而用舍得宜，全在审证精确。

3. 肝气郁结与肝气横逆

肝气郁结与肝气横逆临床常易混淆。盖肝主疏泄，有疏达气机，开泄壅滞的作用。若情志抑郁，肝之疏泄失职，则发为肝气郁结证，多为疏泄不及。若疏泄太过，则常常影响他脏，发为肝气横逆之证。肝气郁结，疏泄受到阻碍，常易出现胁肋胀痛、胸闷不舒、烦躁或性情抑郁、月经不调、疝痛等症状，治疗以疏肝理气为主，方予柴胡疏肝散、四逆散等。如气滞血凝肝络而见胁下癥块，舌紫脉涩，治宜理气活血消癥。若肝郁气滞，血流不畅，引起月经不调，痛经或经前乳胀，则疏肝兼活血。若肝气夹痰，阻于喉间，则理气化痰，疏肝散结。

临床上肝气郁结证病位多局限于肝，而肝气横逆则有犯脾、犯胃的不同。肝气横逆临床以侵犯脾胃为多见，与肝疏泄太过相关，所以两者均见两胁胀满或窜痛、胸闷烦躁，或心烦易怒、脉弦等共同症状。肝气横逆犯脾称"肝脾不和"，多由肝病及脾，常兼食欲不振、腹痛腹泻等脾失健运证，治当调和肝脾，方用逍遥散、柴芍四君子汤等。若肝木乘脾致腹痛腹泻，可用痛泻要方。吴鹤皋说："泻责之脾，痛责之肝，肝责之实，脾责之虚，脾虚肝实，故令痛泻。"肝气横逆犯胃称"肝气犯胃"，多见胃脘疼痛、嗳气、呕逆泛酸等胃失和降证，治宜疏肝和胃，方予抑肝和胃饮、左金丸等。

4. 心肾不交与阴虚火旺

心肾不交、阴虚火旺都具有阴虚的特点，所以临床表现均以心烦、失眠、多梦、健忘、头晕、遗精等为特征，所不同的是心肾不交病位局限于心肾，而阴虚火旺则包括了心、肝、肺、肾等多个脏腑的阴阳失调，所以，临床表现及治疗均有明显差异。

心肾不交是由于肾水不足，不能上济心火，或心火独亢，不能下交于肾，以致水火不济，心阳肾阴不相协调所致。临床表现以心悸、虚烦、失眠、多梦、头晕、健忘、耳鸣、遗精、尿赤、舌质红、少苔、脉细数等为特征。治宜交通心肾为主，方如黄连阿胶汤、交泰丸。阴虚火旺的发生，则多由于精血或津液亏虚，导致阴阳平衡失调所致，阴虚则阳气失于制约而亢盛。临床表现以颧红唇赤、虚烦不寐、潮热盗汗、腰膝酸软、阳强梦遗，或咽干口燥、小便黄赤、大便秘结、舌质红、少苔、脉细数等为特征。治疗宜以滋阴降火为主，方如知柏地黄汤或大补阴丸。

5. 燥热咳嗽与阴虚咳嗽

燥热咳嗽、阴虚咳嗽均是肺系常见证候之一，临床都以干咳少痰，或无痰、口燥咽干、舌红少津、脉细数等为特征。如仅从症状上看，极难区分，但从两者的发生发展来看，它们是既有区别，又有联系的，治疗上也不尽相同。

肺主肃降，其气宜清。若燥热伤肺，耗伤津液，肺失滋润，肃降失职，则发为燥热咳嗽。如劳伤肺阴，或久咳伤肺，以致肺阴不足，肺失清肃润降，虚火内生而成阴虚咳嗽。可见燥热咳嗽、阴虚咳嗽的病因，一为外感，一为内伤。病机有燥热伤津和劳伤肺阴的不同，性质有属虚属实之别，病程有长有短，治疗原则前者宜润燥清热，后者宜滋阴润肺。再以发病季节及临床表现上看，燥热咳嗽多发生于秋季，临床以干咳无痰，或痰少而黏，鼻、咽、口、唇、皮肤干燥，舌苔薄而干，脉细数等为特点，咳甚则胸痛。治疗根据"燥者润之"的原则，宜润燥清热，肃肺止咳，方予桑杏汤之类。若燥热偏盛而鼻干唇裂，咽喉干痛者，加玄参、麦冬滋阴润燥；邪热偏盛，而见身热、口渴、便秘、尿赤者，宜加石膏、知母、枯芩、花粉清热生津；对于燥热犯肺，阴伤已甚，证见干咳日久不愈、形体消瘦，或身热、气逆而喘、心烦口渴、舌红少津，可用喻氏清燥救肺汤治疗。阴虚咳嗽则与季节没有明显关系，临床以干咳无痰，或痰中带血、喉痛声哑、口干咽燥，或见午后颧红、潮热盗汗、五心烦热、舌红少津、脉细数等为特点。治疗根据"虚者补之"的原则，宜滋阴清热，方予百合固金汤，若痰多而喘，宜加杏仁、厚朴降气平喘；咳血量多，可选加茅根、栀子炭凉血止血。

（三）证的专题研究

1. 血瘀证的研究

血瘀证与活血化瘀的源流，大体可分为 3 个历史阶段。

（1）秦汉——理论与方药的奠基

先秦时期的《内经》一书中虽无血瘀一词，但有"血不得散""血泣则不通""恶血""衃血"等描述，并对血瘀证的病因及其病症有了一定的认识，如："有所堕坠，恶血留内"（《灵枢·邪气脏腑病形》）。"得之举重伤腰，衡络绝，恶血归之"（《素问·刺腰痛》）。"寒气入经而稽迟，泣而不行"（《素问·举痛论》）。"少阴气绝则脉不通……脉不通则血不流，血不流则髦色不泽，故其面黑如漆柴者，血先死"（《灵枢·经脉》）。"大怒则形气绝，而血菀于上，使人薄厥"（《素问·生气通天论》）。

以上说明：外伤、寒邪、气虚、情志等因素，是形成血瘀的主要病因。

"痹……在于脉则血凝而不流"（《素问·痹论》）。"愿闻人之五脏卒痛，何气使然？岐伯对曰：经脉流行不止，环周不休，寒气入经而稽迟，泣而不行，客于脉外则血少，客于脉中则气不通，故卒然而痛"（《素问·举痛论》）。"夫脉者，血之府也……细则气少，涩则心痛"（《素问·脉要精微》）。"腠理……其开而遇风寒，则血气凝结，与故邪相袭，则为寒痹"（《灵枢·贼风》）。"寒邪客于经脉之中，则血泣，血泣则不通，不通则卫气归之，不得复反，故痈肿"（《灵枢·痈疽》）。"血凝于肤者为痹，凝于脉者为泣，凝于足者为厥"（《素问·五脏生成》）。"石瘕生于胞中，寒气客于子门，子门闭塞，气不得通，恶血当泻不泻，衃以留止，日以益大，状如怀子，月事不以时下"（《灵枢·水胀》）。

以上说明：血瘀可引起心痹、脉痹、五脏卒痛、心痛、痹证、痈肿、厥证、癥瘕等许多病症。

在治疗上，主要体现在 3 个方面：一为和血，即《素问·至真要大论》"疏其血气，令其调达"；二为去瘀，即"血实者宜决之"（《素问·阴阳应象大论》），"坚者削之""客者除之""结者散之""留者攻之"（《素问·至真要大论》），"菀陈则除之者，出恶血也"（《灵枢·针解》）；三为温通，如《素问·调经论》曰："血气者，喜温而恶寒，寒则泣不能流，温则消而去之。"

《内经》中有一首活血化瘀的方剂即四乌贼骨一蘆茹丸（茜草、乌贼骨、鲍鱼汁、雀卵），出自《素问·腹中论》，用治血枯经闭，近人有用此方加水蛭末治疗输卵管闭塞获效。

在甘肃武威汉墓出土的《治百病方》中，记载了许多由活血化瘀药物组成的方剂治疗血瘀证。

西汉时期的《神农本草经》所记载的 365 种药物中，就有 41 种药物具有活血、化瘀、破血、消瘀和攻瘀的作用，如蒲黄"消瘀血"，丹参"破癥除瘕"，芍药"除血痹，破坚积寒热、疝瘕"等，从而奠定了治疗血瘀证的药物学基础。

后汉时期，张仲景在《金匮要略·惊悸吐衄下血胸满瘀血病脉证治》篇中，首先提出"瘀血"病名，并述及瘀血证的临床表现为：胸满、唇痿舌青、但欲漱水不欲咽等；另在《伤寒论》的太阳、阳明病篇中有发热、身黄、少腹硬满、小便自利、喜忘、神志如狂等"蓄血证"的描述。仲景所论的"瘀血"和"蓄血"，涉及杂病、伤寒热病及妇科。纵观其治瘀的方剂如桃核承气汤（丸）、桂枝茯苓丸、下瘀血汤、鳖甲煎丸、大黄牡丹汤、温经汤、红兰花酒、大黄甘遂汤、当归芍药散、土瓜根散等，"必伏其所主，而先其所因"，兼寒者温之，兼热者清之，兼虚者寓补于攻；水瘀或痰瘀互结则分清之；瘀血结聚者但用攻逐之品；久病正虚夹瘀者，则以丸药缓攻。尤为可贵的是，仲景对于《伤寒论》中第 143 条、144 条、145 条的"热入血室"，其症虽兼有瘀，却刺期门祛邪或投小柴胡汤和解达邪，治本之中寓有化瘀之能。

此外，仲景治瘀用药亦颇有特色：①对于瘀血重症善用动物药，尤其是虫类药如水蛭、虻虫等，以达到活血、破血祛瘀的目的；②不少活血化瘀剂用酒下或酒煎，如红兰花酒方、当归芍药散、大黄䗪虫丸、鳖甲煎丸等，增强了通经活络的功效。

由此可见，仲景对于"瘀血"的辨证论治为后世运用活血化瘀法奠定了扎实基础。同时，"蓄血"和"血结"证的提出，为清代医家"营分证""血分证"的立论起了积极的作用。

（2）隋唐至明代——经验的丰富积累

隋唐，《诸病源候论》《千金要方》《外台秘要》等书，所论血瘀证与活血化瘀法，皆在继承《内经》《伤寒论》《金匮要略》的基础上有所发挥，如《千金要方》中凉血活血的犀角地黄汤，被后世称为"特创清热解毒之法，开寒冷散血之门"，同书记载的苇茎汤，功擅活血消痈。《外台秘要》中治疗损伤所致瘀血的蒲黄散等方，均由活血化瘀药物组成。在此期间，中外交通的发达及药物的广泛交流，扩充了许多活血化瘀药，诸如红花、血竭、苏木、延胡索、乳香、没药、琥珀、降香等。

宋朝，方书很多，进一步丰富了活血化瘀法的内容，如《局方》记载了治疗儿枕痛的失笑散等；《宋人医方三种》中亦有善用三棱、莪术的记载。

金元时代，滑伯仁对蓄血证治颇为得法，主张初起即以桃仁、大黄之属行血破滞，然后分别治之。并认为：于补剂中加用桃仁等疏络活血药则补愈有力，实为经验之谈。丹溪独创气、血、湿、痰、食、热之"六郁"说，其中的"血郁"便是血瘀的早期或轻症，其治"血郁"的代表性药物有桃仁、川芎、香附等，丹溪治郁必用苍术、川芎，随症加入诸药，意在气血兼顾。此外，对痰瘀互结的证治亦有独到之处。子和认为气血"贵流不贵滞"，重视气滞血瘀的病理作用，强调"陈瘀去而肠胃洁，癥瘕尽而营卫昌"，所立攻、吐、下三法同样为血瘀的证治增添了新的内容。东垣虽重补土，但也强调"调和气血""通血脉"，提出了"补土以调和气血"及"通行经脉，调和阴阳"的论点。即便在补中益气汤、调中益气汤等补益剂中亦加归身等养血活血之品。其专为血瘀病而设的复元活血汤至今仍为人们习用。

明代医家王肯堂在《证治准绳·杂病·蓄血》一书中特立"蓄血"一门，其谓"夫人饮食起居一失其宜，皆能使血瘀滞不行，故百病由污血者多"。张景岳则强调血瘀的形成和治疗与气有着密切关系，其曰："血必由气，气行则血行，故凡欲治血，则或攻或补，皆当以调气为先。"并且景岳治瘀明辨虚实，认为："血有蓄而结之，宜破之逐之""血有涩者，宜利之""血有虚而滞者，宜补之活之"。同时其用药亦很精当，"补血行血无如当归""行血散血无如川芎"。

从隋唐至明代，在理论方面未有突破性进展，但为血瘀的证治积累了丰富的经验，是清代得以迅速发展的前提。

（3）清代——血瘀学说的完善发展

到了清代，对血瘀证与活血化瘀法的研究更加深入，其中，以叶天士、王清任、唐容川三大医家的贡献称最。

叶天士发前人所未发，重视察舌诊断血瘀证，《温热论》云："其人素有瘀伤宿血""其舌必紫而暗"，重者"紫而肿大"或"紫而干晦"。叶氏在勤求古训的基础上，倡导"通络"之说，认为络病的表现有：①胃腹腰胁疼痛如针刺刀割；②病久不已；③局部有肿块；④下血色紫暗；⑤脉象沉涩等。《临证指南医案》对痹证、痛证、郁证、癥瘕、疟母、噎膈、便秘及月经胎产等多种病症，或予辛温通络，或以辛香通络，或用辛润通络之法治之，收效甚著。

其后，王清任对血瘀的证治极有研究，突出表现在：

①血瘀证名于《医林改错·方叙》中正式提出，其云："将平素所治气虚、血瘀之症（证）记数条示人以规距（矩），并非全书。"

②不囿于有形可征的瘀血病症，《医林改错》记载的50多种不同的血瘀证候中，包括了久病、怪病、它药无效断为血瘀的病症如耳聋年久、出气臭、天亮出汗、肾泄、久泄、头发脱落等，大大扩充了血瘀的证治范围。

③畅气虚血瘀说和血瘀气滞说。其曰："元气既虚，必不能达于血管，血管无气，必停留而瘀"，又云："气有虚实，血有亏瘀"，所以，"治病之要诀在于明气血"，王氏针对气虚血瘀证拟定了以下诸方：补阳还五汤、黄芪赤风汤、急救回阳汤、黄芪桃仁汤，其

中补阳还五汤中黄芪重用至四两，重治本虚，兼治标瘀，可谓独具匠心。对于血瘀气滞之证，王氏则拟理气活血化瘀法，其代表方有血府逐瘀汤、膈下逐瘀汤、少腹逐瘀汤、通窍活血汤，这些方剂的配伍，体现了王清任"血瘀必气滞，治瘀兼调气"的指导思想。

④发展了仲景治瘀的部分方剂。如仲景活血逐瘀法有抵当汤（丸）、下瘀血汤等，王氏创有古没竭散；活血攻下法仲景有大黄牡丹皮汤、桃核承气汤，王氏设有膈下逐瘀汤；活血温经法仲景有温经汤，王氏则创有少腹逐瘀汤和急救回阳汤等。其中急救回阳汤，今人视为热病休克原理中之微循环障碍和弥散性血管内凝血（DIC）的认识先驱。因此，可以说，是王清任把血瘀证与活血化瘀法提高到了一个新的水平。

王氏之后，对血瘀最有研究者，要数唐容川了，其著的《血证论》卷五是"瘀血"专篇，主要论点和经验有以下几点：

①关于瘀血与出血的病理联系，唐氏认为："吐衄便漏，其血无不离经""然即是离经之血，虽清血鲜血，亦是瘀血""故凡血证总以去瘀为要"，把消瘀作为活血四法之一。

②强调祛瘀生新、寓补于通的辨证关系。其曰："瘀血不去，则新血不生""抑思瘀血不行，则新血断无生理……然又非去瘀是一事，生新另是一事也，盖瘀血去则新血已生，新血生而瘀血自去，其间初无间隔"，补虚祛瘀法唐氏喜用圣愈汤加桃仁、丹皮、红花、枳壳、香附、云茯苓、甘草。

③主张定位治瘀。瘀血分攻心、乘肺和在上、中、下三焦及在表（腠理、肌肉）、在里、在经络脏腑之间的不同而施治。如血瘀上焦，用通窍活血汤、小柴胡汤加当归、白芍、桃仁、红花、大蓟治之；血瘀中焦，血府逐瘀汤治之，小柴胡汤加香附、姜黄、桃仁、大黄亦治之；血瘀下焦，则用失笑散加醋大黄、桃仁治之，或用膈下逐瘀汤。（参见《血证论》卷五"瘀血"）

④遣方用药务求不伤正气。其最常用花蕊石散，如无花蕊石改用三七、郁金、桃仁、牛膝、醋制大黄。

此外，在论述怔忡、呃逆、喘息等病症方面亦有补于前人。

血瘀证与活血化瘀法始于《内经》，奠基于仲景，至清代有了较大的发展。自清代以来，尤其是新中国成立后有了空前的发展。正如"第二届全国活血化瘀研究学术会议纪要"中概括的："血瘀证的客观检测指标更加明确；活血化瘀法应用范围不断扩大，疗效不断提高；血瘀证及活血化瘀的基础研究逐步深入，研究方法和手段更为先进；活血化瘀方药对免疫功能的影响及抗肿瘤作用的研究取得一些可喜苗头。"

然而，长期以来人们对"血瘀"与"瘀血"这一既有联系又有区别的基本概念认识不清，虽然自王清任明确提出"血瘀证"名，但仍未予明辨。1986年11月，"第二届全国活血化瘀研究学术会议"已统一认为：活血化瘀法适应的是"血瘀证"，而不称"瘀血证"，并制定了血瘀证的诊断标准，还就传统活血化瘀药的概念、分级、范围等进一步作了统一规范。相信随着研究的不断深入，血瘀证与活血化瘀的认识更有新的升华。

2. 虚证理论的研究

关于虚证的理论，《素问·通评虚实论》指出："邪气盛则实，精气夺则虚。"精辟论述了虚实的概念及其产生机理。《素问·评热病论》则进一步指出："邪之所凑，其气必虚。"论述了正气虚是疾病形成的主要因素，这些理论一直有效地指导着临床实践。近年来，各地在整理研究虚证理论的基础上，运用现代科学知识和方法，对产生虚证本质作了不少有益的探讨，为基础理论的中西医结合，增添了新的内容。有关文献将虚证之辨证标准见表 3-1。

表 3-1　虚证辨证参考标准

	阳虚	阴虚
必备条件	舌胖苔淡润	舌红少津（舌质红绛或有裂纹，剥落镜面舌）
	脉微弱迟	脉弦细（数、代数）
	畏寒肢冷（肢末不温，夏天不怕热）	怕热（内热、口燥咽干，五心烦热）
或有症状	神疲乏力，喜卧嗜睡	心烦易激动，多梦（夜寐不安）
	少气懒言，自汗，面色㿠白	形体消瘦，便秘溺赤，盗汗颧红，午后潮热
	尿清、便溏，夜尿频多	

从上表看来，诊断虚证要考虑整个一组而不是某一个的症状、体征。因此，人们往往不是先分析某一症状、体征的发病学原因（每一症状、体征的发病学原因可以是多种多样的），而是寻找可以用来解释所有这一系列同组症状、体征的某些共同原因。

（1）虚证与免疫功能的关系

上海中医药大学专家通过玫瑰花结试验、淋巴细胞转化试验，发现 38 例慢性支气管炎虚证患者的玫瑰花结试验均低于正常，其中以肾虚患者更为明显，48 例"慢支"虚证患者淋巴细胞转化率，只有肾虚患者才有明显降低。

（2）虚证与能量代谢的关系

上海中医药大学报告肺虚而未损及肾中精气的"慢支"患者红细胞 ATP 接近正常组，已损及肾中精气的肾虚组红细胞 ATP 含量明显降低，而补肾药有改善机体红细胞能量代谢的作用。

（3）虚证与神经系统的关系

北京市中医研究所等单位报告，里虚寒证患者皮肤电位活动比正常人、里虚热证患者、虚实夹杂患者都明显抑制，认为其神经系统可能处于抑制状态，其生理功能也处于低下状态。徐氏等认为虚证病理变化是由于神经功能的低落或过于抑制，副交感神经紧张度异常上升（非保护性），使心肌功能低落，心跳减慢，循环量不足，血压下降，血管幅度缩小，以及基础代谢率下降。上海中医药大学进一步研究虚证有偏阴、偏阳的差异。发现偏阴虚、偏阳虚的溃疡病患者，其体温、脉率、收缩压、舒张压、出汗量、基础代谢率，虽然均属于正常范围，但偏阳虚者明显低于阴虚证（$P<0.01$）并与 Wenger 的植物神经反应型的标准相比较，偏阳虚组类似于副交感型，偏阴虚组类似交感型。经测定阳虚、阴虚患者唾液中 K^+ 和 Na^+ 的含量，结果显示阳虚者唾液的 K^+ 含量明显低于阴虚组，而 Na^+ 含量又明显高于阴虚组。再一次证明了阳虚时"寒象"、阴虚时"热象"分别与副交感神经占优势、交感神经占优势密切相关。进一步分析植物神经系统对内脏器官的调节作用，可以看到迷走神经功能亢进（或交感神经功能低下）的一系列表现与阳虚的临床见证大致相近；而交感神经功能亢进的一系列表现又与阴虚的临床见证相近；阴虚火旺时的"火旺"现象，与神经体液的调节失常及激素代谢紊乱有关；心火与肝火，分别与交感——肾上腺髓质活动增强、垂体——肾上腺皮质功能或肝脏灭活功能亢进有关。正确使用补阴、补阳药物后，都可改善机体免疫功能、能量代谢及调整虚寒、虚热或火旺等病理现象。

（4）虚证与血浆环核苷酸含量变化的关系

上海第二医学院、上海市中医研究所等单位，研究阴虚、阳虚的本质，从细胞水平乃至分子水平寻找组织中阴和阳的物质基础，试以阐明这些物质的动态变化和阴虚、阳虚发生发展的关系。初步认为：各种疾病的共同规律是阴虚时 cAMP 明显升高，cGMP 不升高或轻度升高，cAMP/cGMP 比值无明显降低或有升高；阳虚时则或由于同时有 cAMP 及降低 cGMP 升高，或由于 cGMP 大幅度升高，导致 cGMP 相对增加，cAMP/cGMP 比值明显降低。可以说，阴虚的主要矛盾是 cAMP 升高（不一定伴有 cAMP/cGMP 比值升高），阳虚的主要矛盾是 cAMP/cGMP 比值降低。对部分病例观察表明，虚证临床症状改善时，血浆 cAMP 和／或 cGMP 含量也有相应的变化。此外兼有阳虚及阴虚证候者（气阴两虚或阴阳两虚）血浆 cAMP 与 cGMP 含量的变化也表现出既有阳虚特征，又有阴虚特征。

（5）虚证的病理解剖学基础

匡氏认为八纲不仅具有生理学和生物化学的基础，而且必然具有病理解剖学的基础。虚证一般见于衰老或久病个体，抗病能力低下，生理功能减退，常见内脏器官、主质细胞和多种内分泌腺的变化和萎缩，慢性炎症，纤维化或硬化，观察到大多数临床表现为虚证的患者，病理形状上往往可见以下几种病变：

①内分泌腺变性或萎缩

对 24 例虚损患者进行观察，发现其垂体前叶、肾上腺皮质、甲状腺、睾丸或卵巢均呈现不同程度的退行性变化。因为内分泌腺担负着对整个机体新陈代谢的调整作用，它们的萎缩变性影响全身，因此，其意义与一般细胞的变性或萎缩迥然不同。

②细胞变性或萎缩

任何器官和组织功能的不足，皆具有物质基础，这就是细胞的萎缩变性或坏死。多种慢性消耗性疾病中，实质脏器之细胞变性，如浊肿、脂肪变性较常见的。

③慢性炎症

病程较长、病情较重的虚证，具有特殊功能的主质细胞由变性萎缩而死亡，代之以纤维结缔组织，以致整个器官功能不全。这常是慢性炎症向瘢痕发展的结果。

④其他：网状内皮系统吞噬功能低下与神经系统的退行性变化。

以上材料说明，虚证的概念是多种内容的综合，它包括机体的免疫功能、代谢功能、神经系统、血浆环核苷酸含量及病理解剖等方面的变化，尽管这些研究还是初步的，这对于探讨虚证的本质无疑是一个良好的开端[1]。

3. 温热病卫气营血辨证中卫分证的思考

我们在研究辨证论治方法的过程中，发现作为湿热病辨证的主要方法——卫气营血中的"气""营""血"分证的辨证内容基本相同，符合温热病病机和传变规律，而"卫"分证的辨证内容，则互有出入。大体有如下三点：

（1）认为卫分证，即八纲中的表证，表证就是卫分，卫分就是表证，包括风寒束表、风热犯表、风湿犯表、暑湿在表诸证。（注：见江苏新医学院《中医学》）

（2）在把卫气营血作为是温热病辨证施治方法的前提下，认为卫分证既包括风温表证、暑温表证、湿温表证、秋燥表证，又包括风寒表证，治法上采用辛温解表的麻黄汤、桂枝汤。（注：见广州五单位合编《新编中医学概要》）

（3）认为卫气营血既然作为温热病的辨证施治方法，卫分证应该是指温热病的初起阶段，概括了温热病的初起表证，不包括风寒、风湿表证。（注：见上海中医学院《中医学基础》）

鉴于上述，对卫分证内容尚缺乏统一的认识，给指导辨证带来一定的困难。因此，有讨论的必要。我们认为：后一种是正确的；前两种看法尚有可商之处。现提些不成熟的看法，供同志们参考。

---

[1] 王琦，盛增秀.关于虚证理论的研究 [J].湖南医药杂志，1981，8（5）：39–40.

清代温病学家叶天士在《外感温热病篇》中说："温邪上受，首先犯肺，逆传心包。肺主气属卫，心主血属营。"又说："大凡看法（指对温热病的看法），卫之后方言气，营之后方言血……在卫，汗之可也；到气，才可清气；入营，犹可透热转气；入血，就恐耗血、动血，直须凉血、散血。"由此可见，温病学说的卫气营血，概括了温热病的病机和传变规律；提示受邪轻重、病位浅深，作为证候归类和立法处方的依据。卫气营血是温热病四个不同阶段的证候类型，四者之间，既有区别，又有联系。卫气营血既作为温热病辨证方法，这就规定了它的应用范围和特定位置。

首先必须弄清温热病的卫分证的主要特征，及是否就是八纲中的表证？温热病的卫分证多具外感热病初起时共有证候，章虚谷说：温病"发热，微恶寒为在卫"。临床上以发热、微恶寒、头痛、口干、脉浮数为其主要特征。它和伤寒"六经"辨证中的"太阳病"同属表证，但"太阳病"属于表寒，"卫分证"属于表热，则又有所区别。在临床上除了发热、恶寒或恶风、有汗或无汗、头痛、脉浮、苔薄等症状外，如见咽喉红肿疼痛、舌尖或舌质偏红、苔薄白而干或微黄等症状者，即是表热证，也就是卫分证；如不见表热的症状，而见舌苔白润、遍身骨节疼痛等症状，即是表寒证，也就是"太阳病"。由此看来，卫分证，应该说在八纲辨证中属于表证范畴，不能说就是八纲中的表证，因为卫分证不能完全概括表证的全部意义。

其次，我们要弄清温邪夹湿和湿邪犯表等概念的区别。温邪伤人常有兼夹风邪或湿邪的不同，因此，在卫分证的辨证中，一般还要分别温邪有否夹风或夹湿。临床所见：夹风的可见咳嗽、咽痛、舌质偏红等症状；夹湿的可见胸闷、渴不喜饮、身重、苔薄腻等症状。在治法上当以辛凉解表，如银翘散、桑菊饮等方，夹湿的可加藿香、滑石等品。叶天士说："在卫，汗之可也。夹风加薄荷、牛蒡；夹湿加芦根、滑石。或透风于热外，或渗湿于热下。"由此可见，温邪伤于肺卫，为卫分证的主要病机，即矛盾的主要方面，而夹风、夹湿，则是矛盾的次要方面。问题的关键即在于这个"夹"字。

最后，我们还要弄清卫分证包括表寒证是否可以采用辛温解表法。叶天士说"温邪热变最速"。因温邪的性质属阳，其临床特点是，热象明显，最易化燥伤阴。温热病的"卫气营血"是人体感受温热之邪不同阶段的病理变化的概括。卫分证所反映的病邪性质和病理变化，是温热之邪伤于肺卫，它同寒邪伤于肌表的表寒证，有着本质的不同。这就决定了它在治疗上当以辛药散表、凉药清热，与表寒证采用辛温解表的麻黄汤、桂枝汤，当然有别。正如吴鞠通指出"伤寒伤人身之阳，故喜辛温、甘温、甘热以护其阳；温病伤人之阴，故喜辛凉、甘寒、甘润以救其阴"（当然，此指其常，非指其变）。热证、寒证，病机的本质不同，采取的措施亦异。作为反映温热病初起阶段，温邪伤于肺卫——为其病理变化的卫分证，其辨证范围自然适用于温邪伤于肺卫的表热证（即它的辨证应用范围和特定位置）。如果卫分证包括了寒邪伤于肌表的表寒证，那就和温病初起的证候不符，也与温病的病邪性质、病理机制、传变规律和治疗法相矛盾的。辨证的目的，就是为了施治。因此，我认为：卫分证不应包括表寒证、亦不宜采用辛温解表法的麻黄汤和桂枝汤[1]。

小结

辨证论治以阴阳、五行、脏腑、经络、气血津液、病因病机、治则等中医基本理论为依据。辨证论治通过理法方药的表现形式，使中医理论体系在临床实践中得到应用。关于辨证论治的概念，有的将方剂辨证纳入辨证论治范围，即某一方剂常有一定的适应证，辨别不同方剂的对应证候，为选用相应方剂提供依据。近年来随着控制论、系统论、信息论等新学科向中医领域的渗透，有人认为辨证论治是医生取得病人信息，进行信息提取、分析和处理的过程。辨证就是对信息的提取和分析，找出疾病函数的特征值；论治就是输出治疗信息，排除干扰，实现校正的过程。从数学上看，辨证论治包括模糊数学、集合论和映射论等函数概念；有人根据对泛系理论的研究，提出辨证论治在本质上可以通过聚类、模拟、观控和判别的泛系模式来形成多种数学模型。辨证论治应用于临床治疗急腹症、流行性出血热、肿瘤、免疫性疾病等方面也取得一定进展。电子计算机在辨证论治中得到较广泛的应用，计算机专家系统、人工智能和辅助诊断在一定程度上反映了辨证论治的思维方式，有利于辨证论治向规范化、标准化、检测化发展。

辨证论治还有不完善之处。由于辨证论治中存在着许多不确定的因素，定量性可检测的参数较少，因而具有一定的不清晰性和随机性，易受假象干扰，易受主观因素的影响。辨证论治缺乏对微观层次的认识。对某些器质性变化的疾病，因代偿而尚未表现功能异常的隐匿状态，或者临床症状消失，但内脏器官组织病变的状态尚难认识，检测和治疗手段较为局限；辨证论治中的一些名词概念尚不统一或不规范，在法律诊断上、劳动力鉴定上尚缺乏明确标准。这些因素使辨证论治的运用受到一定限制，与当代医疗的需要尚有不相适应之处。关于辨证论治的规范化和系统的完整化，辨证论治方法和步骤等问题，近年来也作了不少探讨，尚有待进一步研究，以期建立辨证论治的新体系。

---

[1] 王琦，郭建中，张德超.对温热病卫气营血辨证中"卫"分证的初步看法[M].王琦医学论文集[C].
   北京：中国大百科全书出版社，1993：311-312.

第四章 辨体论治的研究

第一节 辨体论治的基本概念及理论溯源

一、概述

"体"是体质。辨体论治即以人的体质为认知对象，从体质状态及不同体质分类的特性，把握其健康与疾病的整体要素与个体差异，制定防治原则，选择相应的治疗、预防、养生方法，从而进行"因人制宜"的干预措施。辨体质状态，包括辨体质的强弱胖瘦，年龄长幼，南北居处、奉养优劣等，其中包括人体的肤色、形态、举止、饮食习惯，性格心理以及对季节气候地域变更的适应性等；辨体质分类，主要对阴虚之体、阳虚之体、气虚之体、痰湿之体等不同体质的区别，或补其阴，或温其阳，或益其气，或利其湿等，以恢复其阴阳平衡，实即治本之意。

二、辨体论治的理论溯源

体即体质，历代中医文献中又称气质、气体、素质，真正意义上的"体质"一词首见于清代叶天士的《临证指南医案》。体质是人体生命过程中，在先天禀赋和后天获得的基础上所形成的形态结构、生理功能和心理状态方面综合的、相对稳定的固有特质。辨体论治是指在疾病的治疗过程中，在确定治疗方案时应充分考虑到体质的差异。对疾病的产生、发展及对预后的影响，应体现在方剂、药物的选择与剂量上实施个性化治疗。

（一）《内经》对辨体论治的认识

1. 个体体质存在不同

《灵枢·论痛》认为，人体的"筋骨之强弱，肌肉之坚脆，皮肤之厚薄，腠理之疏密，各不同……肠胃之厚薄坚脆亦不等。"说明不同个体之间存在着明显的差异。

2. 不同体质的形成与先天禀赋及后天影响密切相关

体质的形成与先天禀赋密切相关。《灵枢·天年》言："人之始生，以母为基，以父为楯。"《灵枢·决气》中云："两神相搏，合而成形。"说明个体的体质决定于先天禀赋，先天禀赋的不同，是人出生伊始就存在不同的个体体质，具有肥瘦、强弱、高矮、偏阴偏阳等不同的体质特征，正如《灵枢·寿夭刚柔》所云："人之生也，有刚有柔，有弱有强""形有缓急，气有盛衰，骨有大小，肉有坚脆，皮有厚薄，其以立寿夭。"

体质的形成与后天影响密切相关。生长地域、饮食喜好的不同，形成不同的体质状态，也决定了患病的特点和种类，因此《素问·异法方宜论》中云："东方之域，天地之所始生也，鱼盐之地，海滨傍水，其民食鱼而嗜咸，皆安其处，美其食。鱼者使人热中，盐者胜血，故其民皆黑色疏理，其病皆为痈疡……西方者，金玉之域，沙石之处，天地之所收引也。其民陵居而多风，水土刚强，其民不衣而褐荐，其民华食而脂肥，故邪不能伤其形体，其病生于内……北方者，天地所闭藏之域也。其地高陵居，风寒冰冽。其民乐野处而乳食，脏寒生满病……南方者，天地之所长养，阳之所盛处也。其地下，水土弱，雾露之所聚也。其民嗜酸而食胕，故其民皆致理而赤色，其病挛痹……中央者，其地平以湿，天地所以生万物也。其民食杂而不劳，故其病多痿厥寒热。"

3. 不同年龄及性别，有着不同的体质特点

不同年龄阶段拥有不同的体质特性。《内经》认为，随着个体年龄的增长，体质会随之发生相应的改变。如《灵枢·天年》中云："二十岁，血气始盛，肌肉方长，故好趋；三十岁，五脏大定，肌肉坚固，血脉盛满，故好步。四十岁，五脏六腑十二经脉，皆大盛以平定，腠理始疏，荣华颓落，发颊斑白，平盛不摇，故好坐。"说明青壮年时期具有充满生机、肌肉强劲、健壮善动的体质特征，中年时期以面部光泽渐退，头发渐白，"好坐"善静为其体质特征。

不同性别有着不同的体质特点。《素问·上古天真论》云"（女子）二七而天癸至，任脉通，太冲脉盛，月事以时下，故有子；三七，肾气平均，故真牙生而长极；四七，筋脉坚，发长极，身体盛壮"；"（男子）二八，肾气盛，天癸至，精气溢泻，阴阳和，故能有子；三八，肾气平均，筋骨劲强，故真牙生而长极；四八，筋骨隆盛，肌肉满壮"。说明在人体生长发育过程中，存在着"男八女七"因性别而异的体质特点。

4. 不同的体质状况，决定着疾病发生、传变和转归

体质的强弱决定着疾病的发生与否。《内经》认为，疾病的发生，虽与感受病邪相关，但与机体体质更为密切。《素问·刺法论》云："正气存内，邪不可干。"《素问·评热病论》言："邪之所凑，其气必虚。"说明人体正气不足是机体发病的主导因素，而体质反映了人体的正气盛衰偏颇，因此人体体质的强弱决定着邪气能否致病，即决定着疾病的发生。

体质与疾病的传变和转归密切相关。《素问·风论》中指出，同为"风邪"，侵袭肥胖体质可"热中而目黄"，侵袭消瘦体质，则"寒中而泣出"。《素问·痹论》中云，痹症之人，若其"阳气少，阴气多，与病相益，故寒也"；若其"阳气多，阴气少，病气胜，阳遭阴，故为痹热"。

5. 体质状态是诊疗疾病必须观察的重要内容

《素问·经脉别论》云："诊病之道，观人勇怯骨肉皮肤，能知其情，以为诊法也。"可见观察人体的强弱、胖瘦和皮肤形态以了解病情，是诊断之大法。

6. 临床施治以辨体质为基础

《素问·三部九候论》指出"必先度其形之肥瘦，以调其气之虚实，实则泻之，虚则补之"，强调了辨体质形态是论治施方用药的前提，由此可见《内经》十分强调辨体质施治的重要性。

7. 体质不同，施药不同的治疗原则

《素问·五常政大论》言"能毒者以厚药，不胜毒者以薄药"，即以患者不同的体质为依据，选择药味的"厚"与"薄"，指明了辨体用药的治疗原则。针刺手法也依体质而不同。《灵枢·终始》中云："凡刺之法，必察其形气。"即针刺方法的选择，要以体质不同的状况和类型来决定。

（二）《伤寒论》对辨体论治的认识

1. 个体的体质各不相同

张仲景《伤寒论》认为机体的体质有强弱不同，其分类为"平人""强人""瘦人"，及"老小"。

2. 体质决定疾病的发生、疾病的性质、病变的部位及疾病的转归

张仲景《伤寒论》将体质与疾病的发生、体质与病证转归及预后等方面与临床应用有机结合，在"辨证论治"体系中，始终贯穿着以体质为本的思想。体质决定疾病的发生：《伤寒论》云"血弱、气尽，腠理开，邪气因入，与正气相搏，结于胁下"，说明体质虚弱则卫外不固，易感邪发病。

体质决定疾病的性质：《伤寒论》太阳病篇中，腠理疏松的体质，易外感风寒，导致卫阳失固、营阴外泄，成为太阳中风表虚证，即桂枝汤证；而皮肤致密的体质，易感风寒之邪，导致卫阳被遏、营阴内郁，成为太阳伤寒表实证，即麻黄汤证。

体质决定病变的部位：素体阳盛之人，感邪后多发三阳病；素体阴盛之人，感邪后多发三阴病。可见体质的偏阴偏阳，决定发病的部位。

病人的体质强弱是疾病发展转归的重要因素之一。《伤寒论》第270条云："伤寒三日……其人反能食而不呕，此为三阴不受邪也。"即言外感病后三天，病人能食不呕，胃气尚和，说明体质强壮，正气较旺，使疾病未得传变。

3. 临证治法施药依体质而不同

《伤寒论》认为：体质有异，故临证所施治法应有不同。如"汗法"的运用，即因体质的不同，有峻汗、微汗、解肌等相应不同的方法治疗；"下法"的运用，同样因个体体质之差有峻下、缓下、润下等差别。

用药剂量与体质密切相关。张仲景《伤寒论》承《内经》之"能毒者以厚药，不胜毒者以薄药"的辨体用药思想，治疗体强病重之人时多加大药量；治疗体虚、孕妇或病势平稳者，多减其药量。如《伤寒论》第152条云：十枣汤"强人服一钱匕，羸人服半钱"，《金匮要略·胸痹心痛短气病脉证治》云：九痛丸"强人初服三丸……弱者服二丸"。

（三）后世医家对辨体论治的认识

1. 隋代巢元方已明确认识特禀体质

巢元方在《诸病源候论·漆疮候》中，对特禀体质已有明确认识，阐述了病源、证候与体质的相关性，其云："漆有毒。人有禀性畏漆。但见漆便中其毒……亦有性自耐者，终日烧煮，竟不为害也。"

2. 北宋庞安时认识到体质与疾病的发生相关

庞安时在《伤寒总病论·卷第一·绪论》中指出，同感"寒毒""当是之时，勇者气行则已，怯者则着而成病矣"。指出体质盛衰与是否发病密切关联。

3. 清代叶天士认为辨病人体质能迅速而准确地抓住疾病的本质

叶天士的《临证指南医案》首次提出了"体质"一词，明确论述了"阴虚体质"及"阳虚体质"的表现，并强调"凡论病先论体质、形色、脉象，以病乃外加于身也"，强调通过辨病人体质可迅速准确地把握疾病的本质。

4. 清代徐灵胎强调体质不同，同病异治

徐灵胎在《医学源流·卷上·病同人异论》中言："天下有同此一病，而治此则效，治彼则不效。"其原因是"病同而人异也"，认为"医者必细审其人之种种不同"，根据体质的不同"而后轻重缓急、大小先后之法因之而定"，说明患病之人体质不同，治宜不同。在《医学源流论·卷下·五方异治论》中云："人禀天地之气以生，故其气体随地不同"。不同地域生活的人，体质各有不同，如地处西北的人"气深而厚……宜用疏通重剂"；地处东南的人"气浮而薄……宜用疏通轻剂"。指出"若中州之卑湿，山峡之高燥，

皆当随地制宜。"认识到，不同的自然环境可以影响机体的体质特性，强调要辨体施治。

5. 清末章楠提出辨体论治思想

章楠在《医门棒喝》中云"人之体质，或偏于阴，或偏于阳，原非一定"。提出"故人禀质，各有偏胜强弱之殊"，可表现为"或有阳盛阳弱者，或有阴盛于阳者，或有阴阳两弱者，或有阴阳俱盛者"；认识到："人生禀质南北不同"，认为东南方为"木火之方，则多热"，西北方为"金水之方，则多寒"；嗜酒常饮者"湿热内盛"。因此，认为"知天时、知地理、识人生禀赋源流、风土气化变异"是辨别体质的重要内容。同时章楠提出了辨体论治思想，并强调了辨体论治的重要性。章楠云"夫医为性命所系"，因此，"治病之，首当察人体质之阴阳强弱"，经辨体"而后方能调之使安"；章楠认为，"病因症状虽同，而禀质强弱不同，则治法自殊"，因此得出结论："此所以一药可以治众病，一病又不可拘一药治之也。"

辨体论治的思想起源于《内经》《伤寒论》得以应用。在《伤寒论》的"辨证论治"中，始终贯穿着以体质为本的治疗思想，初步体现了辨体论治的临证思维。后世医家根据其自身临床体会，将《内经》及《伤寒论》的辨体思想逐步在临床中运用和深化，但未能形成一个完整的思想理论体系，在中医临床实践中未得到足够的重视和应有的发展[1]。

第二节 辨体论治理论体系的构建及意义

一、辨体论治理论体系的构建

（一）辨体为本，辨体、辨病、辨证相结合

我在临床诊治活动中，提出辨体是基础、是根本，对疾病的防治措施和施治手段是建立在对体质辨识和把握的基础上的，充分考虑到该人的体质特征，并针对其体质特征采取相应的治疗措施。而病是对具有某种体质的人所患疾病全过程的特点（如病因、病机、主要临床表现）与规律所作的病理性概括与抽象，是对该具体病变的本质性认识。而证是疾病发展过程中某一阶段的病理反应。病是纲，证是目，病规定证，证从属于病。病是整体，证是局部，病贯始终，证是阶段。诚如徐灵胎所言："病之总者为病，而一病

[1] 姜敏.王琦教授辨体－辨病－辨证相结合学术思想及治疗慢性失眠的临床研究［D］.北京：第四批全国老中医药专家学术继承人结业论文，2011.

有数证。"由于忽视辨病、辨体，病名不统一，辨证论治的随意性大，不同的医生往往根据各自的经验对证候作出判断，造成不同医生诊治的差异性，从而影响中医诊治的疗效，针对性不强。而对一些"无证可辨"的病证，中医辨证往往处于无所适从的境地，使得我们必须重新认识和反思中医学目前的诊疗体系。在中医、西医并存，医学科学迅速发展的今天，中医学要生存、发展，就必须进一步提高诊疗水平，以稳定、显著、安全的疗效占领市场。要达到这一点，就应从更深层次上探讨疾病的本质，寻找出疾病发生、发展的规律。既要发挥中医辨证、辨病论治的优势，从疾病的本质、所患病之人的体质特征去寻找发病规律、病变特性。同时还应做到宏观与微观并重，互为借用。减少辨治的误差，提高临床疗效，使治疗更具针对性和全面性。惟有坚持辨体、辨病和辨证相结合、宏观与微观并重，中医学才能适应时代需求，不断向前发展。

（二）准确辨体

运用辨体质之差异及特征为预防和治疗疾病服务，要对个体体质作准确判定，建立一个更为客观化的标准。这个标准应来自于群体调研、各种相关指标的确立（如生化、生理和免疫遗传学指标等）。

（三）调质论防，辨体论治

在生理情况下，针对各种体质及早采取相应的措施，纠正某些不良的倾向性，改善和扭转这种病理体质，减少这种易发某类疾病的倾向，从而预防疾病，或减轻病变程度，缩短疗程，并使病情变化趋向于好的愈后。在病理情况下，或机体处于亚健康状态下，运用各种体质分型，进行辨体论治，有助于在错综复杂的病情中辨别出患者的体质特征，并针对体质特征的基础上选择用药，本着"急则治其标，缓则治其本"或两者兼顾，则可获得更为准确、全面和有效的特异性治疗。

（四）辨年龄体质

体质的发展经历了不同的年龄阶段，从而反映出个体体质发展的时相性或阶段性。在个体体质发育的过程中，具有鲜明特色和论述较多的是老年体质和小儿体质。

老年人体质特征的一个重要方面是以"虚"为多。由于个体间存在着差异，有的偏于气虚，有的偏于阳虚、阴阳俱虚，以脾肾虚损为多见，肺、心、肝三脏随年龄的增加也逐渐衰退。正因其脏器多较虚弱，正气不足，抗病力差，其致病因子往往不是单一的，且病后易发生传变。因此对老年人的养生保健和既病辨治过程中，应牢记老年人的体质特征，平素养生应注意调补其"五脏俱虚"。老年人的心理特点亦有别于青壮年，性格上多偏孤僻保守、易于伤感，因此对老年人心理状况的调整是预防疾病、延缓衰老的重要手段和方法。

小儿的体质特点是"纯阳之体""稚阴稚阳"。前者是指小儿机体的阴阳不足，处于一种蓬勃生长的状态，是以阳生为主要趋势。后者则指小儿机体阴阳均未充足成熟而言。小儿体质因素潜藏着某种病理倾向和对某种病邪的易感性，年龄越小，体质特征越明显，而通过临床观察和调研表明，小儿体质以气虚质、痰湿质、阳虚质为多。如气虚质小儿多形体瘦弱、面色无华、倦怠少动、语声低怯、易自汗出，此型患儿易反复感冒（复感儿）、咳嗽、肺炎、腹泻，病情迁延不愈。对此型患儿增强体质、调和脾胃、补气健脾是治疗该型患儿的基础。临床实践说明只有从体质调理，才能有效地、根本性地防治小儿疾病。

（五）辨男女体质差异

由于在遗传基因、生理功能、物质代谢及形态结构上的差异，导致男女两性对不同病因和疾病的易感性和倾向性。在临床辨治病证或防治疾病时均应考虑到体质的差异，在施方遣药，甚至药物剂量上也要考虑到男女在体质、耐药、对药的敏感度等方面的差异，体现出辨体论治和治疗个体化的特点。

（六）辨地域体质

人类学在研究人种形成机理时，就认为人种的差异与地域环境有着很密切的关系。不同地域具有不同的地理特征，包括地壳的物理性状、地球的化学成分、地产及气候条件等特征。这些特征将影响生活在该地人群的体质，这是古今中外科学家早就认识到的现象。自然科学中即有人类地理学学科。而我们研究体质与地理环境的关系则是为了了解地域差异造成的差异及这种差异的特异性，同时针对这种特异性而采取相应的预防和治疗措施，以提高预防和治疗的特异性和效果。中国地大物博，各地域在环境、气候和饮食习惯等方面有着非常显著的差异，这种生存环境的差异对个体体质状况的影响是深刻的。

总之，通过对不同地域人体质的辨识和了解，从而为临床对疾病的预防和治疗提供更具个体化的预防、治疗措施和治疗法则。这种既强调个体化、又重视人体与自然界天人合一的观念，是中医学独具特色的优势所在。

（七）辨特异体质

所谓特异性体质，一般多指由于先天性和遗传性因素造成的一种具有明显个体差异的病变状态体质，包括先天性、遗传性的生理缺陷，先天性、遗传性疾病，变态反应性疾病，原发性免疫缺陷等。其中变态反应性疾病患者的体质即是特异性体质的一种。非特异性治疗就是不针对发病的特异原因进行的治疗，对过敏病来说，就是不管致敏物而进行的对症治疗。而特异性治疗就是针对此类疾病的致敏物采取的治疗措施。这类治疗针对性强，效果肯定，但必须明确致敏物，常用避免法、脱敏法。

二、辨体论治的科学意义

（一）诊断学上的意义

辨体质把握人的整体状态，为诊断学的首要大法。《素问·经脉别论》说："诊病之道，观人勇怯骨肉皮肤，能知其情，以为诊法也。"指出诊病最重要的理论是观察人体强弱、骨肉和皮肤形态，从而了解病情是诊断上的大法。《素问·疏五过论》说："圣人之治病也……从容人事，以明经道。贵贱贫富，各异品理，问年少长，勇怯之理，审于分部，知病本始。"强调诊病须先明其体质，反之临床不重视体质诊断是重要失误，故《素问·徵四失论》中指出："不适贫富贵贱之居，坐之薄厚，形之寒温，不适饮食之宜，不别人之勇怯，不知比类，足以自乱，不足以自明。"反复告诫、警示医生必须全面了解病人的社会、生活、精神、体质状态，若不注意区别体质肥瘦、寒温、强弱，不注意区别劳逸，仅凭诊脉治病就会惑乱不明，产生诊断上的过失。不同体质皆有各自的特征，并可通过寒热燥湿偏胜的表现构成诊断学上的特点。

陆晋笙在《景景室医稿杂存》中说："……是湿热体气，平者无病，太过则病，偏胜亦病。其状面色深黄，润而有光，唇色红紫而不枯燥，舌质红，舌液多，舌苔厚腻而黄，或罩深黑色于上，大便时溏时结，而深黄气臭，小便黄，此其据也。若湿从热化，偏于燥热之体气，其状，面色干苍有光，唇色深红，或紫而燥，舌质深红，扪之糙，舌形瘦，舌涎少，舌苔色深黄而薄，或带红，大便干燥，色深黄气臭，小便短赤，此其据也。若热从湿化，偏于寒湿之体气，其状面色㿠白，或晦黄，唇色淡白，或带淡黑，舌质淡，舌形胖，舌涎多，舌苔薄而润，或罩淡黑色于上，大便溏薄，色淡黄气腥腐，小便清长，此其据也。若燥热而阴损及阳，寒湿而阳损及阴，则变为寒燥体气，其状面色痿白而发干，唇色淡白而枯燥，舌质淡，扪之涩，舌形瘦，舌涎少，舌苔薄白而不润，大便干结而色淡，气不臭，小便清而短少，此其据也。惟其偏胜之能成病也，故必燥湿得中而为润，寒热得中而为温，斯为无病。医家必须于此四种体气，先为辨别。"

这里所称的"体气"即体质，陆氏认为，人的体质有湿热、燥热、寒湿、寒燥 4 种。这四种体质的人，平者无病，太过、偏胜则能成病，发病后其症状与体征表现也自不同。病理上有湿从热化、热从湿化、阴损及阳、阳损及阴等变化。一般阳盛多病燥，阴盛善病湿；阳盛者，多湿从热化，阴盛者，多热从湿化。体质诊断，就是从复杂的体质现象中，从人的形态结构、功能反应状态、心理特点等方面结合寒热偏胜的表现进行综合分析归纳，把握人体强弱、阴阳等特性，获得整体认识，拓展了以四诊、八纲为主的诊断学内容。

（二）病因学上的意义

重视禀赋体质可拓宽中医病因学的内容，深化对疾病防治的认识。不同个体的体质特征分别具有各自不同的遗传背景，这种由遗传背景决定的体质差异，是作为个体体质特征相对稳定性的一个重要条件。同时，它与体质的的强弱、许多特定疾病的产生有着密切的关系，既往中医教材在病因学上多强调外感病因为六淫、疠气，内伤病因为七情、劳逸过度、饮食失宜，其他病因为外伤、虫兽伤、寄生虫等，对先天禀赋体质因素较少论及。任继学教授对辨禀赋体质的重要性有专门论述，《任继学经验集》中指出：禀赋之基源于先天，"二五之精，妙合而凝"（《周子全书》）之中，因此肾中真精是根，命火是宅，肝是生化之司，脾是生化之母，肺是生化之源，故禀赋内植"其精甚真，其中有信"（《道德真经广圣义》）和阴阳水火生克之调，"水火木金土之序"以及五行生克即易中消息（《周易三极图贯》）之能，可知禀赋是生命在时间上和空间上形成调控→排序→编码→信息→表达，而表达于内外者即是象，象是宏观与微观皆可见的，如气血、脏腑、津液等。但禀赋在生成过程中与父母先天后天体质强弱有关。盖父母之躯阴阳和、水火平、气血匀、营卫调、津液畅、脏腑安、经络达、皮毛固、筋骨坚，生育其子女则禀赋壮，内外邪毒难犯，故疾病不生，而生长壮老已过程也是常态。与此上述相反者，则呈现出"禀赋本簿"（《景岳全书》）、"禀赋素怯"（《痰火点雪》）、"人之禀赋不同，而受视亦异"。《理虚元鉴》云："因先天者，指受气之初，父母或年已衰老，或乘劳入房，或病后入房，或妊娠失调，或色欲过度，此皆精血不旺，致令所生之子夭弱，故有生来而或肾或肝心或脾肺，其根底处先有亏，则至二十左右，易成怯，然其机兆，必有先现，或幼多惊风，骨软行迟，稍长读书不能出声，或作字动辄手振，或喉中痰多，或胸中气滞，或头摇目瞬，此皆先天不足之征。"由此可知因禀赋强弱不同，受病亦异。

对遗传性疾病、过敏性疾病等将拓展新的认识。《医学遗传学》对健康与疾病的定义是，所谓健康（health），即人体遗传结构控制的代谢方式与人体的周围环境保持平衡。遗传结构的缺陷或周围环境的显著改变都能打破这种平衡，这就意味着疾病（disease，disorder，illness）。截止1998年列入人类基因和遗传病目录的已达8587位点条目。因此，面对这样庞大的领域必须从体质遗传角度寻求新的认知。

我曾撰文论述过敏体质概念及其干预机理研究，从病因学上阐明该种体质类型与花粉病等特定的发病关系，并从中药干预、调整其体质入手，使获治愈。有关研究表明，过敏体质是导致变态反应的内在溯因，与父母的遗传密切相关。近年来变态反应学术界亦考虑采用非特异的手段以达到改变病人过敏体质的问题。如考虑以扶正培本、益气补肾法治疗支气管哮喘，以活血化瘀法治疗新生儿溶血，以中药"过敏煎"来控制实验性过敏性休克等。干祖望曾在《耳鼻喉科医案选粹》中提出"异禀过敏"易对花粉及青霉素过敏，并提出用截敏汤（茜草、紫草、旱莲草、豨莶草、蝉蜕、徐长卿、地龙、乌梅组成）治疗鼻鼽，用脱敏歙肺法，用于禀质特异、异气刺激咽喉引动的肺气上逆。

（三）病机学上的意义

1. 体质类型决定对病邪的易感性和病变过程中的倾向性

《灵枢·五变》曰："肉不坚，腠理疏，则善病风"；"粗理而肉不坚者，善病痹"，说明某种体质状态及类型与某种病邪之间有着内在联系。清代吴德汉在《医理辑要·锦囊觉后编》中说："要知易风为病者，表气素虚；易寒为病者，阳气素弱"。表明不同体质特征很大程度上决定着个体对某种病邪的易感性，体现着体质特点。临床上，肥人多中风，瘦人易痨嗽等均证明了这一点。

2. 体质因素参与并影响不同证候与病机的形成

证候类型通常由病邪、病性、病位病势等综合形成，而个体体质可通过参与正邪斗争过程、改变正邪力量对比产生影响。如阳虚体质者易形成虚寒病机，阴虚体质者易形成虚热病机，痰湿体质者易形成精微物质运化失常病机，瘀血体质者易形成气滞、血瘀病机等。此外，感受同样的病邪或在相同的病因作用下，由于体质因素影响可表现为不同的病机和证型。《素问·痹论》在解释感受风寒湿邪而患痹病，即有寒痹、湿痹、热痹等不同，说明患者体质在阴阳盛衰上的差异产生对相应病邪的不同作用。明·沈颐《病机汇论》说："肥人多中，以气盛于外而歉于内也。瘦人亦有中者，以阴气偏虚，而火暴逆也。治肥人之风，以理气治痰为急，治瘦人之风，以养阴清热为先。"

3. 体质特性影响着病程与转归

人体受邪致病之后，疾病的发展、变化、转归常随体质差异呈现不同态势。一是体质偏性与病邪、病性，则二者相互助长，如阳虚体质者感受寒邪或湿邪，阴虚体质者感受热邪或燥邪，与相应病邪之间存在同气相求而加剧病势；二是体质特性与病邪、病性相反，则可抑制病邪，减轻病情，如阳盛体质感受寒邪病轻易愈。邪气入侵人体，则随人的阴阳、寒热、虚实等不同体质而发生性质转化。《医宗金鉴·伤寒心法要诀》云："六淫为病尽伤寒，气同病异岂期然？推其形脏原非一，因从类化故多端。"就是说个体体质的差异，使得病邪或病性"或从寒化，或从热化，或从虚化，或从实化，故多端不齐也"。这一现象和过程称为"从化"。阳虚阴盛的体质，邪气易从阴化寒；阴虚阳盛的体质，邪气易从阳化热。以少阴病为例，素体阳虚者，多为"背恶寒"的附子汤证，而阴虚体质者，则多为"心中烦，不得卧"的黄连阿胶汤证。李炳从疫症的发生与治疗中强调病邪随体质寒化、热化的意义，他在《辨疫琐言》说："乾隆二十二年，岁在丁丑，江苏大疫，沿门阖户，热证固多，寒证亦有。大抵寒热两途，总由其人之秉赋，素禀阳虚，纵染疫邪，亦多从寒化；素禀阳旺，再经邪郁，其热愈胜。仲景阳明篇首一条云：'阳明之为病，胃家实是也。'胃家实，不是病症，指其人素禀阳旺。胃气素实，一经表邪郁遏，而流火就燥，成其为三承气之实证也。"说明在急性热病的诊疗过程中亦当从体质上把握病邪的寒化、热化施治。在疾病恢复期也可见偏阳虚内寒与津少有余热的不同记载。前者则为"大病差后，喜唾，久不了了，胸上有寒，当以丸药温之，宜理中丸"；后者则为"伤寒解后，虚羸少气，气逆欲吐，竹叶石膏汤主之"。可见其寒化、热化，与体质关系密切；三是体质特性与病邪、病性既非同类，又不完全相反，相互结合为病，导致病情缠绵和病程迁延。如王孟英《温热经纬·薛生白湿热病篇》按语说："内湿素盛者，暑邪入之，易于留著，而成湿温病也。"以上说明随着疾病的发展，证候的传变和转归无不受着体质的制约。

（四）治疗学上意义

在治疗中，立法处方要考虑到致病因素和人体的体质状况。既要有效治疗疾病，调整体质之偏，又要尽量避免针药对体质的不良影响，蒲辅周强调："治病不可见病不见人，只重外因（病邪），不重内因（正气），鲜有导致正气伤而邪气不服的。"因此，体质状态是确定治疗原则须首先关注的内容。

1. 治病求本，体质为本，病证为标

体质在疾病的产生、发展、转归中起着重要作用，体质在治疗学上的意义，突出体现在"治病求本"的原则上。张景岳在《景岳全书·卷之四十四·烈集》中说"当识因人因证之辨。盖人者，本也；证者，标也。证随人见，成效所由。故当以人为先，因证次之。"《医门法律》所谓"故凡治病者，在必求于本，或本于阴，或本于阳，知病之由，蘖生而直取之，乃为善治"。说明治本就是探求患者的阴阳动静、失衡的倾向性而治，即

以体质的阴阳偏颇为本。疾病、证候的产生无不系于体质，病证之由在于体，也就是说体质为本，病证为标。从某种意义上说，治本即是"治体"。

历代医家都十分强调辨体论治与临床疗效有着直接关系。徐灵胎在《医学源流论·病同人异论》中指出："天下有同此一病，治此则效，治彼则不效，且不惟无效，而反有大害者，何也？则以病同而人异也。夫七情、六淫之感不殊，而受感之人各殊，或气体有强弱，质性有阴阳，生长有南北，性情有刚柔，筋骨有坚脆，肢体有劳逸，年力有老少，奉养有膏粱藜藿之殊，心境有忧劳和乐之别，更加天时有寒暖之不同，受病有深浅之各异，一概施治，则病情虽中，而于人之气体，迥乎相反，则利害亦相反矣。故医者必细审其人之种种不同，而后轻重、缓急、大小、先后之法，因之而定。《内经》言之极详，既针灸及外科之治法尽然。故凡治病者，皆当如是审察也。"

江苏孟河名医费绳甫先生在临床中亦十分强调先辨体后辨病，他在《孟河费绳甫先生医案》中说："然执古方而治今病，常效者少而不效者多者何也……倘欲补偏救弊，而无因时因地因人而制宜之计，自非良法美意也。今人体质多虚，且有毗阴毗阳之别，南北强弱，老少盛衰，膏粱藜藿坚脆之不同，先辨体质而后察病之所在，虚实寒热，详细分别。"浙江名医魏长春则在《仁斋医学笔记》中强调，处方用药必须注意体质的寒热属性：寒体患外感热病，用药切忌过分寒凉，以免外感病热退后阳分受伤；并予以加一二味照顾病者体质的药物，勿使愈后留后遗症。又如阴虚热体患风寒外感时亦然，使用驱除风寒药时，亦不宜过分辛温，适当应用甘温、甘润之剂治疗，并于药后适当服用热薄粥汤，盖被取汗，使风寒之邪从微汗而解；同时，要注意保护津液，在续方中采用甘淡养胃药剂善后。对治疗瘦弱小儿疾病，魏氏认为首先需要详细询问其父母有无隐疾，和其母在妊娠期间身体状态，有无疾病及营养失调，以及乳汁是否充足等影响孩儿发育生长因素的存在；此外，对婴幼儿有无食滞、痰涎等引发疳积等病因须探明，然后对证下药。

由此可见，立法处方充分考虑体质因素，是"治病求本"的具体体现。调节体质，改善体质状况对疾病的治疗起着重要的作用。

2. 体现个体化诊疗思想

辨体论治是指对疾病的防治措施应建立在对个体体质特性辨识的基础上，亦即体质的差异应体现在方剂、药物的选择与剂量上，实施个性化治疗。由于体质差异，不同民族、地域的人对药物的耐受性和反应性不一，因此用药、剂量有差异，药物效应与毒副作用也不同。针刺手法的轻重亦因体质而异。《灵枢·逆顺肥瘦》曰："年质壮大，血气充盈，肤革坚固，因加以邪，刺此者，深而留之，此肥人也"；"瘦人者，皮薄色少，肉廉廉然，薄唇轻言，其血清气滑，易脱于气，易损于血，刺此者，浅而疾之"。明确指出人之肥瘦不同，针刺手法应有区别。

3. 突出体质与相关疾病的治疗思想

辨体论治诊治与体质因素具有明显相关性疾病具有重要意义，如遗传性疾病、代谢性疾病、过敏性疾病、先天性疾病、免疫性疾病、心身疾病等。某些特殊体质类型是相关疾病发生的主要因素，痰湿体质与疾病相关性研究结果，证实了痰湿体质与高脂血症、冠心病、糖尿病、脑卒中的发生相关，辨体论治为这些疾病的诊治提供了新的思路与方法。改善体质对早期预防、提高疗效、降低发病率和死亡率，均有重要意义。又如过敏性疾病的诊治，突破传统的避免过敏原和抑制过敏状态方法，从改善过敏体质这一根本问题着手，带来治疗思路的重大变革。对遗传相关病，从中医体质学角度进行诊治，有助于完善与丰富中医诊疗思路。随着体质与疾病关系的全面研究，以调整体质、恢复健康为中心的体质治疗学将得以发展。

4. 揭示同病异治、异病同治的物质基础

"同病异治"和"异病同治"常常反映在体质的同一性上。当同一种疾病在某一阶段为体质个性所左右时，就会表现为不同的证，采取不同的治法，谓之"同病异治"。如相同的环境、相同的时令，同感风寒而致咳嗽，除具有咳嗽、咯痰、寒热等共同症状外，在阳热偏亢之体，则会出现咳黄黏痰、口渴咽痛、苔薄黄、脉浮数等症状；在阴寒偏盛之体，则会见咳痰清稀、脉浮等症状；而素体脾虚湿困之人，则会见咳痰量多、胸痞肢重等症，此证随体质而化，故有同病异治之法。而糖尿病、高血压、高血脂、冠心病、脑卒中是与肥胖有关的"代谢综合征"，与痰湿体质有内在关联，成为发病的共同基础，这些不同的疾病在某一阶段为体质共性所影响时，就会产生相同的病理变化，表现为相同的证，在治疗上则采用相同的方法进行治疗，谓之"异病同治"。

《魏长春临证经验集》中对同病异治、异病同治关于体质多有详论，魏氏指出："中医治病，以人的体质及受病原因为处方用药要旨，虽所受外感六淫或内伤七情之病成因相同，但病者之体质有阴脏、阳脏和寒热燥湿之不同，生活地区有南北之分，性情有刚柔之别，工作有体力劳动和脑力劳动之异，思想有开达和抑郁之区别，食量有多有少，嗜好亦各有不同。因此，在相同的疾病，治疗方法就出现互异。譬如同为身热，有因受风寒而发热，亦有受风温而发热，以及因受暑湿发热，还有因郁怒火升，因食积、痰积、疲劳、内痛，以及伏气晚发，必须详究病因、体质等施治，切忌见热用凉，当知病名同，病因异，应辨证分治、同病异治。"

张仲景在《金匮要略》对同病异治多有明示，如治胸痹"心下痞气，气结在胸，胸满，胁下逆抢心，枳实薤白桂枝汤主之；人参汤亦主之。"前方通阳开结，泄满降逆，是治疗体实、阳气未虚之气结胸痹；而后方则补中助阳，是舍标治本，治体虚阳衰之气滞

胸痹。前后两方是根据病体虚实而异治。又如病"溢饮者，当发其汗，大青龙汤主之，小青龙汤亦主之。"两青龙汤均治水饮流行归于四肢，汗不出，身体疼重。但前者所治为是阳脏体，其里热；后者所治是阴脏体，其里寒。此是根据不同体质而异治。异病同治，譬如病者卫阳虚，容易感冒，咳嗽鼻塞；及脾阳弱，容易停食，腹痛泄泻。这两种病，虽一为呼吸系统疾病，一为消化系统疾病，但两者的病体都是由于元阳不足，故能同用保元汤（黄芪、党参、炙甘草、肉桂）温补元阳。卫阳固，腠理密，毛窍开阖自然，抵抗力强，病邪就不易侵袭；脾阳足，运化有力，肠胃自然健康。病症虽然不同，但病者的体质都是比较虚弱，故可异病同治而取效。又如实证，湿火上升，头痛、牙痛、发热；或湿火下注，便闭、溲赤、腹胀作痛。两者虽一上一下，但同属湿火为患，湿热化火，热重温轻，都可用凉膈散表里双解，湿化火降，则两者均能获效。都是在"治病必求其本"的基础上，从病者体质之虚实，决定所采取的治疗方法。

5. 通过体质类型预测疾病发展趋势，及早干预以杜其变

《灵枢·阴阳二十五人》曰："其肥而泽者，血气有余；肥而不泽者，气有余，血不足；瘦而无泽者，气血俱不足。审察其形气有余不足而调之，可以知逆顺矣。"这里指出通过肥、瘦、泽、不泽及形气的有余或不足的体质类型，可以推测疾病的逆顺预后。又如，清代名医叶天士说："如面色㿠白者，须要顾其阳气，湿胜则阳微也，法应清凉，然到十分之六七，即不可过于寒凉，恐成功反弃，何以故耶？湿热一去，阳亦衰微也；面色苍者，须要顾其津液，清凉到十分之六七，往往热减身寒者，不可就云虚寒而投补剂，恐炉烟虽熄，灰中有火也。须细察精详，方少少与之，慎不可直率而往也。"此处说明对面白阳虚之人要顾护阳气，而面苍阴虚之人要顾其津液，在清凉剂的应用上把握分寸，不可太过与不及。

第三节　辨体论治的临床应用

一、辨体论治在治疗中的思考

（一）论体质与治疗

医学是研究探讨人类发病的根源、病理机制、治疗及预防等内容的专业科学。它的对象是人，因此研究人的体质是医学工作者重要的课题。重视人的体质及其差异性，是中医学的一大特色。中医学中有关体质问题的论述，不仅实践性很强，而且蕴藏着丰富的理论知识，是中医理论体系的重要组成部分。

在过去一个相当长的历史时期里，一般多偏重于"病""证""方药"等方面的研究，而关于体质问题尚缺少专门系统的论述，自 1977–1980 年以来，作者与盛增秀对中医体质理论进行若干专门论述，并作为中医理论中一门新学说——《中医体质学说》（江苏科技出版社 1982 年 6 月出版）提出以来，受到中医学术界的普遍重视，在此仅就体质治疗的关系略加论述。

1. 体质与治病求本的关系

体质是指人群中的个体在先天遗传性和后天获得性的基础上形成的结构、功能、代谢、心理状况和性格方面的相对稳定的固有的特殊性。病和证都离不开机体而出现，从某种意义来说，病和证都是以体质为基础并以其为机转的。中医治病，常以患者的体质情况作为立法处方的重要依据。《内经》对此论述颇详，如《素问·三部九候论》说："必先度其形之肥瘦，以调其气之虚实，实则泻之，虚则补之……无问其病，以平为期"。许多针刺、药物的作用往往是通过对体质的调整而获得的。《灵枢·通天》提出：治太阴之人"不之疾泻不能移之"，治少阴之人"必审而调之"，治太阳之人"天脱其阴而泻其阳"，治少阳之人"实阴而虚阳"，治阴阳和平之人则"谨诊其阴阳，视其邪正，安其容仪，审有余不足"。《灵枢·逆顺肥瘦》说："年质壮大，血气充盈，肤革坚固，因加以邪，刺此者，深而留之……广肩腋项，肉薄厚皮而黑色，唇临临然，其血黑以浊，其气涩以迟……刺此者，深而留之，多益其数也……瘦人者，皮薄色少，肉廉廉然，薄唇轻言，其血清气滑，易脱于气，易损于血，刺此者，浅而疾之……婴儿者，其肉脆，血少气弱，刺此者，以毫针，浅刺而疾发针，日再可也"。这就具体提出了体质有异，刺法有别，所以古人对针刺治病，很强调察形气。所谓"凡刺之法，必察其形气"，即针对不同的体质状态，施以相应的处方和手法，"形气不同，处方施治有异"，这关系到治疗之成败。后世医家在《内经》基础上，更有阐明，如朱丹溪《局方发挥》说："血气有浅深，形志有苦乐，肌肤有厚薄，能毒可否，标本有先后，年有老弱，治有五方，令有四时，孰为正治、反治，孰为君臣佐使，合是数者。计较分毫，议方治疗，贵乎适中"。又在《格致余论》中曰："凡人之形，长不及短，大不及小，肥不及瘦，人之色白不及黑，嫩不及苍，薄不及厚，而况肥人湿多，瘦人火多，白者肺气虚，黑者肾气足，形色既殊，脏腑亦异，外证虽同，治法迥别也"。徐灵胎在《医学源流论》中更明确指出："天下有同此一病，而治此则效，治彼则不效，且不唯无效，而反有大害者，何也？则以病同而人异也，夫七情六淫之感不殊，而受感之人各殊，或身体有强弱，质性有阴阳，生长有南北，性情有刚柔，筋骨有坚脆，肢体有劳逸，年龄有老少，奉养有膏粱藜藿之殊，心境有忧劳和乐之别，更天时有寒暖之不同，受病有深浅之各异，一概施治则病情虽中，而于人之体质迥乎相反，则利害亦相反矣"。盖人之虚实寒热各有不齐，所以病虽相同，治当分类，有宜于此而不宜于彼者，应因人而施。

《灵枢·通天》指出少阴、太阴之人体质偏于阴寒，治疗中应忌攻泻，以防血脱气败；少阳、太阳之人体质偏于阳热，治疗宜泻其阳而防脱阴；阴阳和平之人体质亦有不同程度的偏颇或偏于阴或偏于阳，故治疗须审其有余不足补虚泻实，此言治疗因体质类型而异。体质在治疗学上的意义，突出体现在"治病求本"的治疗原则上。所谓"本"，含义极为广泛，《内经》对此有深刻的论述。从某种意义上来说，也包含体质因素。如张景岳说："当识因人因证之辨。盖人者，本也；证者，标也。证随人见，成败所由。故当以人为先，因证次之。若形气本实，则始终皆可治标；若形质原虚，则开手便当顾本"。这里提出一个重要的理论问题就是治"病"与治"体"的关系。许多疾病若仅着眼于某些致病因素而不注意改善体质往往难以获得根本性治疗，从某种意义上说，中药治疗就是通过改善患者的体质状态而实现的。如中医治疗疮疡，非常重视整体情况，不单纯注意局部的病变。若患者病前或病程中体质较虚，即使局部红、肿、热、痛较为明显，治疗上亦应在清热解毒的同时，兼顾正气；若疮疡已溃，排脓较多，患者体质由强转弱，随着矛盾的转化，治疗当侧重扶正固本，以增强体质，促进疮口的愈合。至于某些寒性脓疡，病人体质多虚，治疗上不能只顾局部而妄投清热解毒之剂，须用温补托毒的方法（如阳和汤之类），方能取效。这种正确处理病与人、局部与整体的治疗观点，无疑是十分正确的。

2. 体质是同病异治、异病同治的重要物质基础

实践告诉我们，许多性质不同或相同的疾病，由于机体某些共同的物质基础受到障碍（包括体质异常），表现了共同相似的"证"。表明"证"概括着整体反应状态，它不是某一种或某一个疾病所独有，而是存在于多种疾病的共同规律，具有普遍意义。即使同患一种疾病，由于患病机体体质有异，可出现各种不同的临床类型；即使是不同的致病因子或不同的疾病，由于患者的体质在某些方面有共同点，往往出现相同或类似的病理机转和临床类型。归结起来，说明这样一个问题：疾病的性质和病变过程，往往取决于患病机体的体质特征（当然与病邪的质和量亦密切相关）。从这种意义上来说，体质与"证"关系致密，"证"常随体质为转移，体质是产生"证"的重要物质基础之一，所谓"异病同证"和"同病异证"，在很大程度上是以中医特有的体质学说为依据的。

3. 体质与用药宜忌

由于体质有阴阳偏颇的差异，故对具有不同性味的药物就各有宜忌，如阴虚质宜甘寒、咸寒清润，忌辛香温散、苦寒沉降，饮食又当避辛辣；阳虚质宜益火温补，忌苦寒泻火；气郁质宜调气疏肝，忌燥热滋补；湿热质宜苦辛清泄，忌刚燥温热或甜腻柔润；气虚质宜补气培元，忌耗散克伐；痰湿质宜健脾化痰，忌阴柔滋补；血瘀质宜疏通血气，忌固涩收敛等。《伤寒论》曾指出："淋家"素体阴虚，发汗"必便血"；"疮家"素本津亏，发汗"则痉"；"亡血家"素体血虚，"发汗则寒栗而振"；脾阳素虚，"病人旧微溏"不可服栀子汤；而"诸亡血家"，不可与瓜蒂散峻剂涌吐。这些论述对立方遣药有重要参考意义。

（二）论体质与治则

治则研究是中医治疗学的重要内容，随着该课题的深入，对治则的内涵、治则与治法的关系、治则的文献研究等方面均有论述。本文则从体质与治则的关系进行讨论，以提示人们不仅要从"病"与"证"的角度去认识治则的意义，而且还要以"人"为背景从整体和本质上把握治则，从而使该项研究提高到一个新的水平。

中医治则是在中医理论指导下制定的对保持健康和祛除疾病，恢复健康具有普遍指导意义的防病治病规律，周超凡认为：治则包括治病求本、以平为期、调整阴阳、三因制宜、治未病、同病异治、随证治之等内容。这一论述涵盖了治则与"病""证"的关系，也包括了纠正体质失衡与阴阳偏颇的意义。体质是由先天遗传和后天获得所形成的形态结构，功能活动方面固有的、相对稳定的个体特性，并表现为与心理性格的相关性。体质作为疾病的载体，和最终修复的目的，与治则紧密相联，兹从以下几点加以论述。

1. 体质与治病求本

治病求本的"本"是什么？《医门法律》谓"或本于阴，或本于阳，知病之所由生而直取之，乃为善治"。言明治本即是求其阴阳动静、失衡的倾向性而治，而阴阳偏颇、证候类型无不系乎体质。因此从某种意义上说，治本即是"治体"。这是由于：①体质影响了证的形成，个体体质的特殊性，往往导致机体对某种疾病因素的易感性，具有相似性质的事物间存在一种相互类聚、相互亲合、相互同化、相互融合的现象，古人称之为"同气相求"。特殊体质（病理性体质）与相应病邪之间就存在这种"同气相求"现象，如痰湿型体质易感湿邪，湿聚生痰，易患冠心病、高血压等以痰湿证候为主要表现的疾病。国家自然科学基金痰湿体质课题组的研究表明，痰湿型体质发生冠心病、高血压病的机会明显高于非痰湿型体质（机会比 OR 值分别为 5.75 和 3.4）。②体质制约了证的传变与转归：随着疾病的发展，证也随之变化。但证的变化趋向一般多由体质决定，在与痰湿体质密切相关的冠心病发病过程中，邓铁涛认为发病的早、中期以痰湿证为常见，中、后期则以瘀证为多见。从证的变化来看，由痰湿证传变为瘀证，这是由痰湿体质决定的。叶加农对痰湿体质的血液流变学的研究表明：痰湿体质者存在血液流动性降低、聚集性增高的主要变化，这种变化，既符合中医血瘀的概念，又反应了痰湿的物质存在性。由此可见，冠心病的证候传变是受痰湿体质内在特性制约的。

体质对证传变与转归的制约还表现在它对疾病的"从化"具有内在制约性。由于病理性体质本身包含着某种程度上的阴阳偏颇，这种异常的体质在发病后，就结合着病理变化而明显表现出来。例如同是感受湿邪，阳热之体得之，则湿从热化而为"湿热"，阴寒之体得之，则湿从寒化而为"寒湿"。诚如章虚谷所言："六气之邪，有阴阳不同，其伤人也，又随人身阴阳强弱变化而为病"。

人群体质在时代的更迭中可发生潜在变化，疾病的特征亦随之变异，如刘宏伟研究了 20 世纪 50 至 80 年代慢性肾小球疾病的证候变迁和全国主要地区分布情况，结果提示，脾肾阳虚型明显减少，50 年代大约为 69%，至 80 年代则降至为 14%，而阴虚证却明显增多，至 80 年代达 40% 左右，从而修正了慢性肾小球疾病以阳虚为主的观念。究其阴虚证增多的原因，主要是体质等因素改变所致，结果以滋肾利水方为主治疗该类疾病明显提高疗效。

由上可见，证的产生、类型、传变和转归无不受着体质的内在制约。治病求本，本乎体质。张景岳概括说："当识因人因证之辨。盖人者，本也；证者，标也。证随人见，成效所由。故当以人为先，因证次之。"

2. 体质与三因制宜

（1）体质与因人制宜：因人即是辨体质，体质不同，临床治法也不同。徐灵胎说："天下有同此一病，而治此有效，治彼则不效，且不惟无效，而反有大害者，何也？则以病同而人异也。夫七情六淫之感不殊，而感受之人各殊，或身体有强弱，质性有阴阳，生长有南北，性情有刚柔，筋骨有坚脆，肌体有劳逸……一概施治，则病情虽中，而与人之体质迥乎相反，则利害相反也。"同一感冒病人，阳虚之人宜助阳发汗，阴虚之人则宜滋阴解表，皆需因人而异。

中医体质学说非常重视年龄对体质的影响。《灵枢·营卫生会》云"老壮不同气……壮者之气血盛，其肌肉滑，气道通，营卫之行，不失其常……老者之气血衰，其肌肉枯，气道涩"，表明不同年龄之人，生理和病理特点有所差别，从而形成了体质的变异。如叶加农将调查的 1036 例肥胖人分成青年组、中年组和老年组，发现痰湿型体质的发生与年龄有着非常密切的关系，由青年组到中年组、老年组，痰湿体质发生率明显递增，中年组痰湿体质发生率高于青年组，老年组痰湿体质发生率又高于中年组，均具有非常显著差异（$P<0.001$），说明年龄越大，痰湿体质发生率越高。可以看出：年龄不同，体质状况也不同，提示在治疗学上也要根据不同年龄采取不同治法。小儿"稚阴稚阳"之体，脏腑娇嫩，药宜轻灵，中病即止；人到更年，天癸将竭，肾精亏损，治宜补肾，老年体虚，脏腑衰弱，不任重剂。重视男女体质的差异，也是因人制宜的内容。唐容川在《血

证论·男女异同论》中指出："男子主气，女子主血，男女在形、气、神方面均有许多不同，病证倾向及类型亦有特点，因而治疗上总体有别。一般说来男子用药重，女子用药轻，男体阳旺，慎用辛热，女子阴盛，少用寒凉。"

（2）体质与因地制宜：人们生活在不同的地理环境条件下，受不同水土性质、气候类型、饮食构成、生活方式的影响，形成了各种不同的体质类型。

近来，一些学者运用流行病学方法就体质与地理环境的关系进行了流行病学调研。何裕民调查了陕西延安、浙江义乌、上海和黑龙江四省的 2269 例对象，发现人群的体质构成与不同地理环境有明显关系。叶加农通过对全国 30 个省、市、自治区 1036 例肥胖人的流行病学调研，发现痰湿体质发生率与地理区域有非常显著的相关性（$P<0.001$）。以上研究表明，体质与地理环境有着密切的关系。所谓因地制宜指根据地理环境不同而采取不同治法，诚如《医学阶梯》所云："疗病证者，必先别方土，方土分别，遐迩高卑，而疾之盛衰，人之强弱因之矣……苟方土不明，焉知东南气热可服热药，西北气寒可服寒药，故圣散子东南疫病用之其功更效，西北疫病用之死者接踵。"

徐灵胎在《医学源流论》中亦云"人禀天地之气以生，故其气体随地不同，西北之人，气深而厚，凡受风寒，难以透出，宜用疏利重剂；东南之人，气浮而薄，凡遇风寒，易于疏泄，宜用疏通轻剂……至交广之地，则汗出无度，亡阳尤易，附桂为常用之品"。

（3）体质与因时制宜：中医时间医学认为，人和自然界是统一整体，人的生理、病理活动与自然界时间过程的周期性变动同步。如人生的阴阳消长、气血盛衰及脏腑、经络活动均随昼夜、四季等显现节律性变化。因此，因时制宜不但要考虑到随着年龄的不同，体质状况有变化而应采取不同治法，也要注意在某一年龄时，应根据不同时辰、季节等对不同体质采取不同治法。李震生采用中药治疗 256 例高血压病时，注意分组按不同季节投药比较，发现同样方剂，春夏组疗效高于秋冬组，但阴虚阳亢体质者，却在秋冬疗效更好。李氏的研究提示：阴虚阳亢体质的高血压患者，应秋冬给药，其他体质的高血压患者则应于春夏给药，以达最佳效果。

3. 体质与治未病

"不治已病治未病"是《内经》的一贯思想。具有某种病理性体质之人，未发病时体内即已蕴含一定病理基础，而为隐性的病理性体质，在病邪作用下，机体代偿失调，病理性产物超过一定阈值，便形成相应的证候。《灵枢·百病始生》说："风雨寒热，不得虚，邪不能独伤人。卒然逢疾风暴雨而不病者，盖无虚，故邪不能独伤人，此必因虚邪之风，与其身形，两虚相得，乃客其形。"因此，所谓治未病，一方面要消除病邪对人体的作用，更重要的是要积极改善病理性体质，消除疾病发生的内因。近来一些研究表明，方剂对体质有较好的改善作用。马权利对 54 例早产儿或低体重儿服用真武汤，并注意护理和热量补充，用药后体温、呼吸、心率、精神、食欲良好，肌张力增强，关节活动增多，哭声响亮，无一例得病。而对照组15例中，硬肿病3例，感染2例，黄疸4例，患病率明显高于治疗组。马氏认为通过真武汤的温阳健脾，也改善了早产儿和低体重儿的体质，预防其可能发生的某些病症。我们拟定了用于治疗单纯性肥胖痰湿体质的处方——轻健胶囊，用该药治疗38例单纯肥胖痰湿夹瘀体质者，减肥总有效率73.7%。发现该药有显著的降低血脂、腹脂和皮脂作用（$P<0.05$），可升高载脂蛋白apoAI，降低apoBI，对痰湿体质改善显效率达57.9%。

总之，体质与治则之间有着密切的关系。概括说，治则是治病防病的规律，而体质是疾病发生的内在物质基础，体质与治则以疾病为纽带而紧密的联系。体质，特别是病理性体质的研究，将有助于深化人们对于疾病的认识，从而使治则更有效地用来治病防病，更好地指导临床实践[1]。

二、体质与疾病的相关性研究

中医学认为疾病的发生虽然是一个复杂的过程，但概括起来不外乎病邪作用于人体引发损害和正气抗损害这两个方面的矛盾斗争过程。正邪相搏是疾病从发生、演化到结局的病变过程中最基本、最具普遍意义的病理变化。体质作为个体在生命过程中相对稳定的特殊状态，必然也贯穿于疾病的整个过程，成为制约和影响疾病发生、发展变化的基本要素。

疾病的发生，是疾病的起始阶段，标志着人体从健康状态进入病理状态。致病因素作用于人体是否导致疾病的发生，取决于邪正双方的力量对比。中医发病学认为，正气不足是发病的内在依据，邪气是发病的重要条件，病因在疾病的发生发展过程中虽然有着重要影响，但一般只起诱发、激化、加重疾病等作用，机体正气对疾病的产生发展大多起着主导作用，影响着疾病的性质、转归和预后。

每个个体具有不同的体质特点，其五脏的结构和功能之差异、精气血津液之盈亏、阴阳寒热之偏颇，决定了个体处于不同的功能状态，从而对各种致病因素的反应性、亲和性、耐受性不同。中医有"同气相求"的说法，即不同的体质类型，容易感受相应的邪气，易患某类特定的疾病。体质的差异往往决定着个体对某些病邪的易感性，过敏体质患者往往对风寒、花粉、油漆、鱼腥虾蟹等因素和食物具有易感性；类

---

[1] 王前飞，王前奔，王鸿雁.论体质与治则[J].新中医，1992，12（9）：6-9.

风湿性关节炎患者一般对风寒湿等邪气易感；溃疡性结肠炎的患者常常具有对情志变异的易感体质。痰湿之质易为湿邪所困和膏粱厚味所伤，气虚之质不耐外邪及劳倦所伤，气郁之质易为情志所伤。小儿脏腑娇嫩，形气未充，易感外邪，或为饮食所伤而发病；年高之人，脏气已亏，精血不足，易感外邪发病，易为饮食情志所伤，不耐劳伤。

　　人体受邪致病后，疾病的发展、变化、转归也随体质的差异而呈现出不同的态势，邪气从化、疾病演变将因体质差异而表现出不同的发展趋势。体质因素决定病机的从化。所谓"从化"，即言病情随体质而变化。正如章楠《医门棒喝·六气阴阳论》所说："邪之阴阳，随人身之阴阳而变也。"即六气之邪，有阴阳的不同，其伤人也，又随体质阴阳强弱变化而为病。因体质有阴阳、脏腑有强弱，故机体对致病因子有化寒、化热、化湿、化燥等区别。从化的一般规律是：素体阴虚阳亢者，受邪后多从热化；素体阳虚阴盛者，受邪后多从寒化；素体阴亏血耗者，易致邪从燥化、热化；素体痰湿偏盛者，受邪后多从湿化、寒化。体质因素往往主导疾病的传变趋势。传变是言疾病的变化和发展趋势，是指病变部位在脏腑经络等之间的传递转移，以及疾病性质的转化和改变。疾病传变与否，虽与邪之盛衰、是否治疗得当有关，但体质因素具有重要作用。不同的体质类型有不同的传变形式。《金匮要略·脏腑经络先后病脉证》以"肝病传脾"为例，在专论杂病的传变规律时，强调肝病传脾的发生条件除了已病脏腑属于邪气实外，应具有受其克侮的未病脏腑气虚的体质基础。事实上，临床的确有"见肝之病，知肝传脾"的一般规律，但因患者体质有别，"脾旺不受邪"的病例也是存在的。另外《伤寒论》所论循经传、越经传、表里传、两感传、直中传以及合病、并病等，无不反映了个体体质对疾病演变规律的重要作用。

　　体质是预测疾病预后凶吉的重要依据。《灵枢·论痛》说："同时而伤，其身多热者易已，多寒者难已。"说明气盛体强病易愈，气衰体弱病难已。《素问·评热病论》对劳风的病理演变规律和预后有"精者三日，中年者五日，不精者七日"的预测。可见了解体质对于推断疾病的预后吉凶具有重要意义。疾病的预后有善恶之分，演变有好转和加重两种不同倾向，这虽然与感邪轻重、治疗得当及时有关，在相当程度上是由体质因素决定的。温病的传变，从卫气营血层面上来看，其一般规律是"卫之后方言气，营之后方言血"；从上中下三焦部位而言，其一般规律为"始上焦，传中焦，终下焦"。由于体质包含着潜在的发病倾向性，因而疾病的传变往往不是一成不变的，而是顺应正邪斗争的矛盾结果。个体的体质有着千差万别的不同，病情的发展也因此复杂多样。在临床既病防变的过程中，必须首先掌握病人的体质特征。

　　综上所述，体质因素贯穿于疾病的整个过程，是制约和影响疾病发生发展变化的基本要素。体质反映了个体自我调节、适应环境、抗病祛邪和康复自愈等能力，与正气密切相关。病邪的性质和特点各有不同，分别具有不同的阴阳寒热偏性和致病性，个体五脏的结构和功能之差异、精气血津液之盈亏、阴阳寒热之偏倾，决定了个体处于不同的功能状态，从而对各种致病因素的反应性不同。故体质因素决定着个体对某些病邪的易感性、耐受性和发病的倾向性；体质的强弱决定着发病与否及发病后的情况；特禀质影响着先天性疾病和遗传性疾病的发生及过敏性反应。证候的从化规律、寒热虚实性质是病情随体质而变化的结果，疾病的传变、预后吉凶一定程度上是体质状况的反映。

我们的科研团队经数十年较为系统、递进、深入和不间断的研究和探索，对不同体质类型与相关疾病的内在联系、对特异性体质的生物遗传学特征等方面做了大量的积极地探索，取得了很多非常有意义的数据和成果。如钱彦方进行了"轻健胶囊改善单纯性肥胖痰湿体质疗效观察"的研究；叶加农通过对 1036 例肥胖人痰湿体质的群体调研最后总结出了"肥胖人痰湿型体质判断标准的规范化研究"；骆斌通过对 265 例肥胖痰湿体质的冠心病人的流行病学调研和临床研究来探讨肥胖痰湿体质和冠心病的相关性，研究课题是："肥胖人痰湿体质与冠心病相关性研究"；苏庆民则侧重于研究肥胖痰湿体质的血生化特征，研究方向是："肥胖人痰湿型体质血脂、血糖、胰岛素及红细胞 Na^+-K^+-ATP 酶活性的检测"；刘艳骄侧重于肥胖痰湿体质与代谢性疾病的相关性研究，研究方向是："肥胖人痰湿体质与糖尿病相关性研究"；高京宏的研究方向是："痰湿体质机制及基因表达谱研究"；王睿林的研究方向是："气虚体质者外周血基因表达谱特征的初步研究"；姚实林的研究方向是："阳虚质理论及其外周血基因表达谱研究"；任小娟的研究方向是："中医阴虚体质的理论与实验研究"；王东坡的研究方向是："痰湿体质及其基因表达特征研究"；王睿林的研究方向是："过敏体质理论及其外周血基因表达谱研究"；任小娟的研究方向是："血瘀体质理论及其外周血基因表达谱的研究"；袁卓珺的研究方向是："阳虚体质、阴虚体质与脾胃虚寒证、胃阴亏虚证的代谢组学比较研究"；闫雪的研究方向是："平和、阳虚、阴虚和痰湿体质夜间睡眠生理参数的比较研究"等。通过以上这些较为系统的研究和探索我们对一些常见偏颇体质的生物遗传学特征有了初步的认识和了解，对一些偏颇体质与疾病的相关性也有了较为深刻的认识。以下举例说明和报告特异性体质与疾病相关性方面的研究。

（一）肥胖人痰湿体质与糖尿病相关研究

根据国家自然科学基金资助项目"肥胖人痰湿体质基础研究"的要求，我们于 1990 年 5 月～1992 年 2 月，采用临床流行病学的方法，先后调查了 370 例糖尿病肥胖人的中医体质状况以及与疾病的相应性，并通过电子计算机对其进行了统计处理分析，现将结果报告如下。

1. 调研对象

选择肥胖人糖尿病（非胰岛素依赖型）病人。肥胖人糖尿病的诊断标准，参考1982年世界卫生组织糖尿病专家委员会所制定的标准。肥胖的诊断标准参考首届全国中西医结合肥胖病学术会议所订的标准，即超过标准体重的20%，标准体重（kg）＝［身高（cm）–100］×0.9，并以体重指数（BMI）＝体重（kg）÷身高（m²）来区分肥胖度，当24<BMI<26时为轻度肥胖，26<BMI<28为中度肥胖，28<BMI为重度肥胖。共调查370例，其中男性159例，女性211例。年龄分布：<30岁8例，31～40岁81例，41～50岁71例，51～60岁103例，61～70岁81例，71岁以上26例。职业分布：工人153例，农民12例，干部153例，职员21例，科技人员3例，其他5例，无业23例。民族：汉族359例，少数民族11例。涉及省份北京141例，吉林3例，四川25例，河北109例，山东25例，山西21例，河南5例，辽宁14例，天津21例，余为其他省市及解放军部队。

2. 方法

（1）调查表的内容

①一般资料姓名、性别、年龄、婚姻、职业、民族、籍贯、工作单位、住址、血型、文化程度、身高、体重、肥胖体型、发胖时间、体型改变因素，饮食习惯，家族肥胖史，疾病因素，生育情况，肥胖治疗情况，体温、脉搏、呼吸、血压。

②体质问卷共有4个观察项目，分4个层：痰湿观察项目，气虚观察项目，瘀血观察项目，阳虚观察项目。

③性格问卷采用艾森克性格问卷简表，采用问答的形式，以"是"或"否"评分，最后确定个性特征和性格倾向。

④理化检查包括超声波、血脂、血液流变学检查、甲皱微循环、血糖、胰岛素、糖化血红蛋白、尿17-羟、尿17-酮、T_3、T_4等。

⑤相关疾病发生情况包括发病时症状，临床表现，中、西医诊断，治则治法，基本方药。

（2）判断标准 见表4-1、表4-2，积分>9分者定为痰湿型体质。

表 4–1　湿型体质标准

症状	分值	症状	分值
苔白腻	5分		
脉滑	4分	舌胖	4分
身重不爽	3分	胸闷	3分
腹部肥满松软	2分	目窠微肿	2分
下肢浮肿	2分	困倦	2分
痰多稀白	1分	痰多黏白	1分
口黏	1分	面色淡黄	1分

表 4–2　痰湿体质兼夹类型评分

兼夹体质类型	症状	分值
兼气虚证 >5分	面色㿠白	4分
	易感冒	1分
	易出汗	1分
兼瘀血证 >6分	舌淡紫暗	4分
	舌瘀点	3分
	皮肤暗滞	2分
	唇淡紫	2分
	面色晦滞	2分
	目下暗滞	1分
	舌下静脉曲张	1分
兼阳虚证 >6分	腰膝酸软	4分
	疲乏气短	2分
	身寒肢冷	2分
	舌体胖大	2分
	尿频	2分
	阳痿或性欲低下	1分

3. 统计学处理方法

采用国际通用最新版 SPSS/PC+ 数理统计软件包，通过电子计算机对调研资料进行统计学处理。

4. 结果

将上述各因素数量化并输入电子计算机后，依照本课题组所制定的标准，对有关体质指标进行加分赋权，找出符合痰湿体质诊断标准大于 9 分的病人。结果 370 例中，痰湿体质 244 例，占 65.94%；非痰湿体质 126 例，占 34.06%，平均肥胖年为 28.19 年。370 例中符合肥胖标准者 326 人，占 88.11%；非肥胖为 44 人，占 11.89%。肥胖人中全身肥胖 200 人，占 61.35%；腹型肥胖 118 人，占 36.20%；臀型肥胖 6 人，占 1.84%；四肢肥胖 2 人，占 0.61%。370 例中，A 型血 72 人，占 19.46%；B 型血 146 人，占 39.45%；AB 型血 32 人，占 8.65%；O 型血 120 人，占 32.43%。

（1）糖尿病肥胖人痰湿型体质调研结果分析

①总体痰湿体质的发生率为 65.95%，非痰湿体质的发生率为 34.05%。肥胖人痰湿体质的发生率为 88.93%，非痰湿体质的发生率为 11.07%。

②机会比：OR=ad/bc=1.2535

③ X^2 检验：$x^2 = 11.3554$，$v = 1$，$P<0.005$

④ OR 值的 95% 可信区间 = 1.2535±1.020

⑤病因学分析

痰湿体质 EF ＝（OR–1）/OR=0.2022

总体　EF 总 ＝（a/a+c）（OR-1/OR）＝ 0.1875

结果提示：①在 NIDDM 中，肥胖人痰湿体质所占比例大于非痰湿体质所占的比例。②肥胖人发生痰湿体质的机会比为 1.2535，差异具有显著性（$P<0.005$）。③在调研组（病例组），肥胖人痰湿体质的产生，20.22% 的痰湿体质与肥胖有关。④在全部肥胖人发生痰湿体质的总例数中，18.75% 痰湿体质的产生与肥胖有关。以上强度指标说明肥胖人糖尿病患者的体质特点以痰湿型体质较多。

（2）糖尿病肥胖人痰湿体质年龄分布与职业的关系。生命特征，胸、腹、臀围比较，体型与发胖时间，程度关系，体型改变因素，饮食因素，家族遗传，兼夹情况统计见表 4-3 ~ 表 4-14。

表 4-3　糖尿病肥胖人痰湿体质的年龄分布

项目													
年龄	25	30	35	40	45	50	55	60	65	70	75	80	85	90
例数	1	4	7	16	27	39	59	41	36	7	2	1	2	0

由表 4-3 可以看出，糖尿病肥胖人痰湿体质的发生主要集中在 45 ~ 65 岁这个年龄段，而以 55 岁年龄组人数最多，说明在 NIDDM 中，肥胖人发生糖尿病的年龄，主要集中在中年，因此，在中年以前，就应对肥胖人应用中药来改善体质，这对防治糖尿病具有积极意义。

表 4-4　糖尿病肥胖人痰湿体质与职业的关系

职业	痰湿体质	百分比（%）	非痰湿体质	百分比（%）	合计
工人	91	41.93	42	38.53	133
农民	4	1.82	6	5.46	10
干部	98	45.16	44	40.36	142
职员	10	4.50	32	30.42	42
科技	3	1.36	3	2.73	6
其他	2	0.91	0	0	2
无业	9	3.59	11	10.01	20
合计	217	100	109	100	326

由表 4-4 可以看出，痰湿体质主要集中在工人、干部之中，分别占 41.93% 和 45.16%，说明职业对决定痰湿体质的形成有些影响，而主要与肥胖有关。但还需进一步扩大调查样本，以便进一步加以证实。

表 4-5　糖尿病肥胖人痰湿体质与非痰湿体质的生命体征比较

生命体征	痰湿体质 （n=217）	非痰湿体质 （n=109）	P 值
T（℃）	36.53±0.42	36.18±3.35	>0.05
P（次/分）	81.16±8.62	81.37±8.63	>0.05
R（次/分）	18.92±1.64	19.56±7.8	>0.05
BP1（kPa）	19.10±8.53	18.51±4.07	>0.05
BP2（kPa）	11.99±5.68	11.17±1.95	>0.05

注：仅为肥胖人间的对比

表 4-5 提示：NIDDM 肥胖人痰湿体质与非痰湿体质在体温、脉搏、呼吸、血压方面的差别均无显著性意义（$P>0.05$）。这是因为只选择肥胖人作研究对象的缘故。

表 4-6　糖尿病肥胖人痰湿体质与非痰湿体质的胸、腹、臀围比较（$\overline{X}±SX$）

名称	痰湿体质 （n=217）	非痰湿体质 （n=109）	P 值
胸围（cm）	90.09±13.11	90.06±10.31	>0.05
腹围（cm）	103.33±14.94	100.62±12.43	>0.05
臀围（cm）	101.33±14.10	107.87±85.84	>0.05
腹/臀围比	1.016±0.081	0.997±0.112	>0.05

表 4-6 提示：

① NIDDM 肥胖人痰湿体质与非痰湿体质在胸围、腹围、臀围方面差异无显著性（$P>0.05$）。这是因为两种类型的人均是肥胖人之故。

② NIDDM 肥胖人痰湿体质与非痰湿体质在腹／臀围比方面差异无显著性（$P>0.05$），但总的比值仍大于 1，这与国外对体型与糖尿病关系的论述基本一致。相对地提示肥胖人痰湿体质患糖尿病的机会比非痰湿体质之人更多。

表 4-7　糖尿病肥胖人痰湿体质的体型特点

体型	痰湿体质	百分比（%）	非痰湿体质	百分比（%）	合计
全身型	135	67.5	65	32.5	200
腹型	78	66.10	40	33.90	118
臀型	3	50	3	50	6
四肢型	1	50	1	50	2
合计	217		109		326

表 4-7 提示：

①在 NIDDM 肥胖人的体型特点上，痰湿体质占全身型肥胖的 67.5%，非痰湿体质占 32.5%。

②在 NIDDM 肥胖人的体型特点上，痰湿体质占腹型肥胖人的 66.10%，非痰湿体质占 33.90%。

③在 NIDDM 肥胖人的体型特点上，痰湿体质占臀型肥胖、四肢型肥胖的 50%，与非痰湿体质相同，还有待进一步研究。

④ NIDDM 肥胖人痰湿体质的体型特点以全身型和腹型为主，与非痰湿比较差异具有显著性意义（$\chi^2 = 14.12$，$v = 3$，$P<0.005$）。

表 4-8　糖尿病肥胖人痰湿体质的形成与发胖时间的关系

发胖时间	痰湿体质	百分比（%）	非痰湿体质	百分比（%）	合计
<5 年	30	68.18	14	31.82	44
5～10 年	35	70.00	20	30	55
10～15 年	66	68.75	30	31.25	96
15～20 年	34	69.39	15	30.61	49
20 年以上	52	63.41	30	36.59	82
合计	217	100	109	100	326

表 4-8 提示：

①肥胖人痰湿体质的形成在 5～10 年阶段出现率最高（70%）。所有痰湿体质的人中

以肥胖 10~15 年最多（30.41%）。

②发生肥胖的时间各年龄组之间差别有显著性意义（ $\chi^2=12.45$ ，v=40.005，*P*<0.001 ）。

表 4-9　糖尿病肥胖人痰湿体质与发胖程度的关系

肥胖度	痰湿体质	百分比（%）	非痰湿体质	百分比（%）	合计
轻度	36	58.06	24	41.94	62
中度	71	60.68	46	39.32	117
重度	110	74.83	37	25.17	147
合计	217		109		326

注：肥胖程度标准当 24<BMI<26 时为轻度肥胖，26<BMI<28 为中度肥胖，28<BMI 为重度肥胖。

表 4-9 提示：

NIDDM 肥胖人痰湿体质的发生与肥胖程度成正比，随着肥胖度的增加而增加，而非痰湿体质则随着肥胖度的增加而降低（ χ^2=13.82，v=2，*P*<0.005 ）。

表 4-10　糖尿病肥胖人痰湿体质的体型改变因素

体型因素改变	痰湿体质（n=217）	百分比（%）	非痰湿体质（n=109）	百分比（%）
多食	160	73.73	76	69.72
营养好	185	85.25	94	86.24
活动少	141	64.98	77	70.64
产后	37	17.05	27	24.77
术后	5	2.30	2	1.83
药物	13	6.00	5	4.59
特殊环境	13	6.00	3	2.75
其他	2	0.90	2	1.83
合计		100		100

表 4-10 提示：在 217 例痰湿体质中，其体型改变因素，73.73% 的人与多食有关，85.26% 人与营养过剩有关，64.98% 的人与活动少有关。非痰湿体质 109 人中，69.72% 的人与多食有关，86.24% 的人与营养过剩有关，70.64% 的人与活动少有关，所以多食，营养过剩，活动少是导致肥胖人体型改变的重要危险因子。

表 4-11　糖尿病肥胖人痰湿体质形成与饮食因素的关系

饮食因素	痰湿体质（n=217）	百分比（%）	非痰湿体质（n=109）	百分比（%）
甜食	147	67.74	60	55.05
易饥	142	65.43	55	50.46
过饱	107	49.31	36	33.03
零食	44	20.28	30	27.52
嗜酒	44	20.28	28	25.69
生冷	133	61.29	23	21.10
过咸	21	9.68	76	69.72
炙烤	154	70.97	67	61.47
浓茶	61	28.11	30	27.52
牛奶	65	29.95	31	28.44
奶粉	57	26.27	23	21.10
其他	2	0.92	1	0.92

表 4-11 提示：形成肥胖人痰湿体质的饮食因素中，67.74％的人与进甜食有关；65.43％的人与易饥有关。61.29％的人与食生冷有关，70.97％与过食炙烤食物有关。而非痰湿体质中 55.05％的人与过食甜食有关；50.46％的人与易饥有关；69.72％的人与食物过咸有关；61.47％的与食炙烤之物有关。就糖尿病肥胖人来说，导致肥胖和糖尿病的饮食因素以过食甜食、易饥、炙烤之物为主。因此，防治糖尿病要注意少食甜食及炙烤之品。

表 4-12　糖尿病肥胖人痰湿体质与家族遗传的关系

遗传	痰湿体质（n=217）	百分比（%）	非痰湿体质（n=109）	百分比（%）
祖父	1	5.99	6	5.50
祖母	15	6.91	11	10.09
父亲	47	21.66	21	19.27
母亲	68	31.34	37	33.94
兄弟	19	8.76	16	14.68
姐妹	23	10.60	18	16.51
子女	31	14.28	13	11.93

表 4-12 提示：肥胖人痰湿体质的肥胖，31.34％人的肥胖与母亲遗传有关；21.66％人的肥胖与父亲遗传有关，不论痰湿体质之人或非痰湿体质之人的肥胖多与母亲和父亲的遗传有关。

表 4-13 糖尿病肥胖人痰湿体质的兼夹情况

兼夹证候	痰湿体质（n=217）	百分比（%）	非痰湿体质（n=109）	百分比（%）
兼气虚	8	3.69	2	1.83
兼血瘀	10	4.61	1	0.92
兼阳虚	133	61.29	41	37.61
不兼证	66	30.41	65	59.63
合计	217	100	109	100

表 4-13 提示：糖尿病肥胖人痰湿体质 217 人中有 61.29% 的人兼阳虚；3.69% 的人兼气虚；4.61% 的人兼血瘀，可见糖尿病肥胖人痰湿体质的常见兼夹证是阳虚证。

5. 总结与讨论

统计结果表明：在所有 370 例病人中，痰湿体质的发生率为 64.94%；在所有痰湿体质中，肥胖人痰湿体质的发生率为 98.93%。说明肥胖人多痰湿，痰湿体质是糖尿病肥胖人的主要体质类型。

糖尿病肥胖人发生痰湿体质的主要年龄在 45～65 岁年龄段，而以 55 岁为最多。国内资料研究表明：肥胖人中糖尿病很常见，特别是 40 岁以上的糖尿病人 70%～80% 有肥胖史。有资料表明肥胖人中糖尿病患者 4 倍于非肥胖者。协和医院统计资料提示糖尿病发病年龄在 40 岁以上者，约 2/3 的病人发病前体重超过 10%。我国 11 个省市进行 31 万多人的调查显示，各年龄组中超重者糖尿病患病率均明显高于非肥胖组，前者（28.2%）约为后者（2.6%）的 10 倍。长期观察葡萄糖耐量变化，说明肥胖人早期耐量可高于正常，部分人出现糖尿病。我们调查的结果与上述论点基本吻合。

糖尿病肥胖人痰湿体质与非痰湿体质在生命体征方面无明显变化，其胸围、腹围、臀围、腹围 / 臀围比的差异亦无显著性意义（$P>0.05$）。

从体型资料看，糖尿病肥胖人痰湿体质，全身性肥胖或腹以上肥胖的人，发生糖尿病的机会比较大（$P<0.005$），这与国外的研究资料完全一致。① Vague 认为：肥胖有上半身肥胖和下半身肥胖的分类，前者多见于糖尿病、痛风、动脉硬化等；②美国威斯康星医学院的研究人员发现，脂肪主要在腰以上的超重妇女比那些多余脂肪堆积在臀部或大腿的梨型妇女更有可能得 II 型糖尿病。显微镜下对脂肪细胞的分析说明了这个原因：上身身重的妇女具有填塞极多东西的脂肪细胞（也许由于这些细胞尺寸太大），就只有很少的胰岛素受体来吸收血糖到红细胞里去，同时一旦摄进葡萄糖也难以代谢。而梨型妇女的脂肪细胞大小正常，只是数目过多，因此，她们的脂肪细胞不太可能产生抗胰岛素作用。因本组病例中样本尚不足以说明体型改变与男女患病的差异，故只能做一综合分

析，该问题有待进一步扩大样本数，加以研究。

从肥胖的时间来看，糖尿病肥胖人痰湿体质的形成在肥胖 5～10 年段出现率最高（70%），所有痰湿体质中以肥胖 10～15 年表现最为突出（30.41%）。痰湿体质的发生随肥胖的程度而增加（$P<0.005$）。

导致糖尿病肥胖人痰湿体质改变因素中，73.73%的人与多食有关；85.25%的人与营养过剩有关；64.98%的人与活动过少有关。

饮食因素与糖尿病的发生有着密切的关系。在我们所调查的患糖尿病的痰湿体质之中，67.74%的人与过食糖类有关，这与现代医学的认识是一致的。65.43%的人有易饥症状。过食生冷（61.29%）是刺激人们多食糖的诱因。食炙烤之品（70.97%）人，使人体的外源性饱和脂肪酸增加，加重了肝脏的负担。过多的甘油三酯转换为脂肪，在体内堆积起来，使糖受体相应地减少，血糖升高，抗胰岛素性增加，这与国外情况略有不同。

在糖尿病肥胖人痰湿体质中，21.66%人的肥胖与父亲肥胖有关；31.34%的人的肥胖与母亲肥胖有关，符合遗传学规律。

本组资料亦表明：30.41%肥胖人痰湿体质所患糖尿病只有痰湿体质表现的特有证候；61.29%的肥胖人痰湿体质兼有阳虚证；4.61%的肥胖人痰湿体质兼血瘀证；3.69%的肥胖人痰湿体质兼气虚证。与单纯性肥胖人痰湿体质兼夹证候有所不同[1]。

（二）肥胖人痰湿体质与脑卒中

中风病，包括现代医学的缺血性脑血管病和出血性脑血管病，为临床常见病和多发病。现代研究已证实，肥胖是中风病发生的重要因素之一，研究肥胖人痰湿体质与中风病发生的相互关系，对防治中风病具有重要的临床意义。

《内经》在论述中风病的同时，注意到了肥胖人体质与中风的关系，如《素问·通评虚实论》中就指出："消瘅仆击，偏枯痿厥，气逆发满，甘肥贵人，则膏粱之疾也。"说明肥胖人过食膏粱厚味，损伤脾胃，以致不能运化水谷精微，湿聚生痰，痰郁化热。或夹肝风上扰，或流窜经络而致此病丛生。强调"甘肥贵人"是极其易发的人群。

宋代医学家也比较重视肥胖与中风的关系，宋·王怀隐《太平圣惠方》中就有"凡人体肥有风，肉厚则不得外泄，喜为热目中黄"的记载，并且有了以利湿化痰药物为主的治疗中风的方剂，如竹沥饮子、荆沥饮子、天星散等。

金元时代的许多医家，对中风的病因病机有了进一步的认识和发展，并且注意到肥

---

[1] 刘艳骄，王琦. 肥胖人痰湿体质与糖尿病相关性研究 [J]. 山东中医学院学报，1993，17（2）：34-39.

胖体质对中风病的影响，刘完素在《素问玄机原病式》中说："所谓肥人多中风者，盖人之肥瘦，由血气虚实使之然也……故血实气虚则肥。"表明机体内在功能的紊乱、新陈代谢的不平衡，是产生肥胖的原因所在，机体抵抗力的降低（气虚）和血液黏度的增加（血实）是中风发生的重要病理改变所在。李东垣对肥胖人发生中风的年龄及病变机理做了明确的论证，《医学发明·中风有三》谓："中风者，非外来风邪，乃本气自病也。凡人年逾四旬，气衰者多有此疾，壮岁之际无有也，若肥盛则间有之，亦形盛气衰也。"认为肥胖人形盛气衰者是中风病的易患之人，这在当时来说无疑是一次突破。以痰论治闻名的朱丹溪在《丹溪心法·中风》中开篇即讲"肥白人多湿"，并且说："中风大率主血虚有痰，治痰为先，次养血行血；或属虚、夹火（一作痰）与湿，又须分气虚、血虚。"可以说，朱丹溪是最早论述肥胖人痰湿体质与中风具有相关性的人，并且指出肥胖人痰湿体质之人，在患中风时易夹痰湿、气虚、血虚。他还根据偏瘫部位判断兼夹证候："半身不遂，大率多痰，在左属死血瘀（一作少）血，在右属痰、有热，并气虚。左以四物汤加桃仁、红花、竹沥、姜汁，右以二陈、四君子等汤加竹沥、姜汁。"这种状态的出现与机体本身有极密切的关系，与地域也有一定的关系："东南之人，多是湿土生痰、痰生热，热生风也。"他还注重强调治痰的重要性，实质上是用利湿化痰方药改善体质，体现了中医治病求本的精神："肥人中风口㖞，手足麻大，左右俱作痰治""一人体肥中风，先吐后以药。"此外，他还注意到了肥胖对呼吸功能的影响，认为理顺肺气对治疗中风有积极意义："肥人中者，以其气盛于外而歉于内也，肺为气出入之道，肥者必气急，气急必邪气盛。肺金克木，胆为肝之腑，故痰涎壅盛，所以治必先理气为急。中后气未顺，痰未除，调理之剂，惟当以藿香正气散和星香散煎服。"

元代医家王履进一步论证了肥胖人痰湿体质所患中风，除肥胖及年龄因素外，还与肝气郁结有关。《医经溯洄集·中风辨》中强调："中风者，非外来风邪，乃本气病也，凡人年逾四旬气衰之际，或因忧喜忿怒，伤其气者，多有此疾。壮岁之时无有也，若肥盛则间有之。"又说："情志所伤、肝阳暴动，引动心火，风痰相煽，气血上逆，心神昏冒，遂至卒倒无知"。

明代医家张景岳在《景岳全书·非风》中提出了"中风非风"的观点，认为本病的发生"皆为内伤积损颓败而然，原非外感风寒所致""凡此病者，多以素不能慎，或七情内伤，或酒色过度，先伤五脏之真阴"，其病机是"阴亏于前，而阳损于后；阴陷于下，而阳泛于上，以阴阳相失、精气不交，所以忽而昏愦、卒然仆倒……"这种观点对当时的医家产生了很大的影响。而就肥胖人所患中风来说，张氏则讲："肥人多有非风之证，以肥人多气虚也，何以肥人多气虚？盖人之形体，骨为君也，肉为臣也。肥人者，柔胜于刚，阴胜于阳也。且肉以血成总皆阴类，故肥人多有气虚之证。然肥人多湿多滞，故气道多有不利，若果痰气壅滞，则不得不先为清利，宜于先治痰之法，随宜暂用。若无痰而气脱卒倒者，必宜四君、六君或十全大补汤、大补元煎之类补之"。可见，肥胖人痰湿体质所患中风时，多兼有气虚之证，治疗时要注意补气。除此之外，明代戴思恭的《证治要诀·中风》、孙一奎的《赤水玄珠全集·中风》、张三锡的《医学准绳六要》、吴崑的《医方考》、虞抟的《医学正传》、楼英的《医学纲目》等著作中，都或多或少地论及肥胖体质与中风的关系，选择利湿化痰药治疗中风，丰富了中风治疗学的内容。

清代沈金鳌所著的《杂病源流犀浊·中风源流》，从体质的角度对肥胖人与中风作了阐述："肥人多中风，河间曰：人肥则腠理致密而多郁滞，气血难以通利，故多卒中也。"张石顽在《张氏医通》中，更详细指出了肥人多中风的原因及诱因，"当知中风之人，皆体肥痰盛，外似有馀，中实不足，加以房劳内贼，遂致卒倒昏迷"，并指出其脉象"兼滑多痰湿"。清末医家张聿青在其所著的《张聿青医案·中风》中共收载临床验案 20 例，其中，大多数论及体质的内容。他认为易患中风（包括类中、风痹）的体质特点是"气虚多湿之体"、"体丰于外，气弱于内"之人、"年近古稀、气血亏损"之人、"痰湿素盛"之人、"年高精血亏损"之人，侧重于痰湿体质，且体型多丰，"体丰者多湿多痰"可见，肥胖人痰湿体质具有发生中风的较大倾向性。除此之外，他还论述了体质与中风发病、体质与中风治疗的关系。就肥人中风的治疗问题，喻昌在《医门法律》中提道："中风证多夹痰热，而肥人素有热痰，不论左右，俱作痰治，诚为当矣。"章楠在《医门棒喝》中，对肥中年，胖人痰湿体质易发中风的年龄倾向时提示后人说："如体丰色白……每生痰涎……或未到而得中风之病。"也有人认为，肥胖人痰湿体质的中风是由气虚生痰。清·怀抱齐的《医彻》中就这样写道："中风肥人多见之，而瘦者间有，然肥人多气虚，气虚则生痰。"《柳宝怡医案》中更是直接地明确了"体质"一词，"有人论风病，每以右半属痰，参观体质，近年转觉丰腴，其为气弱痰壅，盖无疑义，以内风易动之体，复加痰火以助其势，窃恐有外中之虞"。作为肥胖人痰湿体质本身来说，它只是一种易发中风的病理基础，真正发生中风则要其他因素存在。《杂病源流犀烛·中风》中说："人至五六十岁，气血就衰，乃有中风之病，少壮无是也。然肥盛之人，或兼平日嗜欲太过，耗其精血，虽甚少壮，无奈形盛气衰，往往亦成中风。"这是嗜欲太过所致。《张聿青医案·中风》中谈及肥胖人痰湿体质患中风的诱发因素有"加以劳顿掣动阳气、致阳气夹痰上升、清旷之区、灵明之府，悉为浊所弥漫"，或"肝风夹痰，中于府络""风火夹痰上旋，乘阳明脉络之虚，抵隙而入，首方言于府络者，即阳明大府之络也"。"气虚夹痰，化风中络"。"肝风夹痰，类中心脾之络也""气虚而痰湿入络""痰湿阻于阳明之络"，且每个症状的产生，均多与痰、湿有关。体丰（肥胖）之人，体内痰湿积聚较多，在内外因的作用下，每易导致中风病的发生。至于肥胖痰湿体质所患中风呈现的脉象，张氏认为是"脉多弦而滑、苔白质腻""脉形弦滑"、夹肝火"脉弦大而数，舌苔白腻"，夹气虚"质胖苔腻，脉左弦右滑"或"左关弦、右滑""脉濡而滑""弦滑少力"；而老年则"脉虚弦、舌光无苔""脉细弦尺涩"，与痰湿体质所患中风有着明显的不同。张氏的观点与现代中医对痰湿体质特征中有"脉滑舌胖苔白腻"的指标基本吻合，而脉弦与肝风内动有着明显的关系。就连以活血化瘀著称的医家王清任对李东垣、朱丹溪有"肥人多痰湿，善病中风"的观点持赞同态度。王清任《医林改错·半身不遂论》即有"李东垣见河间方论有矛盾，又另论曰：'中风者，气虚而风邪中之病，在四旬之后，壮盛稀有，肥白气虚者间亦有之'……朱丹溪见东垣方证不符，又分途立论，'言西北气寒有中风，东南气实，非真中风，皆因气血先虚。湿生痰，痰生热，热生风也'其论专主于痰，湿痰是其本也。"虽其临床善用活血化瘀药，而在治疗脑血管病最佳方通窍活血汤，还是考虑了用干姜的燥湿化痰、麝香的芳香化浊开窍，不能不说对于体质问题王清任亦有所考虑。这并不影响王清任活血化瘀的主体思想。

清代医家的许多著作中都有关于体质的论述，有一些医家一见肥人中风症状就从痰湿入手，如林珮琴《类证治裁》就有"肥人舌本强，作湿痰治"。魏之琇《续名医类案》中就有肥胖人中风的典型病案（包括体型、症状以及利湿化痰方药的选择）。《柳宝怡医案》中记述了6例肥胖人中风的病案，由近人秦伯未先生编著的《清代名医医案精华》中，列举了很多肥人中风的病因病机和证候表现特点。如书中的《王旭高医案精华·中风》中说："体肥多湿，性躁多火，十年前小产血崩血亏则阴亏而火亢。肝风暗动，筋络失养……营卫偏虚遂致风痰扰络。右半肢体麻痹，而为偏废之象。"同书《何书田医案·中风》中有"平素嗜饮、湿痰内滞，清窍被蒙，以至手指无力，舌掉不灵，语言滞钝，脉来弦大而数，此中风之候""素体肥盛，气阴两亏，顽痰夹风，袭于足太阴之络，左偏麻痹之仁……""素体湿痰，痰火生风，不时耳鸣头晕，其原由心营两亏，君火易动，而木火即随而上炎，脉象弦弱，此中风中之怔忡也"。同书《马培之医案精华·中风》也载"肝肾阴亏之质，脾湿下流于络，腰股腿足，筋脉僵硬，不能屈伸，脉来两部滑数……"，并说脉"滑为痰湿"。这些记载对指导后人治疗肥胖人所患中风之证，具有较重要的参考价值。

近代医家张山雷的《中风斠诠》中，进一步强调"肥甘太过，酿痰蕴湿，积热生风，致为暴仆偏枯，猝然而发，如有物使仆者，故仆击而特著其病源，名以膏粱之疾"，确认过食膏粱厚味，痰湿内蕴，最终会导致中风病的发生。

综观历代医家的论述，根据《医方类聚》《古今图书集成医部全录》《中风斠诠》《杂病源流犀烛》《清代名医医案精华》《中风专辑》等所记载或转载的有关中风文献40篇，其中谈及中风与肥胖体质的内容31篇，占全部阅录的72.5%，可见"肥人多痰湿、善病中风"的观点，是历代医家长期临床实践的经验总结，为开展肥胖人痰湿体质与中风病相关性的研究，提供了最重要的理论依据。

现在许多临床医家，在中医体质学说的指导下，开始注意到了肥胖人痰湿体质对中风产生的影响，自觉不自觉地于应用豁痰开窍、活血化瘀、镇肝息风、通腑泄热等方法中，考虑改善体质的重要性，医生们都在告诫患者要改变不合理的饮食结构，减少食盐用量，减少食物中的脂质成分（膏粱厚味），戒烟，禁酗酒，降低肥胖体重，减少中风的诱发因素，对中风辨证论治的深入起到了推动作用。

朱曾柏认为"中医论证和诊治任何疾病，都要注重因人因时制宜的整体观。以中风而言，患者的年龄、形体虚实肥瘦、病情危急的程度，以及平时从事脑力劳动、体力劳动、性情温顺、执拗等，都应全面考虑"。这是中医学证治的特色。对"中风"的辨证施治也是如此。除荣升调查了100例中风患者，其中肥胖者占87%。张伯勋在临床总结的246例中风患者中，肥胖者占43.5%，其中痰湿体质占50.46%。王宝恩在中西医结合治疗中风急症59例的临床研究中，把形体肥胖中风者列为痰湿型，辨为肝阳上亢、痰浊内闭证，用平肝豁痰散治疗（温胆汤化裁而成），对肥胖痰湿中风有较好的疗效。张鹤年认为"痰浊痹阻脉络，是中风的一个重要的病机"。肥人多痰，痰湿郁而生热，热耗津液，渐阻脉络，故对痰证须及时推究痰的来源，标本兼治，是属脾虚生痰，或是水泛为痰，或是痰火内盛，宜分别予以防治，免使津液继续化为痰浊，是预防中风的重要措施。笔者翻阅了23部近几年出版的中医学专著和医案，发现有7部著作中直接提到肥人中风的问题。23部书中，全部记载有利湿化痰方药治疗中风的验案。其中最常用的方剂是涤痰汤、温胆汤、半夏白术天麻汤、二陈汤、指迷茯苓丸等，有些虽没有直接选用利湿化痰方剂，但在益气养血、镇肝息风、活血化瘀方剂中加有利湿化痰的半夏、竹茹、天竺黄、茯苓、胆南星、昆布、海藻等，以此可以预防中风、治疗中风、改善肥胖人的痰湿体质，这是一个不可忽视的重要方面[1]。

（三）肥胖人痰湿体质与冠心病相关性研究

为了解痰湿型体质与冠心病的内在联系，分析冠心病证候类型与痰湿型体质的关系，探讨痰湿型体质易发疾病的倾向和内在规律。我们对肥胖冠心病病人进行了体质类型的临床研究。

1.调查对象

肥胖冠心病病人调查对象，肥胖判定标准参考首届全国中西医结合肥胖病研究学

---

[1] 刘艳骄，王琦.肥胖人痰湿体质与脑卒中 [J].辽宁中医杂志，1993，12（10）：10–13.

术交流会议所定标准，即体重超过标准体重的20%为肥胖。标准体重（kg）＝［身高（cm）－100］×0.9。冠心病诊断标准参照1980年全国内科学会议制定标准，共265例，均为住院病人。男171例，女94例。年龄分布：30~45岁29例，46~55岁81例，56~65岁108例，66~90岁49例。民族：汉族256人，少数民族6人。地区分布：北京60例，河北35例，安徽40例，浙江80例，调查对象职业涉及工人、农民、知识分子、无业者。

2. 方法

（1）调查表的内容

①一般资料：姓名、性别、民族、籍贯、血型、长期生活地、身高、体重、胸围、腹围、臀围、发胖年龄、肥胖体型、体型改变因素、饮食因素、既往病史、家族史、过敏史、血压、呼吸、心率、脉搏。

②体质问卷：共有51个观察项目，分4个层次，即痰湿观察项目、气虚观察项目、瘀血观察项目、肾虚观察项目。

③实验室检查：包括尿17-羟类固醇、血糖、心电图、心阻抗微分图、甲皱微循环、血液流变学、性激素、微循环功能。

④相关疾病情况：包括发病时情况、临床表现、诊断、治则、基本方药。

⑤性格问卷：从艾森克个性问卷中筛选出20个问题，采用问答式以"是"和"否"评分，最后确定个性特征和性格倾向。

（2）痰湿体质判定标准

见表4-14、表4-15。

表4-14　痰湿体质评定标准

表现	评分
苔白腻	5
舌胖	4
脉滑	4
胸闷	3
身重不爽	3
目窠微浮	2
腹部肥满松软	2
困倦	2
下肢浮肿	2
痰多黏白	1
痰多稀白	1
面色淡黄	1
口黏	1

判断标准：积分＞9分即为痰湿型体质。

表 4-15　痰湿体质兼夹类型评分

表现	评分
兼血瘀表现腹有包块压痛	3
口干不欲饮	3
皮肤暗滞或瘀点	2
肢体麻木	2
目下暗滞	2
唇紫滞而厚	1
舌下静脉曲张	1
舌质紫	1
兼气虚表现腹胀	2
气短懒言	1
头昏头痛	1
面色㿠白	1
兼肾虚表现小腹或背凉	3
性欲下降或淡漠	2
头晕耳鸣	1
记忆力差	1
腰膝酸软	1
大便秘结	1
尿频清长	1

3. 统计学处理方法

采用国际通用最新版 SPSS/PS+ 数理统计软件，通过电子计算机对调研资料进行统计学处理。

4. 结果

（1）痰湿体质分布情况

根据本课题组制定的痰湿体质诊断标准所备 13 项表现，对 265 例病人体质状况进行频率分布统计，提出痰湿分布状况，见表 4-16。

表 4-16 痰湿体质分布情况

得分	人数	百分比（%）	累加百分比（%）
0.00	2	0.8	0.8
1.00	8	3.0	3.8
2.00	6	2.3	6.0
3.00	11	4.2	10.2
4.00	15	5.7	15.8
5.00	17	6.4	22.3
6.00	21	7.9	30.2
7.00	12	4.5	34.7
8.00	18	5.8	41.5
9.00	12	4.5	46.0
10.00	14	5.3	51.3
11.00	11	4.2	55.5
12.00	18	6.8	62.3
13.00	18	6.8	69.1
14.00	10	3.8	72.8
15.00	14	5.3	78.1
16.00	10	3.8	81.9
17.00	8	3.0	84.9
18.00	4	1.5	86.4
19.00	3	1.1	87.5
20.00	10	3.8	91.3
21.00	8	3.0	94.3
22.00	5	1.9	96.2
23.00	2	0.8	97.0
24.00	4	1.5	98.5
25.00	1	0.4	98.9
26.00	3	1.1	100.0
合计	265	100.0	

表 4-16 显示：痰湿体质占总例数 58.5%，有 155 人，非痰湿体质者占总例数 41.5%，有 110 人。

（2）瘀血表现分布情况

为了解瘀血表现在所调研者中的分布情况，及痰湿体质兼夹瘀血情况，进行痰湿组与非痰湿组对比分析。见表 4-17。

表 4-17　瘀血表现分布情况

瘀血得分	0	1	2	3	4	5	6	7	8	9	10	11	12	13	14	合计
痰湿组人数	11	9	7	11	6	13	14	11	8	11	6	3	6	1	1	118
积分＜9百分比（%）	4.2	3.4	2.6	4.2	2.3	4.9	5.3	4.2	3.0	4.2	2.3	1.1	2.3	0.4	0.4	44.5
非痰湿组人数	52	21	14	17	11	12	6	6	3	3	1	1				147
积分＞9百分比（%）	19	6	7.9	5.3	6.4	4.2	4.5	2.3	2.3	1.1	1.1	0.4	0.4			55.5
总计　人数	63	30	21	28	17	25	20	17	11	14	7	4	6	1	1	265
百分比（%）	23.8	11.3	7.9	10.6	6.4	9.4	7.5	6.4	4.2	5.3	2.6	1.5	2.3	0.4	0.4	100

注：百分比为该项人数所占 265 例调查总数的百分比例。χ^2=55.88，$P<0.01$。

结果表明：

①在 265 例调查者中，没有瘀血表现的共 63 例，占总数的 23.8%，而有瘀血表现的占 76.2%。可见肥胖冠心病人中，普遍存在有瘀血，其中有明显瘀血表现的占 16.6%（以瘀血积分＞7 为度）。

②痰湿组与非痰湿组兼夹瘀血表现分析表明，痰湿组无瘀血表现仅 11 例，占总人数的 4.2%，非痰湿组无瘀血表现的有 52 例，占总数的 19.6%，有明显瘀血表现的痰湿组有 36 例，非痰湿组仅 8 例。两者比较有显著意义。可见痰湿夹瘀多于非痰湿夹瘀。

（3）冠心病基本病机属本虚标实

本虚则多类之于气虚、阳虚，且肥人亦多由气虚而导致痰湿内生。为了解气虚在冠心病患者中的分布及痰湿兼气虚情况，我们分析了气虚表现在所调研者中的具体分布。见表 4-18。

表 4-18　气虚表现分布情况

气虚得分	0	1	2	3	4	5	合计
痰湿组人数	9	23	19	20	36	11	118
积分＜9百分比（%）	3.4	8.1	7.2	7.5	13.6	4.1	44.5
非痰湿组人数	30	45	32	20	19	1	147
积分＜9百分比（%）	11.3	17.0	12.1	7.5	7.2	0.4	55.5
总计　人数	39	68	51	40	55	12	265
百分比（%）	14.7	25.7	19.2	115.1	20.8	4.5	100

注：百分比为该项人数所占 265 例调查总数的百分比　χ^2=32.54　$P<0.01$

结果表明：

①无气虚表现的有39例，占265例总数的14.7％，而有气虚表现的占85.3％。其中非痰湿组占11.3％，有30例；痰湿组占3.4％，仅有9例，两者比较有显著差别（$P<0.01$）。

②气虚得分＞3分，非痰湿组有20例，占总数的7.5％；痰湿组47例，占总数的17.7％，两者比较有显著差别（$P<0.05$）；随着气虚得分增加，痰湿组较之非痰湿组呈递增趋势，非痰湿组则呈递减趋势。

③统计结果表明，痰湿体质兼夹气虚在程度和比例上明显大于非痰湿组。

（4）肾虚表现分布情况

为了解肾虚在冠心病发病中的影响及肥胖痰湿体质与肾虚的内在联系，我们分析了肾虚表现在肥胖冠心病的分布情况，和在肥胖痰湿体质中非痰湿体质中的不同分布。表4-19。

表4-19　肾虚表现分布情况

	肾虚得分	0	1	2	3	4	5	6	7	8	9	10	合计
	痰湿组人数	7	8	9	14	17	13	15	14	9	9	3	118
积分＜9百分比（％）		2.6	3.0	3.4	5.3	6.4	4.9	5.7	5.3	3.4	3.4	1.1	44.5
	非痰湿组人数	18	39	27	14	13	12	8	5	6	5		147
积分＜9百分比（％）		6.8	14.7	10.2	5.3	4.9	4.5	3.0	1.9	2.3	1.9		55.5
总计	人数	25	47	36	28	30	25	23	19	15	14	3	265
	百分比（％）	9.4	17.7	13.6	10.6	11.3	9.4	8.7	7.2	5.7	5.3	1.1	100

注：百分比是指该项人数占265例调研总数的百分比　$\chi^2=43.56$，$P<0.01$。

结果表明：

①所有被调查的冠心病人中，有肾虚表现的240例，占总数的90.6％，说明冠心病病理形成过程中，肾虚为其重要的致病因素之一，其中痰湿兼夹肾虚与非痰湿兼夹肾虚比较有显著差异（$\chi^2=43.55$，$P<0.01$），说明痰湿组更多兼夹肾虚。

②若肾虚得分＞6分者为明显肾虚表现，共51例，占总数19.2％，其中痰湿体质冠心病人35例，占总数13.2％，非痰湿体质冠心病人11例，占总数6.1％，两者比较有显著差异（$P<0.01$）。

（5）冠心病与年龄、性别等的关系

①在265例调查年龄对象中，肥胖冠心病的分布主要在50～65岁这个年龄段，痰湿体质组的平均年龄为57岁，非痰湿组平均年龄为56岁。两者比较无显著差异。

②在 265 例调查对象中，男性 171 例，占 64.5%，女性 94 例，占 35.5%。可见男性发病率显著高于女性，这是符合临床发病规律的，以痰湿表现＞9 为标准，男性积分＞12，有 83 人，占痰湿体质总人数的 70.3%，积分＜9 有 35 人，占 29.7%。男性肥胖痰湿型冠心病显著高于女性肥胖痰湿型冠心病。但痰湿组男女性别之比与非痰湿组之比两者无显著差异。说明痰湿组与非痰湿组在性别上无显著差异。这可能与我们的调研例数少或由于冠心病的近乎偏态分布有关。

③体重统计结果表明，痰湿组与非痰湿组有显著差异，$\chi^2=2.82$，$P<0.05$。痰湿组平均体重 72.35kg，非痰湿组为 68.47kg，提示体重与痰湿体质发生呈正相关。

④发胖年龄统计结果表明，痰湿组平均发胖年龄为 40.79 岁，非痰湿组为 50.76 岁，两者比较有显著差异（$\chi^2=2.88$，$P<0.01$）。提示痰湿体质发胖时间较长，以中年发胖多见，故此类体质之人，应尽早采取预防措施，防止病势的发展。

⑤肥胖痰湿型体质冠心病个性特征。为了解肥胖人痰湿型体质冠心病人的个性特征及体质与个性心理特征的关系，我们采用艾森克个性问卷对 265 例冠心病人进行了个性倾向和神经质水平的测定。共有 20 个问题，前 10 题测定个性倾向，其中若得在 1～3 分为内向，4～7 分为中间，8～10 分为外向。后 10 题测定情绪稳定型，即神经质水平，得分 1～3 分为稳定，4～7 分为中间型，8～10 分为不稳定性。根据调查对象前 10 题和后 10 题的具体得分，分别作 2 条与坐标垂直的直线，二直线相交处便是所得个性类型。图中 a、b、c、d、e 5 个区域即分属 5 个个性类型。见图 4-1。

神 10	抑郁质		胆汁质
经 9	内向 a 不稳定		外向 b 不稳定
质 8			
水 7		中间型 e	
平 6			
得 5			
分 4	黏液质	多血质	
3	内向 c 稳定	外向 d 稳定	
2			
1			
	1 2 3	4 5 6 7	8 9 10

图 4-1 肥胖痰湿型体质冠心病个性特征

根据个性得分和神经质评分，结果如下：属内向个性，情绪不稳定，抑郁质的有 88 人，占总数 33.2%；属外向个性，情绪不稳定，胆汁质的没有。属内向个性，情绪稳定，黏液质有 56 人，占总数 21.1%；属外向个性，情绪稳定，多血质有 34 人，占

12.8%。属中间个性和神经质的有 64 人，占 24.2%。进行痰湿体质和非痰湿体质在个性和神经质水平上的逐项 T 检验。结果表明痰湿体质和非痰湿体质在个性内向、外向上有差异（χ^2=4.204，$P<0.05$），余未见痰湿体质和非痰湿体质之间有明显差异。

5. 讨论

（1）从统计结果看体质与证候关系

统计结果表明：在 265 例冠心病中有痰湿证候表现的有 155 人，占总人数的 58.5%，有明显瘀血表现的占总人数的 16.6%。这个结果提示痰湿和瘀血是冠心病较为常见的证候表现，说明冠心病病理过程中，痰湿和瘀血是其主要之"标实"，也因此提示我们对冠心病的防治需注意痰湿、瘀血或痰瘀交阻为患。统计结果表明，在 265 例冠心病中有明显气虚表现占总人数 25.3%，有明显肾虚占总人数 19.2%。提示冠心病证候表现中气虚、阳虚也是常见临床证候表现，临床治疗时需注意气虚、阳虚的辨治。证候是体质发病倾向的表现，体质是证候产生的内在规定性和物质基础。由于肥胖人多痰湿体质，痰湿体质又多兼夹瘀血、气虚、阳虚，所以就决定了肥胖人痰湿型体质冠心病患者的证候表现多见痰湿、瘀血、气虚、阳虚。反过来，也因此验证了体质在很大程度上对证候出现的影响，是证候产生的重要物质基础。证候是体质特征和易发病倾向的反映，即"证随人转""病之阴阳，因人而变"。

（2）从统计结果看痰湿体质与冠心病发病及治疗的关系

在冠心病的研究中，多偏重于辨病论治，而忽视了对冠心病患者个体体质的研究。我们通过对 265 例冠心病的体质调研，结果表明具有痰湿体质的病人占 58.5%，体型肥胖者占 78.5%，这些结果提示我们在冠心病的防治中注意对病人体质特征的分析和掌握，更应了解产生这些证候的"内在背景"，方可深得"治病必求于本"的寓意。肥胖痰湿体质者之所以易发冠心病是有其内在病理基础的，我们曾采用血液流变学、甲皱微循环检测手段观察肥胖痰湿体质人生理特点。结果提示，痰湿体质组与正常对照组比较，全血黏度、血浆黏度、红细胞电泳、血沉、血小板聚集率中的 Agg（5）及纤维蛋白原均高于正常对照组，二者间有统计学差异（P 在 0.05 ~ 0.001），反映痰湿体质者血液处于浓、黏、聚、凝的高黏状态，其中全血黏度中的低切率值与血沉，痰湿体质组明显高于正常对照组，二者比较，有非常显著的差异（$P<0.001$）。痰是由津液流动失去常道，凝聚而成的，其性重浊，黏滞，易于壅滞脉道；血浆是组成血液的液体部分，为脉中之津液，血浆黏度增高可引起血液的黏滞性增加，使血液流动缓慢，血管内压力增高。这一血液流变性的异常改变，与中医对痰的理化性质认识是一致的。

可见由于痰湿体质之人，其血液处于"浓、黏、聚、凝"的高凝、高黏状态，这是痰湿体质者内在部分生理特征和物质基础的反应。这种内在特征决定了这种体质类型之人发病的特点及病变的转归、发展。所以不论从中医体质学角度，还是从现代研究角度来看，都提示痰湿体质之人易发冠心病，冠心病临床表现多见痰湿内盛或兼夹痰湿证候。提示我们对冠心病的防治中，应注意患者体质的分析，通过把握体质而了解其病变发展规律，注意化痰祛浊治则在冠心病治疗的运用，改善和纠正患者的痰湿和痰湿兼夹体质，是冠心病行之有效的治本之法。

（3）从统计结果看情志与发病

统计结果表明：肥胖冠心病病人以内向个性、情绪不稳定、抑郁质最多。

中医体质学说认为，体质是特定躯体素质与相关心理素质的综合体，在进行体质分型或人群中个体差异性研究中，应注意到躯体与心理的相关性，特定的个体素质往往表现出特定的心理素质，个体素质状况的改变，会引起心理状态的改变，而心理状态又影响着个体素质的状况，两者之间存在相互影响、相互作用的关系。老年为衰阳，其心理状况自不同于盛阳之中青年，《灵枢·天年》曰："六十岁，心气始衰，苦忧悲，血气懈惰，故好卧。七十岁，脾气虚，皮肤枯……"人至老年，心理衰退是明显的，"苦忧悲"反映了老年人不同程度存在的孤独冷落心理状态。我们统计结果表明，老年冠心病病人其个性、情绪特征以内向个性、不稳定情绪，气质类型以抑郁质为多，这个结论与中医学所谓"六十岁，苦忧悲"的观点是相似的。老人之多忧，多气虚、多阳虚，忧郁易气滞，气血运行不畅，一可致血瘀，二忧郁易致郁火内生，或炼液成痰，或致阴虚火旺，或木旺乘脾，脾失健运，聚湿成痰。而肥胖之人痰湿多盛，若气机郁结不畅，更易致气滞血瘀。气郁痰阻、痰瘀交阻，导致冠心病的发生，故在冠心病防治中，除了详辨其体质，利用药物纠正体质、改善症状外，针对其个体特征、心理特征进行必要的心理疏导和个性、情绪的调整是非常重要的[1]。

（四）中医体质类型与高血压相关性的研究

体质是人体生命过程中在先天禀赋和后天获得基础上形成的形态结构、生理功能和心理状态综合的、相对稳定的固有特质。中医体质学认为，中医体质与疾病具有相关性，近年来不少学者就中医体质类型与冠心病、高血压、糖尿病、高脂血症和脑卒中等多种生活习惯疾病的关系进行了研究，但由于缺乏中医体质分类的标准化测量工具和方法，大规模流行病学调查资料显得不足。我们开发了标准化的中医体质量表，并将其应用于2005年12月~2007年1月进行的9省市的中医体质和健康状况调查，为研究中医体质类型与高血压的关系提供了数据分析基础。本研究的目的是利用这一调查数据，探索中医

---

[1] 王琦，骆斌.肥胖人痰湿体质与冠心病相关性研究［J］江苏中医，1994，16（4）：42-47.

体质类型与原发性高血压的关系，为体质与疾病相关理论提供流行病学调查依据。

1. 资料与方法

（1）临床资料

①数据来源：数据来自 2005 年 12 月至 2007 年 1 月我国 9 省市（江苏、安徽、甘肃、青海、福建、北京、吉林、江西、河南）一般人群中医体质和健康状况调查。共调查 21948 人并建立数据库。

②研究对象：21948 例调查人群中现场测量血压者 9672 例，排除有其他疾病史者 1890 例，以原发性高血压患者和健康者共 7782 例作为本次研究对象。其中，男性 3658 例（47.01%），女性 4124 例（52.99%）；平均年龄（35.23±15.29）岁，最小年龄 15 岁，最大年龄 89 岁；大多数（4582 例）调查对象为已婚，占 58.88%，未婚 2990 例，占 38.42%，其他 210 例，占 2.70%；大专及以上文化程度 3694 例（47.47%），初中和高中文化程度 3564 例（45.80%），小学及以下文化程度 521 例（6.69%）；专业技术人员最多，共 2091 例（26.87%），学生 1949 例（25.04%），单位负责人 570 例（7.32%），办事人员、商业服务人员、工人、农民、军人或无职业者等 3172 例（40.76%）。

（2）研究方法

①调查方法：以横断面现场调查法实施问卷调查。调查对象在具有中医本科以上教育背景的调查员的协助下，自己填写问卷，或者由调查员逐条询问填写问卷。所有调查对象均取得知情同意书。

②调查内容：调查内容包括一般情况、中医体质和健康状况。本研究纳入性别、年龄、婚姻状况、职业和文化程度等一般情况，以及血压和中医体质调查的内容。中医体质调查采用心理测量学评价性能良好的中医体质量表实施。该量表由平和质、气虚质、阳虚质、阴虚质、痰湿质、湿热质、血瘀质、气郁质、特禀质 9 个亚量表构成，共 60 个条目，各亚量表转化分数为 0~100 分。

③诊断标准：中医体质诊断根据中医体质量表的计分方法计算各亚量表的得分，然后利用判别分析法（基于中医体质专家诊断的 542 例典型体质的中医体质量表得分数据）对每个个体的体质类型进行诊断。

高血压诊断采用 1999 年世界卫生组织／国际高血压联盟在高血压治疗指南中制订的新的 18 岁以上者高血压诊断标准与分级，将收缩压≥ 140 mmHg 和（或）舒张压≥ 90 mmHg，或本次血压测量正常，而近 2 周内服用降压药者诊断为高血压病。

（3）统计学方法

根据中医体质量表各亚量表的得分，利用判别分析法对每个个体的体质类型进行判定；采用多元逐步 Logistic 回归分析筛选高血压有意义的主要体质影响因素，以 $\alpha = 0.05$

为入选标准和剔除标准。统计分析使用 SAS Version 8.02 完成。

2. 结果

（1）不同人群高血压的分布特征

7782 例研究人群中，原发性高血压患病人群 1507 例（19.37%），健康人群 6275 例（80.63%）；不同性别、年龄、婚姻状况、文化程度和职业的人群高血压患病率比较，差异均有统计学意义（P=0.000）。不同中医体质类型高血压的患病情况不同，高血压患病率较高的前 5 位体质类型是痰湿质、阳虚质、气虚质、阴虚质、血瘀质。见表 4-20。

表 4-20　不同人群高血压患者的分布特征

Table4-20　Distribution characteristics of different population with hypertension

Variance	High blood pressure [Cases（%）]		P
	Yes	no	
Gender			
Male	832（22.74）	2 826（77.26）	0.000
Female	675（16.37）	3 449（83.63）	
Age			
≥ 15, <25 years	91（3.51）	2 499（96.49）	
≥ 25, <35 years	135（8.36）	1 479（91.64）	
≥ 35, <45 years	290（17.43）	1 374（82.57）	0.000
≥ 45, <55 years	353（37.75）	582（62.25）	
≥ 55, <65 years	309（59.65）	209（40.35）	
≥ 65 years	329（71.37）	132（28.63）	
Marital status			
Single	138（4.62）	2 852（95.38）	
Married	1278（27.89）	3 304（72.11）	0.000
Other type	91（43.33）	119（56.67）	
Educational background			
Primary education	198（38.00）	323（62.00）	
Middle or high school diploma	726（20.37）	2838（79.63）	0.000
College degree	583（15.78）	3 111（84.22）	
Occupation			
Student	70（3.59）	1 879（96.41）	
Professional technical persone	1416（19.89）	1 675（80.11）	0.000
Unit leader	237（41.58）	333（58.42）	
Other type	784（24.72）	2 388（75.28）	
Physical constitution			
normal constitution（平和质）	388（14.64）	2 262（85.36）	
Qi deficiency constitution（气虚质）	225（23.10）	749（76.90）	
Yang deficiency constitution（阳虚质）	170（24.15）	534（75.85）	
Yin deficiency constitution（阴虚质）	158（21.53）	576（78.47）	
Phlegm-dampness constitution（痰湿质）	154（32.56）	319（67.44）	0.000
Damp-heat constitution（湿热质）	95（16.55）	479（83.45）	
Blood stasis constitution（血瘀质）	114（20.47）	443（79.53）	
Qi stagnation constitution（气郁质）	131（17.90）	601（82.10）	
Special constitution（特禀质）	72（18.75）	312（81.25）	

（2）高血压患者中医体质因素的 Logistic 回归分析

为找出原发性高血压患者的主要体质影响因素，以是否患高血压为因变量，中医 9 种体质类型（平和质、气虚质、阳虚质、阴虚质、痰湿质、湿热质、血瘀质、气郁质、特禀质）为自变量（自变量赋值是 =1，否 =0）进行多元逐步 Logistic 回归分析。Logistic 回归分析模型入选了 5 个因素，按影响程度的大小依次为痰湿质、阳虚质、气虚质、阴虚质、血瘀质。控制性别、年龄、婚姻状况、职业和文化程度因素后，应用逐步 Logistic 回归分析，仅痰湿质、阴虚质、气虚质进入模型。见表 4–21。

表 4–21　高血压患者中医体质因素的多元逐步 Logistic 回归分析

Table 4–21　A multiple stepwise Logistic regression analysis of constitution factors of traditional Chinese medicine in hypertensive patients

Logistic model	β	Standard error	Wald chi–square	P	Odds ratio	95% confidence interval
Model 1						
Qi deficiency constitution	0.47	0.09	29.42	0.000	1.60	1.35, 1.90
Yang deficiency constitution	0.53	0.10	29.40	0.000	1.70	1.40, 2.05
Yin deficiency constitution	0.38	0.10	14.68	0.000	1.46	1.20, 2.77
Phlegm–dampness constitution	0.94	0.11	78.52	0.000	2.57	2.09, 3.17
Blood stasis constitution	0.32	0.11	7.79	0.005	1.37	1.10, 1.71
Model 2						
Qi deficiency constitution	0.31	0.10	9.85	0.002	1.37	1.13, 1.66
Yin deficiency constitution	0.51	0.11	19.63	0.000	1.66	1.33, 2.08
Phlegm–dampness constitution	0.69	0.12	32.21	0.000	2.00	1.58, 2.55

（3）不同性别高血压患者中医体质因素的 Logistic 回归分析

以性别分层，对原发性高血压患者中医体质因素进行多元逐步 logistic 回归分析，男性和女性高血压的主要体质影响因素不同。排除年龄、婚姻状况、职业和文化程度等人口学特征的影响，男性高血压的主要体质影响因素是痰湿质和阴虚质。女性高血压的主要体质影响因素是痰湿质、阴虚质和气虚质，其中痰湿质对女性高血压的影响较明显。见表 4–22 和表 4–23。

表 4–22　男性高血压患者中医体质因素的多元逐步 Logistic 回归分析

Table 4–22　A multiple stepwise Logistic regression analysis of constitution factors of traditional Chinese medicine in male hypertensive patients

Logistic model	β	Standard error	Wald chi–square	P	Odds ratio	95% confidence interval
Model 1						
Yang deficiency constitution	0.67	0.15	20.91	0.000	1.95	1.47, 2.60
Phlegm–dampness constitution	0.54	0.13	17.90	0.000	1.72	1.34, 2.21
Blood stasis constitution	0.38	0.18	4.36	0.037	1.47	1.02, 2.10
Model 2						
Yin deficiency constitution	0.47	0.16	8.56	0.003	1.60	1.17, 2.19
Phlegm–dampness constitution	0.48	0.14	11.16	0.000	1.61	1.22, 2.14

表 4–23　女性高血压患者中医体质因素的多元逐步 Logistic 回归分析

Table 4–23　A multiple stepwise logistic regression analysis of constitution factors of traditional Chinese medicine in female hypertensive patients

Logistic model	β	Standard error	Wald chi–square	P	Odds ratio	95% confidence interval
			Model 1			
Qi deficiency constitution	0.85	0.13	42.95	0.000	2.33	1.81, 3.00
Yang deficiency constitution	0.66	0.14	22.48	0.000	1.94	1.47, 2.55
Yin deficiency constitution	0.70	0.15	23.24	0.000	2.01	1.52, 2.68
Phlegm–dampness constitution	1.51	0.19	64.23	0.000	4.53	3.13, 6.55
Blood stasis constitution	0.54	0.15	12.42	0.000	1.71	1.27, 2.31
Qi stagnation constitution	0.34	0.15	4.93	0.026	1.40	1.04, 1.89
			Model 2			
Qi deficiency constitution	0.33	0.14	5.20	0.023	1.39	1.05, 1.84
Yin deficiency constitution	0.44	0.16	7.16	0.008	1.55	1.13, 2.14
Phlegm–dampness constitution	1.03	0.23	20.45	0.000	2.80	1.79, 4.393

3. 讨论

中医体质学认为，中医体质与疾病具有相关性，许多相关疾病发生的"共同土壤"在于其体质基础，体质状态决定发病与否以及发病的倾向性。本研究结果提示，痰湿质、阴虚质和气虚质是高血压的主要体质影响因素，男性和女性高血压的中医体质影响因素不同。

中医学并无高血压的概念，有关高血压的认识多在眩晕、头痛、肝阳、肝风等病名中描述。《素问》中提到"诸风掉眩，皆属于肝"；刘完素认为本病的病因为风火；朱丹溪认为偏于痰，有"无痰不作眩"之说；张景岳则认为"无虚不作眩"。中医学对高血压的病因、病机的认识总体为阴阳失调、痰瘀互结。其临床证型为肝火亢盛、阴虚阳亢、阴阳两虚、痰湿壅盛。体质作为疾病发生的内在因素，对疾病的发生、发展、转归、预后起主导作用。本次调查的高血压病人的体质特点符合高血压病机规律，说明痰湿质、阴虚质、气虚质确实对高血压病存在倾向性和易患性。

痰湿质是由于津液运化失司而痰湿凝聚，以黏滞重浊为主要特征的一种体质状态。通常由于过食肥甘厚味，或嗜冷饮伤及脾阳，或饮酒过度，或忧思劳倦，或久居阴寒之地，以致脾虚健运失职，运化功能受阻而使某些代谢产物在体内积聚。苏庆民等研究表明，痰湿质血胆固醇、甘油三酯、极低密度脂蛋白及血糖、胰岛素含量明显高于非痰湿型体质，而高密度脂蛋白含量和 Na^+–K^+–ATP 酶活性明显低于非痰湿型体质。血脂及胰岛素的异常可能参与损害血管内皮功能，进而加速大动脉粥样硬化的发生，使血管顺应性下降，同时血脂异常也加重了血液黏稠度。Na^+–K^+–ATP 酶活性降低，可能引起水钠潴留而增加血容量，加重高血压的形成。痰湿质高血压患者可能通过血脂及胰岛研究表明，痰湿质高血压患者血压昼夜节律减小明显，血压负荷增大，提示痰湿质高血压患者可能更容易导致靶器官损害。从中医体质学角度分析痰湿的形成有先天因素，可能与基因遗传有关，更重要的是与后天的饮食不节密切相关，如能对痰湿质高血压患者进行早期干预，进行合理的生活指导和饮食控制，有可能延缓高血压病情的发展，防止靶器官损害的发生。

阴虚体质是指由于先天禀赋和后天环境持续影响，在生长和衰老过程中，致精、津、液亏少，形成以阴虚内热为主要特征的一种病理体质状态。其形成主要与先天的肾阴不足有关，也与后天不良的生活方式、饮食失调以致积劳阴伤有关。《灵枢·海论》中记载："脑为髓之海……髓海不足，则脑转耳鸣，胫酸眩冒。"《内经》已经认识到肾精亏虚、肝阳上亢可导致眩晕。正如陈修园所言："究之肾为肝母，肾主藏精，精虚则脑海空虚而头重，故《内经》以肾虚及髓海不足立论也，其言虚者，言其根源，其言实者，言其病象，理本一致"。董昌武等研究发现，高血压阴虚阳亢型患者肾素、血管紧张素以及血清过氧化脂质明显增高，而血浆一氧化氮和心钠素水平却降低，表明阴虚质高血压患者可能通过肾素、血管紧张素、血清过氧化脂质、一氧化氮和心钠素的异常改变来参与高血压的形成和进一步发展。

气虚质是由于元气不足所致的以气息低弱、脏腑功能状态低下为主要特征的一种体质状态，具有语声低怯、气短懒言、肢体容易疲乏、精神不振、易出汗等特点。各种原因引起的肺、脾胃、肾等脏腑功能低下，是气虚体质形成的重要病理基础。《内经》载"年四十而阴气自半也""上气不足，脑为之不满，耳为之苦倾，目为之眩"。认为随着年龄的增长，机体各脏器逐渐出现虚损而呈现气虚征象，从而发为眩晕。《丹溪心法》载："淫欲过度，肾家不能纳气归元，使诸气逆奔于上，此气虚眩晕也。"张景岳明确提出"无虚不作眩"，并进一步说明"眩晕，掉摇惑乱者，总于气虚于上而然"。清代程国彭除总结眩晕的治疗大法外，还着重介绍了以重剂人参、黄芪、附子治疗眩晕的经验，认识到气虚在眩晕发病中的意义。气虚是眩晕（高血压）发病的重要病理基础，气虚体质患者宜早期预防和治疗，防止疾病严重化。

痰湿质对女性高血压的影响更显著。王应鹏等研究发现，高血压患者的血脂水平按年龄、性别及血脂成分表现有多样性，总的表现为女性血脂水平高于男性，痰湿质女性易产生高血压。

痰湿质、阴虚质和气虚质是最容易发生原发性高血压的体质类型。我们在高血压的防治中，应注意患者体质的分析，通过把握体质而了解其病变发展规律，注意化痰祛湿、滋阴降火、益气健脾在高血压治疗中的运用，改善和纠正患者的痰湿、阴虚和气虚体质，是高血压有效的治本之法；同时可以更好地指导未病人群采用合理的调养措施，优化自己的生活方式，从而有效地改善偏颇体质，预防高血压的发生发展[1]。

（五）慢性前列腺炎的辨体论治

慢性前列腺炎是男性生殖系统疾病中最常见的一种，发病率很高，据统计35岁以上男性35%～40%患有本病。在长期的临床实践中，中医对慢性前列腺炎形成了初步系统的认识，进行了相关的理论研究，提出了很多重要的学术观点，指导着中医对慢性前列腺炎的诊治。从古文献中可以发现慢性前列腺炎相对应的中医病名主要归属在淋、浊、精病三大范畴，还有的归属在阳痿、早泄、癃闭当中，并没有统一。一方面由于对慢性前列腺炎病因病机的认识存在分歧，中医病名没有规范化，证候因素的研究没有统一，所以阻碍了中医对慢性前列腺炎的认识。另外一方面由于本病起病隐匿，临床症状复杂且无特异性，甚至仅仅表现为实验室检查结果的异常，使得对慢性前列腺炎无证可辨，给诊治带来了一定的难度。这些都影响着中医对慢性前列腺炎治疗的效果。在临床诊治中，抓住体质因素，从辨体的角度入手，因人施治，体现个体化的治疗思想，为慢性前列腺炎的防治提供一种新思路，在临床实践中也能取得良好的疗效。

1. 体质分型与体病相关

中华中医药学会发布的《中医体质分类与判定》标准中将人的体质分为九种。一种平和、八种偏颇。平和体质为真正意义上的健康状态。八种偏颇体质为阳虚体质、阴虚体质、气虚体质、痰湿体质、湿热体质、血瘀体质、气郁体质、特禀体质。

证是中医特有的名词术语，辨证论治是中医的核心思维。证是疾病的外候。辨证是以人为研究对象的思维过程，其主体指向是人的体质状态，即体质是证发生的背景。在疾病状态下，体质的不同表现为证的不同。张景岳说："当识因人因证之辨。盖人者，本也，证者，标也。证随人见，成败所由。故当以人为先，因证次之。若形气本实，则始终皆可治标；若形质原虚，则开手便当顾本。"可见辨体论治可作为立法处方的重要依据。体病相关论是中医体质学说三个科学问题之一。不同的体质类型具有不同的体质特征，体质的差异决定了对某种疾病的易感性以及发病后疾病的发展、转归及预后的不同。

2. 慢性前列腺炎的辨体论治

辨体论治即以人的体质为认知对象，从体质状态及不同体质分类的特性，把握其健康与疾病的整体要素及个体差异，进而制定治疗原则，选择相应的理、法、方、药，以采取因人制宜的治疗措施。对于慢性前列腺炎的病人，在临证时，根据其体质的不同，加以温

---

[1] 朱燕波, 邓棋卫, 蔡晶, 等. 中医体质类型与高血压的相关性研究 [C]. 咸阳: 全国第七届中医体质学术研讨会文集, 2009: 45-51.

阳、或滋阴、或化痰利湿、或清热化湿、或活血化瘀、或疏肝理气等立法。其中慢性细菌性前列腺炎者，究其病因常由于平素嗜食辛辣膏粱厚味，或烟酒太过，致脾胃运化失常，酿生湿热，湿热下注为病或者性生活不洁，湿毒之邪内侵前列腺而为病，久而久之形成湿热之体。在辨证的基础上顾及体质状态，加用黄柏、车前子、土茯苓等清热利湿之品。

无菌性前列腺炎者前列腺液各种检查、培养未找到细菌，并能排除其他病原体。但患者经常表现为阴囊潮湿或前列腺部位的疼痛，甚或由于病情迁延出现的精神症状。究其原因主要是由于前列腺反复充血，血行不畅所致，多与相火偏盛、湿热下注有关。青壮年人，相火偏盛，色欲过度，而又担心失精伤身，意淫、手淫、性交等忍精不射，致欲火不泄，热迫血行，前列腺反复充血而成本病。或者嗜好烟酒或辛辣肥甘厚腻之品，酿生湿热，湿热循经下扰，引动相火，致前列腺反复充血。或者经常长时间压迫会阴部，如骑车、骑马、久坐等，使前列腺持续处于充血状态，久则血行不畅引发本病。加之病情迁延不愈，情怀不畅，久之气机郁滞。在疾病发生发展过程中，这些诸多因素均会贯穿在湿热、血瘀、气郁的体质状态中。病因与体质相辅相成，体质的形成和转变离不开个体的生命活动。体质因素参与并影响疾病不同证候与病机的形成。同样在辨证的基础上顾及体质状态，加用黄柏、车前子、土茯苓等清热利湿之品或穿山甲、桃仁、红花等祛瘀通络活血之品，或者加龙骨、牡蛎、柴胡等疏肝理气之品。

通过体质辨识，明确患者的体质状态，从本入手，依体质之不同而选择不同的治疗原则、立法方药，这才能全面体现因人制宜的思想。疾病、证候的产生无不系于体质，病证之由在于体，也就是说体质为本，病证为标。从某种意义上说，治本即是治体。由于个体存在差异，笔者通过辨体论治，一方面实现了个体化的治疗；另外一方面由于体质是可分的，每一类人群具备各自的体质特点，因此辨体论治还实现了群体的治疗。笔者通过对慢性前列腺炎的辨体论治，抓住本质的体质状态，也就抓住了病机特点，抓住了证候因素。所以在无证可辨的情况下，大胆地选用辨体论治的方法，不但实现了对慢性前列腺炎的有效治疗，而且对统一其病因病机认识，规范其中医病名归属具有重要意义，同时对慢性前列腺炎的中医研究开辟了新思路[1]。

（六）男性免疫性不育的辨体论治思路探讨

男性免疫性不育症是指因男性本身免疫功能异常而导致男性正常生殖活动紊乱所造成的不育。本症主要表现为婚后不育，可表现为原发性不育及继发性不育，一般多无其

---

［1］ 袁卓珺，王琦，秦国政.慢性前列腺炎的辨体论治［J］.中华中医药学刊，2010，28（10）：2061-2062.

他临床症状，也可伴有疲乏无力、腰膝酸软或易感冒等症状。中医治疗本病取得一定优势，但许多患者抗精子抗体（AsAb）阳性，却无明显的"证"可辨，免疫性不育症的辨体论治可为本病的治疗提供新的思路。

1. 男性免疫性不育症与过敏体质

（1）过敏体质概念

中医体质学中的体质概念表述为：体质是个体生命过程中，在先天遗传和后天获得的基础上表现出的形态结构、生理功能和心理状态方面综合的、相对稳定的特质。9种中医体质中的特禀质属于特异性体质，特禀质中包括过敏体质。过敏体质与过敏性疾病之间有着非常密切的关系，我们对过敏体质概念的表述是：在禀赋遗传基础上形成的一种特异体质，在外在因素的作用下，生理功能和自我调适力低下，反应性增强，其敏感倾向表现为对不同过敏原的亲和性和反应性呈现个体体质的差异性和家族聚集的倾向性。这一概念的提出，强调了过敏性疾病的产生关键是其特异性病理体质——过敏体质，过敏体质在特定过敏原作用下才导致过敏疾病的产生。即人的体质是发病之本，过敏原则是重要的外部条件。

（2）免疫性不育症的形成与过敏体质的关系

过敏性疾病的发生，大多具有明显的个体差异，这种差异来自于个体遗传所致的特异病理体质。没有这种特异病理体质的机体，一般不会发生过敏性疾病，包括免疫性不育等自身免疫性疾病。体质的构成是来源于父母之精，《灵枢·天年》曾对此作过描述："愿闻人之始生……以母为基，以父为楯……血气已和，荣卫已通，五脏已成，神气舍心，魂魄毕具，乃成为人。"《灵枢·决气》亦曰："两神相搏，合而成形。"《灵枢·寿夭刚柔》指出："人之生也，有刚有柔，有弱有强，有短有长。"人之基源于父母，且出生时就存在着个体差异，这种差异也来自于父母的先天禀赋。禀赋不足的体质在常态下维持着阴阳相对平衡的易感性，在没有致病因子的作用下，或者这种作用没有达到阈值，个体仅维持着这种易感性不致引起疾病。而在致病因子的作用下，且这种作用达到或超过了易患性的最低界限时，就会导致疾病的发生。

男性免疫性不育的发生，最重要的原因是机体的自身免疫反应，然而，并非所有发生自身免疫反应的男性都会患有不育症。因此，有学者认为，引发免疫性不育的原因，可能还包括某种遗传因素的影响。有研究表明，在决定机体对精子是否会发生免疫反应以及免疫应答强度，免疫应答基因起着一定的作用。LENZI研究认为，可以假设精子自身免疫反应的形成有其遗传学的基础，这种假设得到了对单卵孪生子研究结果的支持，发现在输精管切除的孪生子中，抗精子的免疫反应是由遗传因素所引发的。关于自身免疫引起不育的发病机理，另有学者指出：血睾屏障常因精子抗原少量的"生理性"渗漏而受到破坏。但并非所有男子均发生自身免疫反应，这是因为少量精子抗原的漏出引起了机体的免疫耐受性；同时精母细胞又激活了非特异性抑制性 T 细胞（Ts），因此抑制了自身免疫反应的发生。只有在上述免疫调节机制发生障碍，而且有遗传因素影响的情况下才会出现自身免疫反应。由此可见，遗传素质对免疫性不育患者 AsAb 的形成具有较大影响。

体质的形成不仅是先天禀赋的，同时也是后天获得的，受自然环境、社会生活等方面综合作用的结果。西医学认为，精子在睾丸内产生、成熟，正常情况下，血睾屏障及精浆免疫抑制等具有防止抗精子免疫反应发生的能力。但生殖道损伤及梗阻、输精管手术、睾丸损伤、隐睾、生殖道感染和精索静脉曲张等，可以造成血睾屏障及生殖道免疫屏障的损伤，使精子漏出，或巨噬细胞进入生殖道，其精子抗原和精浆抗原激活免疫系统而发生体液或细胞免疫。人精浆具有多种免疫抑制作用，可防止机体对精子抗原产生自身或同种免疫，上述有害因素可诱发机体产生抗精浆免疫抑制物抗体，导致精浆免疫抑制物（SPIM）下降，这些均可导致男性免疫性不育。

在同一有害因素作用下，并不是所有人均罹患免疫性不育，很明显，这是过敏体质机体生理功能和适应性调节能力紊乱或低下的表现。而未发生免疫性不育者，具有正常的生理功能和适应性调节能力。外因是条件，内因是根本，外因通过内因而起作用，男性免疫性不育是在内外致病因素作用下导致的病理改变，机体内环境失稳和适应性调节功能失常，即体质禀赋异常是其根本。

2. 男性免疫性不育症的辨体论治

（1）辨体论治思路

男性免疫性不育症治疗的总体思路是急则治标、缓则治本。治本即修正、改善直至扭转过敏体质。主要采取扶正的方法，益气固表，调整机体的免疫功能，增强其稳定性，此为非特异性治疗。针对患者生殖道感染炎症、精索静脉曲张等因素，可同时采用特异性、针对性治疗，以祛除其诱因，达到标本同治。主要采取祛邪的方法，凉血祛风、清利湿热，达到抑制免疫反应和调节免疫平衡的作用，即所谓"邪去则正安也"。

（2）辨体论治的临床及实验研究

我们临床多用玉屏风散加味作为中药免疫调节剂。在此基础上加凉血消风、清热祛湿之品以祛邪之用，另外还选用现代药理研究证实具有抗过敏、调节免疫功能的药物，据此研制出免疫调节剂过敏康Ⅱ号胶囊，该药具有良好的抑制变态反应，调节免疫功能，改善过敏体质的作用。王氏等选择 42 例 AsAb 阳性的男性不育患者，给予过敏康Ⅱ号胶囊治疗，以 ELISA 法检测治疗前后 AsAb，并进行精液参数分析。结果发现过敏康Ⅱ号胶囊在临床上可使 AsAb 阳性患者抗体转阴，精子数量、质量得到提高。骆氏等对过敏康Ⅱ号胶囊治疗男性免疫性不育进行了实验研究。方法为对 NIH 雄鼠采用主动免疫法建立血清 AsAb 阳性动物模型，分别选用醋酸泼尼松以及过敏康Ⅱ号胶囊，观察药物对 NIH 雄鼠血清 AsAb 的影响。结果发现过敏康Ⅱ号胶囊确有抑制 AsAb 产生的作用，为临床治疗 AsAb 阳性免疫性不育患者提供了实验依据。吴氏等观察过敏康Ⅱ号胶囊对 AsAb 阳性大鼠睾丸 Bcl-2、Bax 表达的影响。采用主动免疫法建立血清 AsAb 阳性动物模型，灌胃给药，免疫组化方法观察药物对 AsAb 阳性大鼠睾丸 Bcl-2、Bax 表达的影响。结论认为调节睾丸 Bcl-2、Bax 的表达是过敏康Ⅱ号清除或抑制 AsAb 起治疗作用的机制之一。

3. 男性免疫性不育症辨体论治的意义

男性免疫性不育症运用中医中药尤其是辨体治疗具有一定的优势，通过整体性的调节作用，既可提高已被减弱的免疫稳定功能，又可消除有害的自身免疫反应，并能避免不良反应。中医体质学理论对男性免疫性不育的辨体论治，以体质为背景研究药物对病理性体质的作用，改善男性免疫性不育患者的过敏体质，有利于未病先防和治病求本。体质秉承于先天，得养于后天，个体体质具有可调性。防治男子免疫性不育症的关键是，通过改善、纠正其过敏体质，调节机体免疫功能，从而使机体对外因刺激的适应性逐渐增强，将过敏原（精子）与机体的不良免疫反应降到最低限度。辨体论治男性免疫性不育的思路突破了传统的治疗方法，拓展临床思维空间，丰富临床诊疗体系，虽不能赅尽免疫性不育治疗的全部，但对于突破辨证论治传统思维，无疑具有较大启发作用。辨体论治免疫性不育症从改善过敏体质这一根本问题着手，有助于完善与丰富中医对于此类疾病的诊疗思路和方法[1]。

（七）试论中医体质与失眠的相关性

失眠是指入睡困难，夜间容易觉醒，睡眠时间短，甚至彻夜难眠，并伴有一系列精神神经症状，是临床常见病、多发病。中医认为，失眠即"不寐"，亦称"不得眠""不得卧""目不瞑"等。失眠是当今全人类面临的一个重要健康问题，发病率呈渐增趋势。据统计，我国的失眠发病率在 30% 左右，严重危害患者的健康。失眠虽然并不属于危重疾病，但是长期失眠会严重影响到正常的日间活动，损害生活质量，给患者带来极大的痛苦，并大大增加罹患其他疾病的危险，已经成为值得关注的社会问题。

1. 中医体质学说

体质现象是人类生命活动的一种重要表现形式，它与健康和疾病密切相关。中医体质是指人体生命过程中，在先天禀赋和后天获得的基础上所形成的形态结构、生理功能

---

[1] 吴宏东，王琦.男性免疫性不育的辨体论治思路探讨 [J].北京中医药大学学报，2009，32（12）：800-802.

和心理状态方面综合的、相对稳定的固有特质。是人类在生长、发育过程中所形成的与自然、社会环境相适应的人体个性特征。表现为结构、功能、代谢及对外界刺激反应等方面的个体差异性，对某些病因和疾病的易感性，以及疾病传变转归中的某种倾向性。它具有个体差异性、群类趋同性、相对稳定性和动态可变性等特点。

中医对体质的分类起源于秦汉时期，《内经》奠定了中医体质学的基础。《内经》对体质的分类方法主要有阴阳分类法、五行分类法、形态分类法和心理分类法。例如，《灵枢·通天》以阴阳的偏颇为依据，将体质划分为太阴人、少阴人、太阳人、少阳人及阴阳之气平和之人。《灵枢·阴阳二十五人》将体质划分为木、火、土、金、水5个主型，每个主型之下又划分5个亚型，共25种体质类型。《灵枢·逆顺肥瘦》将体质划分为肥人、瘦人和壮人。《灵枢·论勇》用"勇""怯"分类，《素问·血气形志》用形、志、苦、乐分类等。此外，古代中医学对体质与发病的关系亦有认识，如《素问·通评虚实论》曰："凡治消瘅、仆击、偏枯、痿厥、气满发逆，肥贵人，则膏粱之疾也。"《医法心传》云："阴脏所感之病，阴者居多。"《医宗金鉴·订正伤寒论注》说："六气之邪，感人虽同，人受之而生病各异者，何也？盖以人之形有厚薄，气有盛衰，脏有寒热，所受之邪，每从其人之脏气而化，故生病各异也，是以或从虚化，或从实化，或从寒化。"现代中医体质学说自20世纪70年代由匡调元、王琦等学者提出以后，经过近20年的研究，已形成了比较完整的理论体系。随着现代中医体质理论研究的深入开展，又出现了多种体质分型方法，以王琦的九分法为代表，但专门针对于失眠患者的中医体质研究报道却比较少。

2. 中医体质与失眠发病的相关性

（1）体质决定睡眠的质与量

早在《内经》中就对此有明确论述："此人肠胃大而皮肤湿（涩），而分肉不解焉。肠胃大则卫气留久，皮肤湿则分肉不解，其行迟，留于阴也久。其气不精则欲瞑，故多卧矣""其肠胃小，皮肤滑以缓，分肉解利，卫气之留于阳也久，故少瞑焉。"可见，体丰强壮者易于睡眠，且睡眠的质量较高，而形体较为消瘦的人，睡眠较少或质量相对表浅。一般说来，按王琦的临床体质分类，阴虚型睡眠时间较少；痰湿型、血瘀型睡眠时间相对多。

（2）体质决定了失眠的发病与表现

虽然失眠的中医病因病机正日趋完善，但仍有不足之处。受"心主神明"学说的影响，对失眠机制的认识基本上脱离不了"心神不安""心失所养"。根据现代医学研究，其实失眠的产生涉及人体的许多方面，包括其自身内在素质、躯体疾病、神经精神性疾病、药物、社会心理因素、环境因素、长期的非适应性睡眠习惯、临床安眠药的不当使用等诸多因素，自身内在素质与体质因素密切相关。

不同的体质类型之间失眠的发病与表现不尽相同。《伤寒论》对此已经有所认识。若素体阳盛内热之体，外感邪气后，因治疗失误导致火热内炽，扰动心神发生失眠。如86条载："衄家，不可发汗，汗出，必额上陷，脉急紧，直视不能，不能眠。"习惯性鼻出血患者，多素禀阳热内盛，经常衄血，导致阴虚。若发汗，则会加重血虚，使太阳穴处的筋脉搏动紧急；阴亏于下，经气不能上注于目，就会目睛呆直；阳气独亢于上，不能下交于阴，则影响睡眠。此外，古代医家还发现体质虚弱之人，其睡眠质量也存在障碍，《古今医案按选》曰："如人并无外邪侵扰、亦无心事牵挂，而常彻夜不眠者，其神与精必两伤，大病将至，殊非永年之兆。"说明阴阳、精血不足之人，易无故发生失眠或睡眠表浅，这是根本不固的表现，故不是长寿之体。

近年来已有学者认识到体质在失眠发病中的关键作用。施明等认为，超过一半的失眠患者临床表现纯属肝气偏旺；胡耀祖从阴阳体质论治慢性失眠；杨森等运用中医体质学说指导针灸治疗失眠；齐向华对173例失眠患者的患病相关因素进行调查分析，并与正常对照组50例比较，结果表明，失眠组与对照组患者的体质类型构成差异有显著性，失眠组患者体质构成以躁红质、迟冷质为主。

我们临证对失眠患者中医体质调查显示，在《中医体质分类与判定》标准中所包括的气虚质、气郁质、血瘀质、阴虚质、阳虚质、痰湿质、湿热质、特禀质和平和质这9种体质中，50％失眠患者皆为血瘀质和气郁质，20％为阴虚质。反言之，正是个体的这种特殊体质决定了其对失眠的易罹性。

3. 中医体质与失眠防治的相关性

（1）体质调控是失眠个体化治疗的内在根据

由于体质的特殊性决定着失眠发病后临床证候类型的倾向性，证的特征中包含着体质的特征，故中医临床将判别体质状况视为辨证的前提和重要依据，体质调控成为辨证论治的重要组成部分及进一步的拓展、延伸，是个体化治疗的内在根据。目前对失眠的治疗仍主要以辨证施治为主。失眠证型众多，临床症状变化较多，并且多是复合证型，如胆郁痰扰证、肝郁血虚证等。随着病情演变及药物治疗干预，症状不断变化，证型也不断变化，使得临床分型意见不一。相对证型来说体质更稳定也更简化，各种易变的证型相当于一个点或片段，而相对稳定的体质却贯穿始终。体质因素决定着失眠的发生和证型，决定证候的转归和预后。鉴于体质因素在失眠中的关键作用和体质的可调性特点，在失眠临床辨证时，应充分考虑体质特征，并针对体质特征而采取针对性的治疗措施。积极地改善、修正其体质，从根本上纠正失眠患者脏腑的偏盛偏衰，从而找到治愈和阻断其病情发展的切入点。因此，根据失眠患者不同体质特征而采用不同的治疗方法，将充分体现中医个体化诊疗的思想，符合当今医学模式发展的趋势。

（2）失眠体质调控是"治未病"理念的重要体现

鉴于失眠与体质的密切相关性及其可调性特点，体质调控就是临床对失眠患者在进行体质分型的基础上，针对不同体质类型进行相应的调养、治疗，通过后天因素来逐步改善患者体质，以达到调整脏腑阴阳气血的偏颇状态，将疾病消除在萌芽状态，防止其进一步演变，这种"既病防变"的思路就是对《内经》"治未病"思想和张仲景"先证而治"理论的很好诠释。可见充分重视和研究中医体质与失眠的相关性，把体质学说引入到失眠的防治体系中，必将对以调整体质和恢复健康为中心的体质治疗学提供实践基础，为失眠的现代治疗提供新的途径。中医体质学说的确立为失眠的防治提供了崭新的思路。因此，本研究认为，从体质学角度入手研究失眠的发病和防治具有非常广阔的前景，其科学性值得临床进一步验证[1]。

三、辨体论治在临床中的应用

（一）偏颇体质分型调体方法

1. 气虚质的调体方法

气虚质者多元气虚弱，主要成因在于先天不足、后天失养或病后气亏。其体质特征为体型偏虚胖或胖瘦均有、平素易乏力、倦怠少气、面色微黄或白、唇色淡白、毛发不华、性格喜静懒言，偏于肺气虚者易喷嚏、流清涕、常自汗易感寒、易哮喘，多兼有过敏素质。调体方法为培补元气、补气健脾。代表方为四君子汤、补中益气汤。常用药为党参、白术、茯苓、甘草、黄芪、陈皮、大枣等药物。《素问·阴阳应象大论》："形不足者，温之以气；精不足者，补之以味。"这里的"形""精"与"气""味"正是气虚质特征及其培补元气具体调体方法。

2. 阳虚质的调体方法

阳虚质者多元阳不足，可由于先天禀赋不足，如属父母年老体衰晚年得子，或由于母体妊娠调养失当，元气不充，或因后天失调，喂养不当，营养缺乏；或中年以后劳倦内伤，房事不节，渐到年老阳衰，诸虚及肾等。其体质特征常以形体肥胖、畏寒怕冷以腰背为著、性格多沉静内向、精神萎靡、毛发易落、大便多溏、小便清长。此形质者易患痰饮、肿胀、泄泻、阳痿、惊悸等病证。调体方法为补肾温阳、益火之源。常用方为

---

［1］ 闫雪，王琦. 试论中医体质与失眠的相关性［J］. 中医杂志，2011，52（10）：832–833.

金匮肾气丸以及右归丸、斑龙丸、还少丹等，常用药物有熟地、山药、山萸肉、枸杞、菟丝子、杜仲、鹿角胶、附子、肉桂等。

3. 阴虚质的调体方法

阴虚质者多真阴不足，其成因与先天本弱、后天久病、失血、积劳伤阴有关。体质特征多见体型瘦长而面色潮红、咽干口燥、手足心热、不耐热、性格多急躁易怒、常失眠多梦。调体方法为滋补肾阴、壮水制火。常用方为六味地黄丸、大补阴丸等。常用药物有熟地、山药、山萸肉、丹皮、茯苓、泽泻等。

4. 痰湿质的调体方法

痰湿质者多脾虚失司，水谷精微运化障碍，以致湿浊留滞。成因于先天遗传，或后天过食肥甘以及病后水湿停聚。体质特征为形体肥胖或素肥今瘦、面色淡黄而暗、多脂、口黏痰多、胸闷身重、肢体不爽、苔多滑腻等。易患消渴、中风、眩晕、胸痹、咳喘、痛风、痰饮等病证。调体方法为健脾利湿、化痰泻浊。代表方为参苓白术散、三子养亲汤等。常用药物有党参、白术、茯苓、炙甘草、山药、扁豆、薏苡仁、砂仁、莱菔子、苏子等。

5. 湿热质的调体方法

湿热质者多湿热蕴结不解，形成于先天禀赋或久居湿地，其体质特征为面垢油光，易生痤疮，常口干、口苦、口臭、便干、尿赤，性格多急躁易怒，易患疮疖、黄疸、热淋、血衄、带下等病证。调体方法为分消湿浊、清泄伏火。代表方为泻黄散、泻青丸、甘露消毒丹等，常用药物有藿香、山栀、石膏、甘草、防风、龙胆草、当归、茵陈、大黄、羌活、苦参、地骨皮、贝母、石斛、茯苓、泽泻等。

6. 瘀血质的调体方法

瘀血质者多血脉瘀滞不畅，多因先天遗传、后天损伤、起居失度、久病血瘀等所致。体质特征以瘦人居多，鼻色常暗、发易脱落、红丝攀睛、肌肤或甲错或瘀斑。心烦心悸、健忘时作、舌质多暗。易患眩晕、胸痹、中风、癥瘕病变，常有出血倾向。调体方法为活血祛瘀、疏经通络。代表方为桃红四物汤、大黄䗪虫丸等。常用药有桃仁、红花、赤芍、当归、川芎、大黄、䗪虫等。

7. 气郁质的调体方法

气郁质者多气机郁滞，其形成与先天遗传及后天情志所伤有关。体质特征常见形体瘦弱，性格内向脆弱，对精神应激能力差，常忧郁不乐、易惊悸、失眠多梦、食欲不振、喜太息，或咽中异物感，或胁胀窜痛，易患郁证、脏躁、百合病、梅核气、不寐、癫证等。由于气郁则血瘀，故多伴甲紫舌暗；气有余便是火，所以又时时烦躁易怒、坐卧不安。调体方法为疏肝行气、开其郁结。代表方为逍遥散、柴胡疏肝散、越鞠丸等，常用药物有柴胡、陈皮、川芎、香附、枳壳、白芍、甘草、当归、薄荷等。

8. 特禀质的调体方法

特禀质者是由于先天性或遗传因素所形成的一种特殊体质状态。如先天性、遗传性的生理缺陷，先天性、遗传性疾病，变态反应性疾病，原发性免疫缺陷等。本节主要论述过敏体质。该体质对季节气候适应能力差，易患花粉症，易引发宿疾，易药物过敏。过敏质者主要是肺气不足，卫表不固，则易致外邪内侵，形成风团、瘾疹、咳喘等。过敏体质益气固表、养血消风。代表方为玉屏风散、消风散、过敏煎等，常用药物有黄芪、白术、防风、蝉蜕、乌梅、益母草、当归、生地黄等。

（二）不同体质之用药宜忌

阴虚体质之人用药宜甘寒清润，忌苦寒沉降、辛热温散，饮食当避辛辣；阳虚体质之人，宜益火温补，忌苦寒泻火妄伐伤正；气虚体质之人，宜补气培元，忌耗散克伐。气郁体质之人，宜疏肝调气，忌燥热滋补；血瘀体质之人，宜疏通血气，忌固涩收敛；痰湿体质之人，宜健脾化痰，忌阴柔滋补；湿热体质之人，宜清利湿热，忌刚燥温热、甜腻柔润滋补厚味；阴阳平和体质宜视其寒热虚实，权衡补泻施用，忌妄攻补等。辨体论治以体质为背景研究用药物改善体质之偏性，有利于未病先防和治病求本，亦有助于减少药物的不良反应和增强治疗效果。因个体体质有差异，故对不同性味之药物和针刺治疗则各有宜忌。

（三）体质与方药的耐受性与反应性

1. 个体体质差异与方药的耐受性

《灵枢·论痛》曰："胃厚、色黑、大骨及肥者，皆胜毒；故其瘦而薄胃者，皆不胜毒也。"《素问·五常政大论》曰："能毒者以厚药，不胜毒者以薄药。"此论点对后世医家产生了深远影响，如张仲景《伤寒论·太阴病脉证并治》云："太阴为病，脉弱，其人续自便利，设当行大黄芍药者，宜减之，以其胃气弱，易动故也。"考虑年龄不同，体质有不同特点，对药物的耐受性有所区别，用药亦不同。体现了药物耐受性与体质的关系。

以上说明，体质强壮者，对药物耐受性强，使用剂量宜大，用药可较峻猛。而体质羸弱者，对药物耐受性较差，使用剂量宜小，选择药性宜平和。

2. 个体差异性与药物反应性

不同体质对药物的应答反应有明显差异。药物的反应性还包括先天因素，前人在此方面曾有论述，朱丹溪在《格致余论》"秦桂丸论"中论述了秦桂丸温热之剂对妇人胎孕的危害与影响。一则强调受精胎孕的药害，对体质的影响，二则根据体质用药。《医学遗传学》指出，人们早就发现，同样剂量的同种药物对同一疾病的不同患者往往具有不同的疗效，所产生的不良反应也有明显差异。这是正常的生物学现象，是人体与药物相互作用造成的，称为个体对药物的特应性（idiosyncrasy）。同一种药物之所以对不同个体产生不同的疗效和反应，是因为他们对该药物的吸收、代谢、排出速度及反应性等存在着差异，这种差异无疑会受到环境因素如食物和其他药物的影响，同时也受年龄、性别、营养状况、机体所患疾病及给药方法的影响，但从根本上讲是由个体的遗传基础决定的。研究药物与体质类型的关系，是因其不同的体质类型，各自的阴阳气血多少各不相同，在选药用药上也有其特殊性。临床治疗疾病选择药物种类、确定药物剂量时应注意体质差异，既有利于减少和避免药物不良反应，又可增强治疗效果，并有助于疾病 – 药物的治疗模式转变为体质 – 疾病 – 药物的治疗模式，更安全有效地治疗和预防疾病。

小结

中医体质学说的含义即以中医理论为主导，研究各种体质类型的生理、病理特点，并以此分析疾病的反应状态，以及病变的性质和发展趋向，从而指导预防和治疗的学说。由此可见辨体论治在疾病的诊断、治疗和预防中具有重要的实践意义和理论意义。

就生理学而言，它指出人体类型的差异性，从而利于研究了解各种人体类型的生理特点，有助于深化对人体自身的认识，促进生命科学的发展。就临床医学而言，中医对疾病的认识，是从整体的人出发的，而且认为疾病的发生、诊断、治疗不能离开个体的体质特征，"因人制宜"是中医临床医学的特色，因此，应该加强中医体质学说的研究，重视辨体论治在疾病诊疗中的重要作用和意义。就促进医学科学的发展而言，加强辨体论治的研究可以进一步丰富中医诊疗的内容，完善中医诊疗体系。

不仅如此，它的意义还表现在对整个医学的影响。众所周知，西医很强调病因学诊断和病因学治疗，即是根据疾病的特异性判断特异致病动因，从而采取针对消除病因的特异疗法。这种治疗观点，有其优越性的一面，但也存在着片面性和局限性，因为它忽视了个体的差异（如同一疾病的患者，不论其体质特点如何，往往采取同一种药物，同样的剂量）。大量事实证明，同一致病因子在不同个体所起的作用，并非完全一致，不同个体对相同治疗的适应性和反应状态亦有差异。因此单纯依靠某种特异疗法的病因疗法，常不能解决所有矛盾。随着医学的发展，西医对同一致病因子在不同个体或疾病发展的不同阶段表现出来的特异现象已引起一定的重视，注意到不掌握患病机体在患病当时或病变过程中所处的反应状态，同样不能治好疾病，所以西医学提出了发病学诊断和发病治疗的理论，以补充病因学诊断和病因学治疗的不足。我们认为，如果在这方面能发扬中医诊疗模式特别是辨体论治的特长，必将使医学面貌为之一新。

第五章　辨体－辨病－辨证诊疗模式的构建与应用

第一节　辨体－辨病－辨证诊疗模式的基本概念和产生背景

辨体－辨病－辨证相结合即是在体质、疾病、证候三者之间内在联系的前提下，根据"体病相关""体质可调"的理论，以辨体论治为核心，将辨体、辨病、辨证密切结合，进行综合临床运用的一种诊疗思想。它强调辨体、辨病、辨证相结合，对全面认识疾病本质、指导临床诊治有重要作用。辨体－辨病－辨证相结合的诊疗思想，构建起中医临床思维的新模式，形成了对人体疾病与健康生命现象的独特认知体系。

辨证论治是当代中医诊疗思想的主要内容，是中医临床的重要诊疗手段。但在临床工作中，王琦教授时常遇到一些用中医常规诊治方法难以奏效的病例。如呕吐的治疗，中医通常认为呕吐属于胃，有声有物为呕吐，有声无物为干呕。呕吐因胃中有热，膈上有痰者以二陈加姜炒黄连、山栀、竹茹、姜汁治之；呕而发热者以小柴胡汤主之；呕而胸满烦渴，以煮枇杷叶汁主之；渴欲饮水，水入则吐者，以五苓散主之；寒呕吐，以二陈汤加丁香主之。通过分析患者的病性寒热、病变部位，辨证若准确常可获得很好的疗效，此即辨证论治的优势和疗效。王琦教授曾接诊一呕吐患者，表现为反复阵发性呕吐，曾服辛开苦降、滋润胃阴的中药未得疗效。在初诊时以其邪气扰胃，胃虚失和，气逆于上，治以和胃降逆，因其呕吐日久损伤中气，故兼顾中气，予以小半夏加茯苓汤，代赭旋覆花汤加苏连饮合方。予前后共服六剂药而无效，仍呕吐不止。后来，此患者经协和医院诊为脑瘤。王琦教授反思此患者的诊治失误，认为其辨证论治没有错，而是错在辨病的问题上。凡此种种，我们认识到临床实践中辨证论治确实存在着一些问题：

1. 未能包括中医学自身的许多内容，如患者自身的形态特征，体质类别等内容。

2. 无证可辨。糖尿病、隐匿性肾炎、高血压病、结核病、结石、肿瘤等疾病的初期没有明显的症状表现，往往陷入无证可辨的境地。如造成男性不育症的精液异常，若无化验诊断，仅依靠"望闻问切"的传统四诊方法，则难以确诊及治疗。

3. 有证可辨，辨而有误，如脑瘤致呕吐病案。

4. 新出现的疾病，尚无深入的认识，如非典型性肺炎。

5. 现代许多致病因素尚未被纳入辨证体系，如辐射。

6. 缺乏病证之间的内在统一及证的动态变化研究。以湿热为例，妇人带下多是湿热、胆囊炎多为湿热、肝炎亦多湿热，单由湿热不能解释这些疾病的本质，每种湿热的疾病背景不同，疾病的发展方向则不同，故表现为病证之间的关系不明确。

因此，随着时代发展、自然环境和社会变化以及疾病谱改变等新情况的出现，中医治疗要取得中西医都认可的确切疗效，提高中医的社会贡献度，就应采取灵活的、开放的态度，冲破传统的辨证论治的束缚，积极开展辨病论治的研究。与此同时，王琦教授在中医临床中，敏锐地观察到不同体质的人群对疾病的易感性各有不同，患病后的发展规律各有不同，用药后的反应也各有不同，究其原因，就在于个体的体质差异所致。王琦教授认识到体质与人的疾病和健康密切相关，体质现象是人类生命活动的一种重要表现形式。中医对人体的体质差异早有认识，虽然《内经》《伤寒论》等医籍文献中，可散见古代传统体质理论，但未能形成完整的理论体系。而古今医家已经认识到临证时考虑患者体质差异因素，可以提高临床疗效，此即中医学"因人制宜"的思想，由于缺乏相对全面系统的的体质理论表述，难以发挥"因人制宜"的特色和优势。

因此，王琦教授从20世纪70年代后期开始，从事中医体质学的理论、基础与临床研究至今，最终构建并发展了一门新的学科——中医体质学。王琦教授在中医体质学的创立中，构建出辨体－辨病－辨证三位一体的立体诊疗模式，形成了其独特的学术思想[1]。

第二节　辨体－辨病－辨证诊疗模式的构建

一、辨体－辨病－辨证内涵

"辨体－辨病－辨证诊疗模式"是以体质、疾病、证候之间的内在联系为前提，将辨体、辨病、辨证相结合，进行综合运用的一种临床诊疗模式，是基于体质理论构建、科学实验和临床实践的总结和升华。其以辨体论治为基础和根本，以"体病相关"和"体质可调"理论为依据，拓展临床思维空间，适应多元复杂的临床要求。"辨体－辨病－辨证诊疗模式"的核心是辨体论治。

---

[1] 姜敏.王琦教授辨体－辨病－辨证相结合学术思想及治疗慢性失眠的临床研究［D］.北京：第四批全国老中医药专家学术继承人结业论文，2011.

（一）辨体论治说

中医学历来强调因人制宜，重视个体体质差异因素在疾病发生、发展中的作用。辨体论治就是在对不同体质进行分析的基础上，开展临床诊疗的具体应用。即以人的体质为认知对象，从体质状态及不同体质类型的特性，把握其健康与疾病的整体要素与个体差异，制定防治原则，选择相应的治疗、预防、养生、康复方法，从而进行"因人制宜"的干预措施。辨体，包括辨体质状态和辨体质类型两个方面。

辨体论治的依据是"体病相关""体质可调"。我们在提出体质的4个基本原理即"体质过程论""形神相关论""环境制约论""禀赋遗传论"的基础上，经过理性思维和临床实践，结合从事科研工作的过程，又提出"体质为本、心身构成、体病相关，可分可调"假说，由此导出体质"新四论"："体质可分论"——体质可以客观分类；"心身构成论"——体质是特定躯体素质和一定心理素质的综合体；"体病相关论"——体质类型影响疾病发生、发展趋势；"体质可调论"——通过干预可以调节偏颇体质。关于体质与疾病的内在联系，通过大样本临床流行病学调查证明，体质决定着人体对某种致病因子的易感性和对某种疾病的易罹性，并决定机体反应性而影响着疾病性质和病理过程及转归。以痰湿体质为例，我们课题组在研究中发现，痰湿体质与单纯性肥胖、高脂血症、糖尿病、冠心病、中风病、痛风等的发生呈明显的相关性；痰湿体质组的血脂、血糖水平显著高于非痰湿组和正常人，血液流变学等指标也表现异常。这些结果表明，体质与疾病及其病理基础具有相关性。关于体质的可变性及可调性，我们开展的体质干预研究发现，中药化痰祛湿方能有效调节肥胖人痰湿体质的脂代谢；中药过敏康胶囊可降低抗原特异性 IgE、抑制肥大细胞释放组胺，改善过敏体质。这些研究成果，体现了体质可以干预和调节。

由于体质与疾病相关，且可变、可调，为辨体论治的实施提供了依据，是辨体论治的理论基础。通过辨体不仅可以判定体质类型，把握其发病趋势，同时对明确疾病性质，制定治疗原则，指导临床用药等都具有重要意义。

（二）辨体与辨证

辨体与辨证是两个密切相关，但又处于不同层次的认识模式，二者之间的关联，首先取决于体质与证候的关系。体质是个体相对稳定的生理特性，是正气在个体的特殊存在形式。证候是个体患病后正邪交争的动态性、阶段性表现。体质与证候的关系表现在，一方面，特殊体质所发生的证候源于特定的体质基础，由于体质的遗传性或过敏性，可以直接形成某些遗传性或过敏性证候，如血友病出现的脾不统血证、过敏性哮喘的痰饮停肺证等；另一方面，体质的特异性往往决定着对某些致病因素的易感性和发病后病变类型的倾向性，从而影响着疾病的证候类型，如阳虚、痰湿体质易感受寒湿之邪，阴虚、阳盛体质易感受温热之邪，气滞、血瘀体质易伤于七情等，故其证候各不相同。即使感受同一种致病因素，由于体质的不同，邪随体化，也会表现出不同的证候。《伤寒论》中所谓太阳伤寒与中风、少阴寒化与热化，其实质都是体质从化的结果。相反，即使感受不同的致病因素，由于体质的相同，邪随体化，有时也会表现出相同的证候，如有些湿热体质之人，不论春夏秋冬、感寒感热，多表现为风热表证。这些充分说明不同的证候表现乃是体质不同造成的。

（三）辨体与辨病

辨体与辨病密切相关，主要表现在辨体对辨别疾病的病因、病位、预后具有重要意义。中医根据病因的来源和发病途径，将病因分为外感六淫、疬气，内伤七情，以及其他致病因素，如饮食、劳逸、外伤及虫兽伤等，同时将人体病理过程中形成的痰饮、瘀血也归之于病因的范畴。但中医所说的病因并不是单纯的致病因子，而是致病因子与体质相结合的产物。以六淫为例，如同样是在寒冷的冬天，阳虚质的人可能发生痹证，而特禀质的人则可能会出现哮喘。这里并不是以冬天的寒冷为主要条件，而是含有体质的要素在内。

疾病发生的部位与体质也有着密切的关系。首先，构成人体的脏腑、组织、形体、器官是体质的重要体现，不同的个体，其脏腑坚脆、形体胖瘦、器官大小各有不同；其次，阴阳气血津液是构成体质的物质基础。而疾病发生的部位无不与脏腑、组织、形体以及人体阴阳气血津液的多少有关。疾病发生的部位由于个体体质的不同，而产生差异。

疾病的预后与体质相关，体质强壮者，正能胜邪，疾病预后易向好的方面发展；体质虚弱者，正虚邪盛，疾病预后易趋加重，或难治。判别疾病预后，离不开对体质的分析。

（四）辨体与辨病、辨证的关系

体质在疾病的发生、发展、转归中起着重要作用，制约和影响证候的形成与演变，在病、证、体三者关系中，体质因素是主要矛盾。《景岳全书·卷之四十四·烈集》中说："当识因人因证之辨。盖人者，本也，证者，标也。证随人见，成败所由。故当以因人为先，因证次之。若形气本实，则始终皆可治标；若形质原虚，则开手便当顾本。"《医门法律》亦说："故凡治病者，在必求其本，或本于阴，或本于阳，知病所由生而直取之，乃为善治。"说明治本就是探求患者的阴阳动静、失衡的倾向性而治，即以体质的阴阳偏颇为本。疾病、证候的产生无不系于体质,亦即体质为本,病证为标。

在"辨体 – 辨病 – 辨证诊疗模式"中,辨体论治是根本,起着核心作用,占有主导地位。随着对健康概念的重新界定,医学研究的重点已从探索"人的病"转向"病的人",更加强调从人体本身探索如何维护和促进健康。体质是相对稳定的个体特质,是生命现象和疾病产生的基质,同样的疾病在不同的个体中所呈现的症状可能是相同的,但产生这些症状的背景是不同的,治疗当然不尽相同。正如《医学源流论》中所说:"天下有同此一病,而治此则效,治彼则不效,且不惟无效而反有大害者,何也?则以病同而人异也。"这就是强调个体诊疗的意义所在,也体现了辨体论治的重要性。

二、辨体 – 辨病 – 辨证法则

面对纷繁复杂的临床问题,在具体运用"辨体 – 辨病 – 辨证诊疗模式"时,须把握客观现实情况,斟酌权衡,因势利导,或防病重调体,或治病先调体,或治病兼调体,尤其当无证可辨时,调体还可以补偏救弊。总以着眼预防、促进治疗、提高疗效、有利康复为要务。

(一)防病重调体

中医学历来强调"治未病",即所谓"未病先防""既病防变""病后防复"。而临床中如何做到"治未病""见微知著",从证、从病的角度考虑往往难以早期把握。体质决定着个体对某种致病因子的易感性及其所产生的病变类型的倾向性,体质还决定着证候的形成与演变,影响疾病的发生、发展与转归,是病、证产生的背景和重要物质基础。如《素问·通评虚实论》指出:"消瘅、仆击、偏枯、痿厥、气满发逆,甘肥贵人则膏粱之疾也。"临床实践中从体质入手就可预见疾病发展的信息,从而做到尽早发现,及时调理,逆转病程。譬如临床调查表明,痰湿体质者,糖尿病、脑卒中、冠心病、高脂血症、痛风的发生率高于非痰湿体质,通过化痰祛湿法对体质进行调理,可以预防这些疾病的发生。

(二)辨证须辨体

诊察疾病,辨识证候,应时刻不忘顾及体质状态。因为体质与证候既密切相关,又有层次上的差异,需加以辨识。体质是受先天因素、后天因素、社会因素等共同影响而形成的相对稳定的特质,形成与转变相对缓慢。证候是由致病因素及机体对其作出的反应,以及治疗是否合理等方面影响形成的阶段性的现象,在外界因素作用下易产生转变。

证候的产生是以体质为基础的，且体质影响证候的性质。因而临床诊疗时，识证须先辨体。诚如《素问·疏五过论》所说："圣人之治病也，必知天地阴阳……从容人事，以明经道；贵贱贫富，各异品理；问年少长，勇怯之理；审于分部，知病本始。"《素问·征四失论》还说："诊不知阴阳逆从之理……不适贫富贵贱之居，坐之薄厚，形之寒温，不适饮食之宜，不别人之勇怯，不知比类，足以自乱，不足以自明。"所以，从体质角度看问题可以把握复杂事物的共性，执简驭繁；从证候角度看问题则能从相同的现象中把握特性，泾渭分明。临床辨证时，注意从形体特征、心理特征等方面辨识体质，再与辨证相参，往往能起到事半功倍的效果。

（三）治病先调体

调整体质偏颇不仅可以预防疾病发生，而且对疾病治疗会产生促进作用。当临床诊治病人时，若能考虑到体质因素，从年龄、性别、性格、环境、地域、种族等分析病情，在治疗上结合体质状况采用综合施治手段，从调体入手，可以收效迅捷。如湿热质者多见热证，治以清化；阳虚质者多生内寒，治以温散；阴虚质者多生内热，治以滋润；气郁质者多生郁滞，治以宣畅；痰湿质者，多见湿浊困阻，治以淡渗；瘀血质者，血脉不畅，治以活血等，如此，临证用药就会缜密而周全，使疗效得以提高。如在临床治疗痤疮时，往往根据患者的湿热体质特点，采用甘露消毒丹或枇杷清肺饮调整体质为主，其复发者明显减少。而对于一些体质柔弱，不胜药力者，亦需首先调整体质，待其体质得到调整、正气充盛之后再予治病，否则不但难以起效，还可能因祛邪而伤正。

（四）治病兼调体

在治病过程中，辨证用药的同时兼顾调整体质，对于提高疗效、防止复发具有重要意义。以温病为例，疾病的整个过程，都是正邪相争的过程，因此祛邪是治疗的第一要义，而且必须及时有力。但不可仅着眼于邪气，一定要重视体质，根据体质强弱、类型及邪正消长情况选择治法方药，或先攻后补，或攻补兼施，或先补后攻，或去其宿疾以除邪热之依附，谨察体质而治以提高疗效。我在临床治疗尿毒症时，常以祛邪排毒为治病的主线索，但治病亦不可不顾体质，调体扶正也是促进患者发挥自身代谢作用的一个重要方面，所以在宣通降浊的同时，阴虚之质者，多配生地、玄参、冬虫夏草；气虚之质者，改加党参、黄芪、白术；痰湿之质者，配用二陈化痰，治病不忘调体，正复则邪易解。

（五）无证可辨，调体入手

中医治病的着眼点是辨证论治，而临床上还可见到疾病的确存在而无证可辨的情况。如不育症，患者主诉无不适，查体无异常，仅在化验时发现抗精子抗体阳性，或精液不液化等。当此之际，据证立法、处方受限，医生束手。对此，若从辨体入手，询其禀赋、居处、习性，察其形体、气质，将辨病与辨体结合，指导临床用药，多能拓展治疗思路和治疗途径，提高疗效。如对体形丰满，嗜食肥甘，面多垢腻者，可辨为痰湿质，予化痰祛湿；形体壮实，嗜食辛辣，易生疮疖者，可辨为湿热质，予以清热化湿；形体偏瘦，目赤唇暗，舌有瘀斑者，可辨为瘀血质，治予活血行滞等，对治疗不育症有重要的指导意义。

三、辨体－辨病－辨证意义

（一）体现以人为本，因人制宜

"以人为本"是马克思主义关于人的全面发展的基本观点，"因人制宜"是中医学研究人体健康与疾病及其干预措施的重要学术思想。"三辨模式"尤其是辨体论治，在病、证与人体交叉的体系中，体现了"以人为本"和"因人制宜"的思想。

（二）诠释"同病异治""异病同治"

临床实践中，同一种疾病，由于患病个体体质差异，可以出现各种不同的临床类型；即使不同疾病，由于患者的体质在某些方面有共同点，往往出现相同或类似的病理机转和临床类型，从这种意义上说，体质是产生"证"的重要物质基础之一，所谓"同病异证"和"异病同证"，在很大程度上可以用体质学说加以认识和解释。

（三）拓展临床思维空间，丰富临床诊疗体系

长期以来，中医临床思维局限，理论覆盖不全，解释临床新事物的能力不足。"三辨模式"的建立，虽不能赅尽临床需求的全部，但对于突破辨证论治思维定势，拓展临床思维空间，充实和丰富临床诊疗体系，无疑是具有重大启发和重要价值的。

第三节　辨体－辨病－辨证诊疗模式的临床应用

一、辨体－辨病－辨证诊疗模式在诊断中的应用

（一）体质与疾病诊断的相关性

中医体质学认为，体质是指人体生命过程中，在先天禀赋和后天获得的基础上所形成的形态结构、生理功能和心理状态方面综合的、相对稳定的固有特质。是人类在生长、发育过程中所形成的与自然、社会环境相适应的人体特征。表现为结构、功能、代谢以及对外界刺激反应等方面的个体差异性、群类趋同性、相对稳定性和动态可变性等特点。这种体质特点或隐或现地体现于健康和疾病过程之中。因此，体质与发病、诊断、治疗、病证转归，以及预防无不密切相关。

1. 体质差异性

体质的形成与先后天多种因素相关。遗传因素的多样性和环境因素的复杂性使个体体质存在明显的差异。而即使是同一个体，在不同的生命阶段其体质特点也是动态可变的。所以体质具有明显的个体差异性，并呈现出多样性特征。

中医学历来强调个体间体质存在差异，如《灵枢·论痛》说："筋骨之强弱，肌肉之坚脆，皮肤之厚薄，腠理之疏密，各不同。"可见先天禀赋的差异使人出生伊始就存在体质的不同，人在出生之时，已经初步具备了形体的肥瘦、强弱、高矮、偏阴偏阳等不同的体质特征。可以说，先天禀赋决定了个体差异的普遍存在。生物遗传学研究证实，构成 DNA 的四种碱基排列方式决定了无穷无尽的形态结构，形成了世界上没有两个人的 DNA 有完全相同的碱基排列次序，这就是体质多样性的遗传学原理。

由于禀赋不同，加之后天因素的影响，使个体体质具有不同于他人的特征。同时，生命个体在不同的生理阶段，体质亦可呈现出不同的特征。如小儿为"纯阳"及"稚阴稚阳"之体；老年脏腑功能衰退，阴阳气血俱衰，呈现以肾精亏虚、气血运行不畅为特征的体质。体质因性别而异，女性以血为本，以肝为先天；男性以精为本，为阳刚之体，阴弱阳旺。体质又因个体的心理状态有差别，不同的体质，可以表现出不同的认知、情感和气质方面的特征。体质差异决定了个体对自然环境、社会环境适应能力的不同。

2. 体质与发病

疾病发生与否，主要取决于正气的盛衰，而正气的强弱和个体体质状况密切相关。体质就其生理基础及表现特征和功能活动而言，是正气盛衰偏颇的反映。《灵枢·百病始

生》曰："风雨寒热，不得虚，邪不能独伤人。卒然逢疾风暴雨而不病者，盖无虚，故邪不能独伤人。此必因虚邪之风，与其身形，两虚相得，乃客其形。"说明体质决定发病与否。临床常见体质虚弱之人，一遇气候变化、季节更替，或情志刺激，或饮食不调，或劳倦内伤等，即易患病，而体质强健之人往往安然无恙。

在外感病的发生过程中，体质虚弱者，则正虚感邪而发病。人体脏腑功能正常，精气血津液充盈，则体质强壮，正气旺盛，卫外固密，抗病能力强，病邪难以侵犯人体，即使病邪侵入，亦能调节修复，驱邪外出，疾病也就无从发生。《素问·刺法论》："正气存内，邪不可干。"《素问·评热病论》："邪之所凑，其气必虚。"在强调正气重要性的同时，无疑也包含了对体质的重视。在内伤病的发生过程中，体质同样具有决定意义，《素问·经脉别论》指出："勇者气行则已，怯者则着而为病。"《医宗金鉴·杂病心法要诀》也说："凡此九气（怒、喜、悲、恐、寒、炅、惊、劳、思）丛生之病，壮者得之气行而愈；弱者得之气著为病也。"说明在遇病邪所伤时，机体发病与否，不仅与病邪的种类及其量、质有关，更重要的是与机体体质有密切关系。因此，正气不足是机体发病的主导因素，人体的体质强弱是邪气能否致病的前提。

疾病的发生，除由邪正斗争的结果决定外，还受环境（包括气候、地理因素、生活工作环境和社会因素）、饮食、营养、遗传、年龄、性别、情志、劳逸等多方面因素的影响，这些因素均是通过影响人体体质的状态，使机体的调节适应能力下降而导致了疾病的发生。

3. 体质与诊断

疾病的发生以体质为背景，对疾病及其证候的诊断，首先要进行体质的判断。无论是判断体质，还是进行病证诊断，都离不开对个体神、色、形态的观察。人体的形态结构是生理功能和心理活动的基础，又是精气盛衰和代谢情况的外在表现，故人体形态结构上的差异是个体体质特征的重要组成部分。中医通过望诊观察形态、体型、体态、头面、五官、躯干、四肢、肤色、毛发及舌象等，重点了解个体的体质状况和病证特征。观察形体的强弱胖瘦，可以测知内脏的坚脆、气血的盛衰等。一般认为五脏强壮，外形也强壮。如骨骼粗大、胸廓宽厚、肌肉充实、皮肤润泽、举动灵活等，是强壮的征象，患病多为邪盛之实证；骨骼细小，胸廓狭窄、肌肉瘦弱、皮肤枯燥、举动迟钝等，是衰弱的表现，多见于虚弱体质，产生的疾病多为虚证，或虚中夹实。

神气是脏腑精气盛衰的外在表现，在人体生命活动中具有重要的作用。通过望目光、色泽、神情、体态，以及呼吸、舌象、脉象等，重点了解个体的精神意识、思维活动以及对外界的反应和适应能力、自我调节能力、防病抗病能力、新陈代谢情况等，从而可以判断机体各脏腑的生理功能。如精充气足神旺则两目灵活、面色荣润、肌肉不削、动作自如，多见平和体质；若精气不足则两目乏神、面色少华、肌肉松软、倦怠乏力、少气懒言、动作迟缓，多见气虚体质或阳虚体质。

（二）辨体－辨病－辨证诊疗模式的综合应用

随着医学模式和医学观念的变化，人们对疾病的认识发生了深刻的变化，以疾病为中心的群体医学正在逐渐向以人为中心的个体医学转变。人体生命过程中的特殊规律以及人群中个体差异性受到越来越多的关注。尊重生命的特异性，根据体质特征寻找发病规律，辨别体质类型进行诊断，进而指导临床防治疾病，与当今医学发展趋势是一致的。因此，以辨体为基础的三辨模式在临床诊断中有着重要的应用价值。

体质类型所指向的目标主要是"人"，将人作为研究的主体；而证的指向目标是"病"，将疾病某一阶段的病理特点与规律作为研究的主体；病的研究指向目标则是疾病全过程的病理特点与规律。体质主要阐述某个体区别于他人的形态结构、生理功能和心理状态，以及具有相同体质类型的人对某些疾病的易罹性和疾病发展的倾向性等方面的共同特点；而证主要阐述某一疾病在发展变化到痊愈或加重的过程中，某一阶段的病因、病位、病性、邪正关系等方面的机体反应状态区别于其他疾病的特点；病则注重从贯穿疾病始终的根本矛盾上认识病情。由此可见，体质和证、病分别侧重于从人体与疾病两个不同的角度说明机体的生理或病理状态。

辨体，即辨别体质类型，包括辨形态、辨神气、辨心理等内容，主要诊察形体禀赋、心理、地域及致病因素对人的影响，即人对这些因素的反应，以此分析某类人群脏腑阴阳气血的多少，对某类疾病的易罹性，患病后体质对疾病的影响，即疾病发展的倾向性，对药物的耐受性等。辨证则重在从疾病当前的表现中判断病变的位置与性质，辨证的一般思维规律，是在中医学理论的指导下，通过对症状、体征等病情资料的综合分析，先明确病位、病性等辨证纲领，再确定辨证具体要素和证名。辨证方法包括八纲辨证、病性辨证、脏腑辨证、六经辨证、卫气营血辨证、三焦辨证、经络辨证等。在理论上，辨体质是分析人在患病前和患病后的动态变化；辨证是概括现阶段疾病对机体所造成的影响；辨病则包括对病变全过程的总体属性、特征和规律进行辨识，有利于从疾病全过程、特征上认识疾病的本质，重视疾病的基本矛盾。正由于"体质""证型""疾病"对个体所患疾病本质反映的侧重面有所不同，所以中医学强调要"辨体""辨病""辨证"相结合，从而有利于对疾病本质的全面认识。

临床进行思维分析时，辨体、辨证，不仅有利于当前的诊断与治疗，并且通过对体质与证候的变化观察，有利于对疾病本质的揭示。由于疾病过程中证候的类型、性质，病机发展的趋向和预后均取决于病因与体质两个方面，其中体质是内因，占主导地位，因此，证候的表达方式和变化趋向始终受体质因素的制约。正如《医宗金鉴·订正伤寒论注》所谓："盖以人之形有厚薄，气有盛衰，脏有寒热，所受之邪，每从其人之脏气而化，故生病各异也。"所以，要做到及时治疗，防止疾病恶化，必须通过体质诊断，积极调整和改善疾病赖以形成的体质基础，对病人早期诊断、早期治疗，才能从根本上控制证候，治愈疾病。许多遗传性疾病、过敏性疾病与体质的关系尤为密切，防治过敏性疾病的关键并不是一个病一个证的治疗，而是通过体质诊断，改善、纠正过敏体质，才能真正消除过敏性疾病对人体的危害。

辨体与辨证、辨病三者既有区别，又有联系。研究体质与疾病的关系，对全面认识疾病、整体把握疾病均具有重要意义；证候的产生是以个体体质为病理基础的，证是机体体质的一种病理倾向和特征的反应，而体质则是疾病过程中"证"的不同阶段发生变化的物质基础。在辨病的基础上辨证可补辨病论治之不足，如同是痢疾，在其发展及变化过程中则有在气分、在血分，属实证、热证及虚实夹杂之不同，须施以不同治法。辨病与辨证相结合，在特定情况下，又可灵活运用，如温热病不必谨守卫气营血传变程式，可采取扭转截断，遏止病情发展，直至治愈，这也体现了中医学的诊疗思想。

二、辨体 – 辨病 – 辨证诊疗模式在治疗中的应用

在临床工作中，既往对辨证论治强调较多，辨病与辨证相结合的观点亦有论述，而对辨体论治的应用相对较少。近年来随着体质学研究的广泛开展，对辨体论治思想已形成充分的认识。应用"辨体 – 辨病 – 辨证诊疗模式"的关键是辨体论治，其主要内容包括辨体质类型论治、辨体质状态论治等。

（一）辨体 – 辨病 – 辨证诊疗模式的临床基础

1. 体质与治疗

中医学历来强调因人制宜，即在疾病的防治过程中因人的体质不同开展针对性处置措施，包括根据患者的年龄、性别、禀赋、生活习惯、地理环境等因素形成的个体体质进行治疗。因人制宜，实为"因体质制宜"。故患者体质是中医临床立法处方用药的重要客观依据之一。体质因素对于治疗原则的确定，治疗方法的选择和方药应用，方药与针刺治疗的宜忌，以及治疗的反应性和耐受性等方面均有重要作用。

体质与治疗原则的关系，主要体现在根据体质类型、体质状态确定治疗原则。辨体质类型论治，主要是根据人体气血阴阳的盛衰，制定相应的治疗原则。如阳虚者宜温阳，阴虚者宜养阴，湿热者宜清热化湿等。辨体质状态论治，包括根据不同的年龄、性别、

强弱、居处、奉养等，制定相应的治疗原则。

体质与治法及宜忌的关系，主要体现在根据不同体质对药物性味和针刺手法的宜忌，采取相应的措施。如以药物气味之偏纠正患者体质阴阳气血之偏，则为用药之所忌。在治疗中，立法处方用药要考虑到致病因素和体质状态，既要有效治疗疾病，调整偏颇体质，又要避免针、药对体质的不良影响，以达到治疗的目的。

2. 体质与病证转归

体质因素往往主导病证的传变趋势。传变是言病证的变化和发展趋势，是指病变部位在脏腑经络等之间的传递转移，以及病证性质的转化和改变。病证传变与否，虽与邪之盛衰，治疗得当与否有关，但体质因素具有重要作用。如伤寒之太阳病，患病七日以上而自愈者，正是因为太阳行经之期已尽，正气胜邪之故。体质虚弱者不但易于感邪，且易深入，传变多而病程缠绵。如伤寒病六、七日，身不甚热，但病热不减，病人烦躁，即因正不敌邪，病邪从阳经传入阴经，病程长，预后较差。

不同的体质类型有不同的传变形式。《伤寒论》所论循经传、越经传、表里传、两感传、直中传以及合病、并病等，无不反映了个体体质对疾病演变的重要作用。《医宗金鉴·订正伤寒论注》对此解说更为透彻，即"六气之邪，感人虽同，人受之而生病各异者，何也？盖以人之形有厚薄，气有盛衰，脏有寒热，所受之邪，每从其人之脏气而化，故生病各异也，是以或从虚化，或从实化，或从寒化，或从热化，譬诸水火，水盛则火灭，火盛则水耗。物盛从化，理固然也"。

疾病的预后有善恶之分，演变有好转和加重两种不同倾向，这虽然与感邪轻重、治疗及时与否有关，但在相当程度上是由体质因素所决定的。在内伤杂病中，经络之间的传变、经络脏腑之间的传变及脏腑之间的传变是很普遍的，体质差异是导致病变在脏腑经络之间传递转移以及疾病性质改变的重要因素。一般而言，体质强壮者，正气充足，抗邪能力强，不易感邪发病，即使发病，也多为正邪斗争剧烈的实证，病势虽急，但不易传变，病程也较短暂；体质虚弱者，不但易于感邪，且易深入，病情多变，易发生重证或危证。

（二）辨体质类型论治

体质具有个体差异性和群类趋同性，因而根据体质特征可以将体质分为9种基本类型，即平和质、气虚质、阳虚质、阴虚质、痰湿质、湿热质、瘀血质、气郁质、特禀质。辨体质类型论治，就是以不同体质类型为背景，研究用药物改善体质之偏颇，达到未病先防和治病求本的目的。

1. 辨平和质病证并治

【体质特征】体型匀称健壮，面色红润，精力充沛，发色黑有光泽，性格开朗，胃纳佳，二便正常，舌淡红，苔薄白，脉和缓。

【形成因素】先天禀赋良好，或后天调养得当。

【发病倾向】对四时寒暑及地理环境适应能力强，患病较少。

【调体法则】注意摄生保养，饮食有节，劳逸结合，生活规律，坚持锻炼。

【调体方药】平和质者，无气血阴阳偏颇，无明确调体方药。平素以保养为主，可适当使用扶正之品，不宜过于强调进补，少用药物为宜。若患疾病时，以辨病、辨证论治为主，重在及时治病，防止因疾病导致体质偏颇。

【调体要点】根据人体生长规律，适当调养。

（1）小儿期：小儿处在生长发育时期，食谱当多样化，富有营养，促进其正常生长发育。

（2）更年期：为体质的转变时期，可根据阴阳偏颇酌服补益肾阴肾阳之剂，如八味肾气丸、六味地黄丸之类。

（3）老年期：五脏逐渐虚衰，应适当调补，促其新陈代谢，延缓衰老，宜以平补为主，酌用健脾益气之品，如山药、白术、黄芪等。

2. 辨痰湿质病证并治

【体质特征】形体肥胖或素肥今瘦，面色淡黄而暗，多脂，口黏痰多，胸闷身重，肢体不爽，苔多滑腻，脉滑，或弦滑。

【形成因素】痰湿质者多脾虚失司，水谷精微运化障碍，以致湿浊留滞。成因于先天遗传，或后天过食肥甘以及病后水湿停聚。

【发病倾向】易患消渴、中风、眩晕、胸痹、咳喘、痛风、痰饮等病证。

【调体法则】健脾利湿，化痰泄浊。

【调体方药】代表方为化痰祛湿方（本人经验方）、参苓白术散、泽泻白术散等。常用药物有党参、白术、茯苓、炙甘草、山药、扁豆、薏苡仁、砂仁、莲子肉、陈皮、苏子、白芥子等。

【临证加减】痰湿质肥胖者，可加入升清醒脾之荷叶、苍术等；痰浊阻肺者，可用三子养亲汤，方中莱菔子、白芥子、苏子不但化痰肃肺，且亦能降脂减肥，也可加入冬瓜仁化痰，改善痰湿体质；对水浊内留者可用泽泻、猪苓等。

【调体要点】

（1）配用温化通阳：湿为阴邪，其性黏滞，宜温化通阳，根据病情需要可酌加桂枝、厚朴、干姜以及淫羊藿、补骨脂等，但须防温热太过，水液受灼，化热生变。

（2）细察痰瘀互夹：痰湿黏滞，阻遏气机，常致血瘀，形成痰瘀互夹，治宜化痰利湿，兼以活血。

（3）少用甘润之品：甘酸柔润之药，亦能滞湿生痰，应予慎用。日常饮食宜少食肥甘甜腻食物。

3. 辨湿热质病证并治

【体质特征】面垢油光，易生痤疮，常口干、口苦、口臭，便干、尿赤，性格多急躁易怒。舌质红，苔薄黄或黄腻，脉数或弦数。

【形成因素】湿热质者多湿热蕴结不解，形成于先天禀赋或久居湿地。

【发病倾向】易患疮疖、黄疸、热淋、血衄、带下等病证。

【调体法则】分消湿浊，清泄伏火。

【调体方药】代表方为泻黄散、泻青丸、甘露消毒丹等。常用药物有藿香、山栀、石膏、甘草、防风、龙胆草、当归、茵陈、大黄、羌活、苦参、地骨皮、贝母、茯苓、泽泻等。

【临证加减】湿热质可根据不同表现分别加减，肺热明显，易生痤疮者，可选用枇杷清肺饮，药如枇杷叶、桑白皮、黄芩、麦冬等；若易生口疮，胃火较盛者，可选用清胃散加减，药如升麻、黄连、当归、生地、丹皮等；若夏日感受暑热者，选用六一散加西瓜翠衣，解暑化湿以调体。

【调体要点】

（1）宣透化湿以散热：根据"火郁发之"之理，可于泻火解毒之剂中加用藿香、防风、茵陈、白芷等品，宣透清化。

（2）通利化湿以泄热：根据渗湿于热下之理，在清热化湿同时佐以通利之白茅根、木通、竹叶、薏苡仁，使热从下泄。

（3）少用辛温助火之品：湿而有热，宜苦寒之剂燥之。少用辛温，以防助热。宜戒烟限酒，少食辛辣香燥，常食绿豆、冬瓜汤及瓜果蔬菜，保持大小便通调。

4. 辨瘀血质病证并治

【体质特征】以瘦人居多，面色常暗，发易脱落，红丝攀睛，肌肤或甲错或瘀斑。心烦心悸，健忘时作。舌质多暗或有瘀点，脉细或涩。

【形成因素】瘀血质者多血脉瘀滞不畅。多因先天遗传，后天损伤，起居失度，久病血瘀等所致。

【发病倾向】易患眩晕、胸痹、中风、癥瘕病变，常有出血倾向。

【调体法则】活血祛瘀，疏利通络。

【调体方药】代表方为桃红四物汤、大黄䗪虫丸等。常用药物有桃仁、红花、生地、赤芍、当归、川芎、丹皮、茜草、蒲黄、丹参、山楂等。

【临证加减】瘀血质者可根据其瘀血部位不同酌予加减。胸中憋闷者，可选用血府逐瘀汤加减，药加柴胡、桔梗、牛膝等；瘀血头痛、眩晕者，重用川芎，酌加葛根、葱白、全蝎等；若有癥瘕者，可选桂枝茯苓丸加减，或加破瘀及虫类药，如三棱、莪术、地鳖虫、水蛭等。

【调体要点】

（1）养阴以活血：由于津血同源，津枯则血燥，体内津液不足，"干血"内留，亦是瘀血质的成因之一。《金匮要略》大黄蟅虫丸中的生地黄用至十两，说明养阴凉血在阴虚有"干血"的情况下是重要的治法。

（2）调气以化瘀：气滞则血瘀，气行则血畅，故活血调体常配以理气之剂，如枳壳、陈皮、柴胡等。

5. 辨气郁质病证并治

【体质特征】形体瘦弱，性格内向脆弱，对精神应激能力差，常忧郁不乐，易惊悸，失眠多梦，食欲不振，喜太息，或咽中异物感，或胁胀窜痛，脉弦。

【形成因素】气郁质者多气机郁滞。其形成与先天遗传及后天情志所伤有关。

【发病倾向】易患郁证、脏躁、百合病、梅核气、不寐、癫证等。

【调体法则】疏肝行气，开其郁结。

【调体方药】代表方为逍遥散、柴胡疏肝散、越鞠丸，常用药物有柴胡、陈皮、川芎、香附、枳壳、白芍、甘草、当归、薄荷等。

【临证加减】气郁质者多兼湿郁、血郁、火郁、痰郁、食郁，但以"木郁"为先导，临证总以柴胡、香附、枳壳等行气药为主，湿郁加苍术、厚朴；血郁加丹参、桃仁；痰郁加半夏、竹茹；火郁加连翘、山栀；食郁加神曲、山楂等。

【调体要点】

（1）掌握用药法度：理气不宜过燥，以防伤阴；养阴不宜过腻，以防黏滞；用药不宜峻猛，以防伤正。

（2）提倡情志相胜：气郁质者情志不畅，必须充分重视精神调节，如语言开导、顺情解郁，或采用情志相胜、移情易性等方法。

6. 辨气虚质病证并治

【体质特征】体型偏虚胖或胖瘦均有，平素易乏力，倦怠少气，面色微黄或㿠白，唇色淡白，毛发不华，性格喜静懒言。偏于肺气虚者易喷嚏、流清涕，舌质淡，脉细弱。

【形成因素】气虚质者多元气虚弱。主要成因在于先天不足、后天失养或病后气亏。

【发病倾向】常自汗、易患感冒、哮喘、眩晕或兼有过敏。

【调体法则】培补元气，补气健脾。

【调体方药】代表方为四君子汤、补中益气汤。常用药为党参、黄芪、白术、茯苓、甘草、陈皮、大枣等药物。

【临证加减】根据《素问·阴阳应象大论》"形不足者，温之以气；精不足者，补之以味"的原则，选用党参、黄芪、甘草为调治气虚质的主药。由于"气之根在肾"，因此，可酌加菟丝子、五味子、枸杞子等益肾填精。再参以紫河车、燕窝等血肉有情之品，充养身中形质，气味同补。若偏肺气虚者，常反复出现咳嗽、哮喘等病变，即所谓肌肉不坚固，则腠理疏松，善病风者，可选用玉屏风散而重用黄芪，酌加益肾气之淫羊藿、熟地等。

【调体要点】

（1）把握剂量，不可峻补：气虚质者使用人参补气强质，注意把握剂量，缓图渐进，或配伍其他方药使用。气有余便是火，应用不当，易产生太过上火。

（2）补气佐以理气：补气调体药易于壅滞气机，若中有痰湿者要与化痰祛湿药同用，或少佐理气行滞之品。

（3）补气须防虚中夹实：气虚质者内脏功能脆弱，常因外邪或内在饮食积滞产生内热等虚实夹杂之证，当予顾及。

7. 辨阳虚质病证并治

【体质特征】常见形体肥胖，畏寒怕冷，腰背为著，性格多沉静内向，精神萎靡，毛发易落，目胞灰暗，大便多溏，小便清长。舌胖淡或有齿印，苔薄滑，脉沉或沉迟。

【形成因素】阳虚质者多元阳不足。可由于先天禀赋不足，如属父母年老体衰晚年得子，或由于母体妊娠调养失当，元气不充，或因后天失调，喂养不当，营养缺乏；或中年以后劳倦内伤，房事不节，渐到年老阳衰，诸虚及肾等。

【发病倾向】易患痰饮、肿胀、泄泻、阳痿、惊悸等病证。

【调体法则】补肾温阳，益火之源。

【调体方药】常用方为金匮肾气丸、右归丸、斑龙丸、还少丹等。常用药物有熟地、山药、山茱萸、枸杞、菟丝子、杜仲、鹿角胶、附子、肉桂等。

【临证加减】温壮元阳药物，实有温阳与补火之别，前人认为，附桂辛热补火，犹如夏日之烈；巴戟天、仙灵脾、补骨脂温阳，有如春日之暖；也有比拟说，温阳如炉灰埋炭，欲其缓缓取暖；补火如炽炭于盆，欲其大加温热。

【调体要点】

（1）温阳佐以养阴：根据阴阳互根的理论，在温壮元阳的同时，佐入适量补阴之品，如熟地、山茱萸等，以达阳得阴助而生化无穷；阳虚者，可阳损及阴，导致阴阳两虚，用药要阴阳相顾，切忌温阳太过，耗血伤津，转现燥热。因此，调理阳虚质时要慢温、慢补，缓缓调治。

（2）温阳兼顾脾胃：调治阳虚之质，有益气、补火之别，除温壮元阳外，当兼顾脾胃，只有脾胃健运，始能饮食多进，化源不绝，体质强健，亦即养后天以济先天。

8. 辨阴虚质病证并治

【体质特征】多见体型瘦长，面色潮红，咽干口燥，手足心热，不耐热，性格多急躁易怒，常失眠多梦。舌红少苔或见地图舌，脉细或细数。

【形成因素】阴虚质者多真阴不足。其成因与先天本弱，后天久病、失血、积劳伤阴有关。

【调体法则】滋补肾阴，壮水制火。

【调体方药】常用方为六味地黄丸、大补阴丸等。常用药物有熟地、山药、山茱萸、丹皮、茯苓、泽泻、桑椹、女贞子等。

【临证加减】阴虚质者有精、血、津、液亏损之不同。精亏者益肾填精为主，如六味地黄丸或左归丸之类；阴血亏损者，宜养血为主，如当归补血汤或四物汤之类；津亏者宜养肺胃之津，兼以益肾，药如百合、沙参、麦冬、玉竹、生地等。

【调体要点】

（1）滋阴与清热并用：阴虚生内热，故滋阴应注意与清热法同用或滋阴润燥同用。

（2）保血、养血即可生津：由于人体生理、病理上的相互关系，真阴不足，可涉及精、血、津、液的虚亏，因此在调治阴虚的同时，注意结合填精、养血、滋阴的方药。

（3）养阴兼顾理气健脾：滋阴药多性柔而腻，久服易伤脾阳，容易引起胃纳呆滞，腹胀腹泻等，可加木香、砂仁、陈皮、鸡内金等理气健脾消导之品。

9. 辨特禀质病证并治

【体质特征】有先天缺陷，或有和遗传相关疾病的表现。如先天性、遗传性的生理缺陷，先天性、遗传性疾病，过敏性疾病，原发性免疫缺陷等。若为过敏体质者，常表现为对季节气候适应能力差，皮肤易出现划痕，易形成风团、瘾疹、咳喘等。

【形成因素】特禀质是由于先天性或遗传因素所形成的一种特殊体质状态。若是过敏质者主要因肺气不足、卫表不固、津亏血热。

【发病倾向】特禀质的发病，凡遗传性疾病者，多表现为亲代有相同疾病，或出生时即有固定缺陷。若为过敏体质者易患花粉症，易引发宿疾，易药物过敏。

【调体法则】临床对于先天性、遗传性疾病，或生理缺陷，一般无特殊调治方法。或从亲代调治，防止疾病遗传。过敏质者主要用益气固表、养血消风法。

【调体方药】过敏质的代表方为玉屏风散、消风散、过敏煎等，常用药物有黄芪、白术、荆芥、防风、蝉蜕、乌梅、益母草、当归、生地黄、黄芩、丹皮等。

【临证加减】过敏质者症状表现各不相同，临证加减主要在于对症用药，若鼻流清涕、目痒鼻塞者，以清肺消风为主，可选用玉屏风散合麻杏石甘汤加细辛、黄芩、百合等；若皮肤风疹，湿胜血热者，可用消风散加徐长卿、紫草、赤芍等。

【调体要点】

（1）注重养生：生活中要加强身体锻炼，顺应四时变化，以适寒温。

（2）加强保护：避免接触致敏物质，如尘螨、花粉、油漆等，避免接触。古代文献认为饮食过敏可致哮喘，因而有"食哮""鱼腥哮"等名，因此，要注意饮食，忌食鱼腥发物。

（三）辨体质状态论治

中医强调"天人合一"，人处于自然、社会之中，由于各种因素的作用，就会表现出不同的生存状态。中医学所说的体质状态包括：先天质禀，形、色、气、脉，阴阳、虚实，男女、少长，奉养居处，地域差异等。辨体质状态论治，就是根据个体所表现的体质状态不同，分别进行病证分析和临床用药。

1. 辨先天质禀论治

不同个体的特征分别具有不同遗传背景，先天禀赋的不同则决定了体质的差异所在，如《灵枢·寿夭刚柔》曰"人之生也，有刚有柔，有弱有强，有短有长，有阴有阳"，即说明了体质差异与遗传的关系。明代张景岳亦认为禀赋各有阴阳，脏气各有强弱，他在《景岳全书·传忠录》中说："而血气为人之橐籥，是皆人之所同也。若其同中之不同者，则脏气各有强弱，禀赋各有阴阳。脏有强弱，则神志有辨也，颜色有辨也，声音有辨也，性情有辨也，筋骨有辨也，饮食有辨也，劳逸有辨也，精血有辨也，勇怯有辨也，刚柔有辨也。强中强者，病其太过；弱中弱者，病其不及。因其外而禀其内，无弗可知也。禀赋有阴阳，则或以阴脏喜温暖，而宜姜、桂之辛热；或以阳脏喜生冷，而宜芩、连之苦寒；或以平脏热之则可阳，寒之则可阴也。有宜肥腻者，非润滑不可也；有宜清素者，惟膻腥是畏也。有气实不宜滞，有气虚不宜破者；有血实不宜涩，有血虚不宜泄者。有饮食之偏忌，有药饵之独碍者。有一脏之偏强，常致欺凌他脏者；有一脏之偏弱，每因受制多虞者。有素夹风邪者，必因多燥，多燥由于血也；有善病湿邪者，必因多寒，多寒由于气也。此固人人之有不同也。"张景岳认为，体质是可以改变的，体质虽与先天禀赋有关，但后天调节奉养因素可使之有常有变。"其有以一人之禀，而先后之不同者。如以素禀阳刚，而恃强无畏，纵嗜寒凉，及其久也，而阳气受伤，则阳变为阴矣；或以阴柔，而素耽辛热，久之则阴日之涸，而阴变为阳矣。不惟饮食，情欲皆然。病有出入，朝暮变迁，满而更满，无不覆矣，损而又损，无不破矣。故曰：'久而增气，物化之常也；气增而久，夭之由也。'此在经文固已明言之矣。夫不变者常也，不常者变也。人之气质有常变，医之病治有常变。欲知常变，非明四诊之全者不可也。"张氏之论说明饮食偏嗜、精神情绪、生活习惯在后天长时间的影响下，可以使体质逐渐发生变化。原本寒性体质可变化为热体，原来热性体质也可转变为寒体，如不能从体质变化中把握，则会造成治疗的延误。体质状态变化不仅表现于一个人的先后天，还可以表现于某个时代人群的总体特征，从而在整体上影响其治疗思想。

元代朱丹溪力倡阳常有余，阴常不足，因而力主滋阴，而张景岳根据明代人的体质特点提出"阳常不足，阴常有余"，力主人之生气以阳为主，阳气难得而易失，故以温补为主。近代名医颜芝馨十分重视其父母体质对小儿禀赋的影响。他认为，小儿疾患，外感无非六淫，内伤多由饮食，除痘、痧、惊、疳外，不离风、寒、痰、食。惟用药前必先明了先天禀质，《易经》曰："男女媾精，万物化生。"盖人之生也，必借阴阳之化育而赋命，父母有特殊嗜欲与疾病，必遗传于子女，故临证时，详究患孩父母体质强弱，不仅可供诊断时借鉴，还能为用药时参考。治疗时既要顾先天，亦须养后天，切勿认为小儿属纯阳之体，大进寒凉攻伐峻剂，而伤其脾胃。《幼幼集成》云："凡有微疾，不用仓忙，但令乳母严戒油腻荤酒，能得乳汁清和，一二日间，不药自愈。"《千金要方》有小儿病与大人之病不殊，惟用药多少为异。说明古人早已指出治疗小儿疾患不难，但用药宜轻，中病即止，切勿过剂，以免耗伤正气，影响生长发育。以上说明临证施治不可忽略先天禀赋因素，这样不仅有助于认识病性阴阳及其转化，把握发病趋向，而且启示在临床中要考虑在出生前已经潜伏的致病因素，包括中医所称先天禀赋不足所致"胎弱"和胎儿期间由亲代传给子代的"胎毒"等。

2. 辨形、色、气、脉论治

一定体质状态，必通过一定表象反映其特定的信息，形、色、气、脉则是判断体质指导治疗的重要依据。朱丹溪在《格致余论》中说："'诊病之道，观人勇怯，骨肉皮肤，能知其情，以为诊法也'。凡人之形，长不及短，大不及小，肥不及瘦；人之色，白不及黑，嫩不及苍，薄不及厚。而况肥人湿多，瘦人火多；白者肺气虚，黑者肾气足。形色既殊，脏腑亦异。外证虽同，治法迥别……"章虚谷在《医门棒喝·人身阴阳体用论》中首先阐述了如何通过形、色、气、脉辨体及其重要性，他指出："夫医为性命所系，治病之要，首当察人体质之阴阳强弱，而后方能调之使安。禀之之道，审其形、色、气、脉而已。形色气脉，《内经》论之详矣，然未窥其蕴者，莫得其端绪，诸家方书，但论病证方药，而察形色以辨阴阳之要者，多略而不讲。无怪后学执成方以治病，每不能合。因其病虽同而人之体质阴阳强弱各异故也。虽丹溪略举其概，叶氏医案每论其端，而散见各条，人多忽之。分述其大略，由是类推审察，则论制其方，稍有准则也。"章氏接着从阴虚之质、阳虚之质、阴阳两弱之质等分别指出不同体质其形、色、气、脉等方面具有不同的表达特征，形则包括形体胖瘦、肌肉坚松、皮肤苍嫩及耳轮形态；色则包括面之颜色、目之精采；气则包括中气强弱；脉则包括盛、大、弦、软等，而饮食、神智情况亦为重要方面。不同体质在方药的适应性、耐受性上亦有不同，并对辨体用药作了指导性说明，强调"治病之要，首当禀人体质之阴阳强弱，而后方能调之使安"。他说，假如形瘦面苍，中气不足而脉多弦，目有精采，饮食不多，却能任劳，此阳旺阴虚之质也。每病多火，须用滋阴降火。若更见体丰肌厚，脉盛皮粗，食啖倍多，此阴阳俱盛之质。平时少病，每病多重，以邪蓄深久故也。须用重药，如大黄、芒硝、干姜、桂附之类。寒热之药彼俱能之，以禀厚能任削伐，若用轻药，反不能效也。如体丰色白，皮嫩肌松，脉大而软，食啖虽多，每生痰涎，此阴盛阳虚之质。目有精采，尚可无妨，如无精采，寿多不永，或未到中年，而得中风之病。每病虽热邪，药不可过寒，更伤其阳，阳微则防其脱，热退须用温补扶阳。若更见形瘦脉弱，食饮不多，此阴阳两弱之质。倘目有精采，耳轮肉厚端正，其先天尚强，神清智朗者，反为大贵。若目无采，神气昏庸，必多贪夭。凡阴阳俱弱之质，常多病，却不甚重，亦不能受大补大泻大寒大热之药。但宜和平之味，缓缓调之，此大略也。若论其变，则有阳旺阴弱之人，而损伤阳气者，宜先扶阳，而后滋阴；阴盛阳虚之人，而有伤阴者，宜先滋阴，而后助阳。斯当随时审禀，不可拘执。近代名医颜芝馨对辨形、色、气、脉以施治有丰富的认识与见解，他说："脏腑经络相通，表里上下相贯，血气周流，无有间断。凡病有诸内，必形诸外。欲知其内者，当观乎外；诊于外者，斯以知其内，故从人之体态、神色，可以禀知禀赋之强弱，正气之盛衰，以及病之轻重、安危。"

3. 辨体质阴阳虚实论治

朱丹溪谓"阳常有余，阴常不足"，而景岳谓"阳常不足，阴常有余"，是不同时代医家对人群体质状态的描述，表达了人群体质变化有时空关系。清代章虚谷在《医门棒喝·人身阴阳体用论》中说："若夫丹溪所谓阳常有余，阴常不足，景岳之谓阳常不足，阴常有余者，因非阴阳之体，亦不可认阴阳之用也。何故？阴阳之体，浑然一气，莫可形容。阴阳之用，虽有屈伸变化，而参差不齐，常者，不变之谓。人之体质，或偏于阴，或偏于阳，原非一定，岂可谓之常乎？故两说若冰炭，皆非至理也。如曰：阳或有余，阴或不足；阳或不足，阴或有余，庶几近之。然两家之论，虽非阴阳至理，而实各发明经旨一节，有补前人未备之功。故不可偏执其说，而亦不可偏废也……故经又曰：'阴平阳秘，精神乃治。'可见终归阴阳和平，方为至理。故阴阳之道，本无有余不足，而人之禀赋不齐者，以其用之流行，各有偏胜，究其浑然之体则一也。若不明先天后天阴阳体用之理，或言有余，或言不足，而互相抵牾，不亦重增后学之惑哉！"章氏认为，丹溪、景岳之论看似矛盾，但他们均从阴阳偏颇角度说明不同人群的差异是以体质为背景所表达的偏胜之象，医家不必偏执其一而生歧义，只要把握这一理论精髓则会豁然贯通。清代名医程芝田在《医法心传·论病须禀阴脏阳脏平脏论》中指出体质有阴脏、阳脏、平脏3种类型，其成因及饮食冷热之喜恶、大便溏硬之形状及便次多少、口之润燥等表现特点皆有不同，其转归亦异。他说："凡人阴脏、阳脏、平脏，本性使然。如素系阴脏者，一切饮食必喜热物，偶食生冷，腹中即觉凝滞不爽，大便一日一度，绝不坚燥，甚则稀溏，食难消化。若系阳脏，一切饮食必喜寒冷，偶食辛热之物，口中便觉干燥，甚则口疮咽痛，大便数日一次，必然坚硬，甚则燥结。临症先当询问，再辨其病之阴阳。"程氏强调临床上分清体质情况，为"第一要紧关头"，而对人的体质，分阴脏、阳脏、平脏3类。张景岳虽在《藏象别论》中已明确提出，但未作具体阐述，程氏则对这3种不同体质的反应状态、好发病症与发病后的病理变化作了具体的阐发，因而在治疗上须"因人制宜"。关于阴脏、阳脏、平脏的名称，现少提及，但其精神实质仍有指导意义。如常讲的"阳盛体质的人，感邪后易热化；阴盛体质的人，感邪后易寒化"，这与前述"阳脏者多热化，阴脏者多寒化"的思想一脉相承。近代名医魏长春在《魏长春临证经验集》中指出："治病总宜辨其体质阴阳，才可知寒热虚实之治。"他认为，邪气中人及传化多因人而异，同一病因、同一疾病，由于患者体质的强弱、脏腑之阴阳偏盛、性情的刚柔有别，所见症状亦各有不同。因此，明辨体质，审禀人体的阴阳寒热燥湿，因人、因病、因邪施治，方可获效。临床上对于病情迁延日久，阴阳寒热错杂的疑难病症，一时难辨阴阳，详细了解其体质，能有助于明确定向。

4. 因男女之别施治

由于男女体质、生理特点有所不同，因人施治时也要考虑到男女体质上的差别。根据中医阴阳学说，男子属阳，女子属阴，气属阳，血属阴。男子以气为主，女子以血为主。男子脏腑功能较强，代谢旺盛；女子脏腑功能较弱，代谢偏低；女子性格一般多内向，多愁善感；男子性格外向，心胸开阔。故在治疗中，男子用药剂量一般较重且多峻猛，女子用药多较轻。男子阳旺，要慎用大辛大热之品，以免助阳生火；女子阴盛，要少用寒凉之物。由于女子以阴血为贵，伤阴耗血后要注意滋补阴血；男子以阳气为贵，阳气不足或气随血脱之时，更要注意大补阳气，以温阳益气摄血。另外，妇女由于解剖上有胞宫，生理上有经、孕、产、乳等特点，与肾、肝、脾（胃）三脏及冲、任、督、带脉有密切联系。在病理上以月经失调、血崩、经闭、痛经、阴挺、乳瘀、带下、癥瘕等为主要病证，治疗以疏肝健脾、调理气血为主。而男子在生理上有精室，主生精分泌精液，在生殖功能病变中以阳痿、阳强、遗精、早泄、淋浊、房劳、子痈、疝痛为主要病证，治疗上以补肾、疏肝为主。

5. 辨年之少长论治

人体脏腑气血的盛衰与年龄密切相关，在生长、发育、壮盛以至衰老、死亡的过程中，脏腑气血由盛而衰，影响着人体生理功能，决定着人的体质，如小儿为"稚阴稚阳"之体，处于脏腑娇嫩状态，而到了老年阶段，脏腑生理功能减退则多转向虚弱状态，认识这些问题对指导治疗有重要意义。历代医家对辨老人体质、小儿体质施治，多有专论。在辨老年体质方面，《寿世青编·老人治论》指出："常见年高疾患，将同少年混投汤药，妄行针灸，务欲速愈。殊不知老年之人，血气已衰，精神减耗，至于视听不至聪明，手足举动不随其志，身体劳倦，头目昏眩，宿疾时发，或秘或泄，或冷或热，皆老人之常也。勿紧用针药，急求痊愈，往往因此则致危殆。惟是调停饮食，随其食性变馔治之，此最为良法也。"徐灵胎在《慎疾刍言·老人治则》中对老年体质为病提出3种方法：一是阳盛注意补阴清火。"能长年者，必有独盛之处。阳独盛者，当补其阴；阴独盛者，当益其阳。然阴盛者，十之一二；阳盛者，十之八九。而阳之太盛者，不独当补阴，并宜清火以保其阴。故老人无不头热、耳聋、面赤、便燥，现种种阳证。乃医者为老人立方，不论有病无病，总以补阴为上，热盛生风，必生类中等病"；二是外感宜当逐邪，"若偶有风、寒、痰、湿等因，尤当急逐其邪。盖老年气血不甚流利，岂堪补住其邪，以与气血为难，故治老人之有外感者，总与壮年一例，或实见其有虚弱之处，则用轻淡之品，而量为补托"；三是调养宜审阴阳偏颇而使阴平阳秘，"若无病而调养，则当审其阴阳之偏胜，而损益使平。盖千年之木，往往自焚，阴尽火炎，万物尽然也。故治老人者，断勿用辛热之药，竭其阴气，助其亢阳，使之面红、目赤、气塞、痰壅、脉洪、肤燥，当耆艾之老，而加以焚如之惨也。"陆九芝在《世补斋医书·老年治法》中说："垂暮之年，阴易亏而阳易强。"称"惟灵胎徐氏最为善治老人。其言曰，能长年者，必有独盛之处，阳独盛当顾阴；阴独盛当扶阳。然阴盛者十之一二，阳盛者十之八九。阳太盛者，非独补阴，并当清火以保阴。乃世为老人立方，总以补阳为事，热甚者必生风，是如疾也。"今叶老服食鹿肉以后，逾月即肌肤发痒，色赤黯，说明是补阳以后，热甚生风为患。

近代名医颜芝馨认为，治疗老年久病着重调养脾胃。颜氏云："胃为水谷之海，五脏六腑之源，人身气血，皆赖胃中水谷生化而来，胃气有权，则脏虚可恢复，高年脾胃衰弱，久病元气受伤，导致运化无力，药饵进口不能传送，无能发挥其应有效用，宜以饮食及轻剂调养，务求其胃强能食，使中气能运，切勿过饥过饱，庶可祛病延年。"裴一中在《言医》中云："久病后不可恣投以药，且无论药之廖，即对病者，亦不可不慎，何也？人之元气以胃气为本，胃气又以气为本。"故《内经》有"人以水谷为本，绝水谷则死"和"无毒治病，十去其九；谷肉果菜，食养尽之"，不曰以药养之也。盖药物过剂，无有不伤及脾胃之正气也，名为补人，而实则害人。指出老年人生机衰减，气血亏乏，患病多属虚证，或正虚邪实，当以扶正补虚为前提，但宜顾护脾胃，补而勿滞，毋犯"虚虚实实"之弊。小儿体质的生理特点是"脏腑娇嫩、形气未充"，所以病理特点是"发病言易、传变迅速、易虚易实"，历代医家根据自身体验，对注意小儿体质特点立方遣药多有所论。明代医家张景岳对小儿病的治疗认为要抓住其体质特点，在此基础上明确辨证，治疗易为获效。张氏特别强调虚实的重要性，亦指出可从体质强弱、形色、声音、脉息等方面加以区别，在治疗上把握虚实，毋犯正气。《儿科醒》提出以望、闻、问、切四诊来审察小儿体质，并提出"保护元气"是治疗儿科疾病的关键问题。蒲辅周认为小儿稚阴稚阳之体，易虚易实，易寒易热化；而阳虚之体，感温亦易寒化。小儿禀赋不足或脾胃阳虚，多易夹食滞，倘急投苦寒药，致伤其阳，乃生变证，此时宜温阳扶正以救逆。

6. 辨体质奉养居处不同论治

生活条件及饮食结构对体质的形成有着重要影响，膏粱厚味，养尊处优与饮食粗粝，居处艰苦的人所易罹疾病与治疗大法当有所不同，历代医家对此均十分重视。《儒门事亲·疟》说"贫贱乌菼之人病疟，以饮食疏粝，衣服寒薄，劳力动作，不可与膏粱之人同法而治"。明代李中梓对张子和用攻法愈病，薛立斋用补法去疾，虽施治各殊，然皆本于体质的思想多有发挥。清代医家张睿亦从生活居住优劣对体质产生的影响，提出富贵之人多内伤，贫穷之人多外感之论。由于膏粱之体气弱肌疏，藜藿之体气实肌坚故在用药上有轻重之别。王孟英说："膏粱与藜藿有殊，暑热与风寒迥异。治上焦如羽，展气化宜轻。盖席丰履厚之家，密室深居，风、寒、湿三气所不能侵，惟暑热之邪易于吸受，误用温散，最易劫津；若田野农夫，栉风沐雨，肌坚气实，当用辛温，设进轻清，焉能济事？故医者须量体裁衣，弗胶柱而鼓瑟也。"王氏所论，提示视病须先禀其人之体质，脏性之如何，以及职业等种种关系，不可以偏概全。对于富人用补，贫人用攻之说，清代周学海则提出了不同看法，他认为，富贵之人属气血郁滞，正宜疏通，而贫寒之体恒气血不足，当予调补，并应结合情志苦乐全面考虑，这一论点颇符临床实际。

以上各家之论，指出辨体要重视患者社会地位、经济条件、职业、家庭状况、人际关系等，采取相应的治疗法则。用药如此，针刺亦如此。中医学认为，奉养优劣、生活居处、社会环境的变动往往直接导致脏腑气血的异常变化，并进而损及精神情志活动，发生身心疾病，治疗上须形神兼调，蕴含"生物 – 社会 – 心理"医学模式的思想。

7. 辨地域体质论治

所谓因地因人制宜，是指按照不同的地域及地理特点，制定适宜的治疗方案。人们生活在不同的地理环境，受着不同水土性质、气候类型、生活习惯等影响而形成了不同体质，如我国南方多湿热，北方多寒燥，东部沿海为海洋性气候，西部内地为大陆气候，因此西北方人形体多壮实，腠理致密；东南方人体质多柔弱，腠理偏疏松，故施方用药应有异。喻嘉言则对五方治宜要求医家作为医门法律来看待，他在《医门法律·申明内经法律》中说："申治病不申地宜之律，凡治病，不察五方风气，服食居处，各不相同，一概施法，药不中窍，医之过也。"《备急千金要方·治病略例》说："凡用药皆随土地所宜。江南岭表其地暑湿，其人肌肤薄脆，腠理开疏，用药轻省。关中河北，土地刚燥，其人皮肤坚硬，腠理闭塞，用药重复。"徐灵胎在《医学源流论·五方异治论》中对不同地域，地理气候、水土风俗与人群体质形成的特点作了说明，并依此指出用药的寒温轻重之别。清代医家王燕昌在《医药·四方之人证治不同》中，指出西北方人、东南方人由于体质不同，故在发汗通便、清热等方面用药有明显的区别。清代医家张睿对方土不同、禀质各异、用药各别多有详论，并以川广服食槟榔为例，说明对其适应性。张氏首先强调治疗疾病，必须先别方土；其次对方土与禀赋的关系，作了辩证的分析，指出："凡疗疾病必须体认南北，细察长幼禀赋，毋得拘方土而抑禀赋，亦不得泥禀赋而浑方土。方土、禀赋，务要别其孰轻孰重、宜补宜泻、可寒可温，而岂得概言南补北泻、南热北寒而已哉？"这一观点，在临床上很有指导意义。

三、辨体－辨病－辨证诊疗模式在康复中的应用

中医康复医学是以中医为理论基础的，在整体观念的指导下，强调康复要因人、因地、因时制宜，辨明病者的阴阳寒热虚实，而施以不同的康复措施。因为个体间存在着差异，每个个体都有其自身特性，而每种康复疗法又都有其自身的主治范围和功效特点。偏颇体质的康复又有特定的目的、原则与方法。

（一）康复调体目的

康复医学被称为第三医学，西方康复医学是一门新兴学科，主要针对伤残人、病残人、老年人及精神疾病患者等在身体上、精神上和职业上进行康复的学科。中医康复调体重在采用传统康复方法，对偏颇体质或疾病患者进行体质调整，达到防病治病和调体的作用。如对痰湿体质的康复调体就在于纠正其痰湿停聚的体质倾向，或对痰湿体质患病者从体质方面加以康复治疗，达到从根本上的康复。体质的康复调治不仅在于用调整体质达到康复治疗作用，还可以通过阻断体质偏颇的内在因素，干预偏颇体质在遗传作用下对子代的影响，起到根本上的调体作用。

（二）康复调体原则

1. 因人、因地、因时制宜

针对不同的体质类型的人，要采用不同的康复方案，即因人、因时、因地的原则。如气郁质者，其人劳心，多忧于事。因此要多注意情感上的疏导，使肝气条达，疏泄有权，用药多从足厥阴肝经入手，这种人耐春夏，不耐秋冬，因此要针对气郁质者这种特点而采用有益于其身体健康的康复方案。不同的体质的个体其阴阳、气血的多寡不同，因此选择不同的康复方案时要考虑到康复者具体的身体状态。如有的人适应饮食疗法，有的适宜药物疗法。在饮食疗法中，阳虚之体则应配食一些温性之物，少施苦寒之药，而阴虚之体则应配一些滋阴清热之品。药物疗法也一定要辨体施之。当然在制定康复方案时，还要考虑到各种社会因素、文化背景、宗教、生活方式和生活习惯等。男女体质有异亦应该考虑。

2. 天人合一、形神兼调

中医康复学强调整体观念，它包括人与自然一体，人与社会一体，形神合一，形与神俱，人是形与神的结合体。根据个体体质的不同，采用相应不同的康复方案，是中医康复学的重要原则之一。天人相应在康复学中则主要是指顺应自然的规律和自然界的万物，如对有些病采取冬病夏治。有些患者素体阴虚，其病常在春夏之际诱发或加重，所以采取在秋冬之时养其阴，预防春夏之际发病。人既然生活在社会中，社会环境必然会影响着人。因此，从康复学角度来说，既要使病人很好地适应社会环境的变化，同时也要利用社会环境帮助病人的康复。如情感活动对人的健康的影响是不容忽视的。个体的体质反映了人体在其生长发育过程中形成的形态结构和功能活动的共性和特异性。个体体质的特异性还影响着个体患病后的转归传变和愈后。

（三）康复调体方法

中医康复医学具有很多独特的方法，如针灸、按摩、推拿、药疗、食疗等，其他如：①传统物理疗法：香气疗法、冷疗、热疗、尿疗、声疗、色彩疗法；②药物外治康复法：蒸汽疗法、烫洗疗法、熨敷疗法、药浴；③以情制情疗法：喜疗、怒疗、思疗、意疗等；④传统文娱疗法：钓鱼、书画、戏曲、舞蹈等；⑤传统体育疗法：五禽戏、八段锦、太极拳、康复操等；⑥药物内治法等。各种方法的使用均应考虑体质差异。康复与体质有着密切关系，无论是对老年人保健性康复，还是对病患、残疾人的康复，在确定康复方案时，都应重视个体体质状况。否则有时不仅起不到治疗康复作用，而且还会影响体质损伤人体正气，导致疾病的产生。此外，部分疾病痊愈后，患者的体质并未得到改善，就为今后的再次发病埋下了隐患。如胃痛、泄泻病人治愈后，患者脾气虚弱的体质尚未根本好转，一遇生冷不化饮食，很可能重新发病。眩晕病人经治疗控制症状，但患者痰湿体质还继续存在，很有可能继发中风。这就需要及时指导病人，继续服药调整，或在饮食方面加以调摄，有条件的可指导病人进食药膳，进行气功养生，呼吸吐纳锻炼，以期改善患者体质，协调阴阳平衡。中医在这方面有着得天独厚的优势。古人云："一阴一阳之谓道，偏阴偏阳之谓疾。"阴阳以平为和，以偏为疾。从整体而论，无论外感内伤，最终都要伤及人体的阴阳气血，破坏内环境的平衡，因此疾病瘁愈后的康复阶段，改善患者体质"谨察阴阳所在而调之，以平为期"，仍是巩固治疗效果不可缺少的。

（四）三辨结合有忌有宜

从现代康复医学来看，不管是各种物理疗法的选择，还是康复训练及医疗体育中的运动处方等无不蕴含着对患者个体身体状况的重视与辨体辨病思想，如采用微波疗法，它可适用于肩周炎、关节炎、软组织扭挫伤、劳损等。但对老年人和儿童则应慎用，因为老年人血管脆性增加，儿童对热不敏感，极易引起烫伤。眼、睾丸组织对微波较敏感，所以使用时剂量不宜大。再如在利用紫外线疗法时就要根据病人的具体状况确定紫外线照射的剂量，紫外线治疗的疗效与其剂量的合适与否有着十分密切的关系。而有些疾病患者是禁忌紫外线照射治疗的，如着色性干皮病、日光性皮炎、严重心力衰竭、活动性肺结核等。运动处方，是医生按健康情况，心血管或运动器官的功能状态、年龄、性别及对运动的爱好等特点，从疾病的特点来规定适当的运动方法和运动量，即为运动处方。在对运动的种类选择时也要考虑病人的身体状况，运动量是由运动强度和运动持续时间共同决定的，在采用相同运动量时，年轻、体质较强者则宜选择强度较大、持续时间较短的方案，而中老人、体质较差者则宜用小强度而持续时间较长的方案。不同的疾病也影响着运动种类的选择和运动量的确定。如冠心病的防治，一般以耐力性练习项目为主，例如走、慢跑、骑自行车、游泳、登山等。而高血压病则以轻松性练习为主，如放松体操、太极拳、气功疗法、保健按摩、散步等。

四、辨体－辨病－辨证诊疗模式临证举要

我在临床疾病诊疗中，以应用辨体－辨病－辨证诊疗模式为特色，诊病时首先辨体，治疗上注重调体，处方用药强调：方与体符、方与病符、方与证符。因而对许多疾病的治疗效果显著，兹举内、妇、儿、男科数病为例。

（一）内科杂病三辨诊疗应用举要

内科杂病是中医临床工作中的重点，不仅病种繁多，而且较为复杂。单一辨证论治不能全部概括临床诊疗手段，许多疾病可以从辨体－辨病－辨证相结合的方法进行诊断和治疗，兹举我临床中对头痛、胸痹、便秘等疾病的诊疗经验，作简要介绍。

1. 头痛辨治

头痛一病，最为常见。头痛患者，临床上采用辨证论治方法，对于一般患者虽能见效，但常反复发作，难以治愈，原因在于对体质因素重视不够。若从辨体－辨病－辨证相结合进行论治，则疗效能明显提高，具体辨治方法如下：

【辨体识证】

头痛患者多见于阳虚质及气虚质、痰湿质、湿热质、瘀血质者。中医疾病包括偏头痛、头风、外感头痛等，西医疾病有高血压病头痛、血管神经性头痛、三叉神经痛、枕大神经痛、丛集性头痛等。证候分为风寒外袭、风热上扰、痰瘀阻络、肝阳上亢，清阳不升等。

（1）辨气虚质头痛病证：气虚质者平素体弱，气短懒言，易感外邪，头痛多为风寒、风热或清阳不升之证，属外感头痛，或偏头痛者多，见于枕大神经痛、低血压头痛等。头痛特点为：反复发作，头昏且痛。若为风寒外感者，伴恶寒、怕风，脉浮紧；若为风热上扰者，伴发热、恶寒，口干目赤，脉浮数；若为清阳不升者，伴神疲、纳差，脉细。

（2）辨阳虚质头痛病证：阳虚质者体丰畏寒，四末不温，易感外邪，头痛多为风寒外袭，风热表证较少，亦有清阳不升之证，属外感头痛，或头风者多，见于血管神经性头痛等。头痛特点为：秋冬发作，遇寒痛甚，得热痛减。若为风寒外袭，多有表象，脉多浮；若为清阳不升，多见头痛绵绵，脉沉细。

（3）辨痰湿质头痛病证：痰湿质者形体丰腴，面多灰滞，额头油腻，头痛多为痰瘀阻络、肝阳上亢之证，属偏头痛者多，见于高血压头痛，血管神经性头痛等。头痛特点为：持续发作，头痛且胀，或有刺痛、跳痛。痰湿重者头重如裹，苔厚腻，脉弦滑；瘀滞盛者痛如针刺，舌多紫暗，或有瘀斑，脉多细或涩。肝阳上亢者口苦、目赤，苔黄，脉滑数。

（4）辨湿热质头痛病证：湿热质者里热素盛，面垢油光，口干、口臭。头痛多为外感风热，或肝阳上亢之证。属偏头痛者多，见于高血压头痛、三叉神经痛、丛集性头痛等。头痛特点为：多突然发作，剧烈疼痛，或头痛如裂。若为风热上扰者伴有表象，脉浮数；肝阳上亢者，伴目赤易怒，脉弦。

（5）辨瘀血质头痛病证：瘀血质者面色暗滞，易出血，或皮肤出现瘀斑，或有外伤史，头痛多为痰瘀阻络之证，属偏头痛者多，见于高血压头痛，或三叉神经痛，或血管神经性头痛。头痛特点为持续疼痛，病延日久，痛如针刺。夹痰者伴头痛且胀，苔厚腻；瘀盛者头痛如裂，目赤流泪，舌质紫暗。

【调体治病】

根据辨析情况，强调"急则治标，缓则治本"，但总以调体祛病为根本。临床治疗或治病先调体，治病兼调体，或调体以防病，随证出入。具体治法如下：

（1）气虚质头痛证治：气虚质者头痛治疗总以益气调体为根本，平素宜服补中益气丸调体。若为风寒外感者，用附子细辛汤加味，药用制附子、细辛、麻黄、川芎、荆芥、防风、白芷、党参、黄芪等；若为风热上扰者，用芎芷石膏汤加减，药用川芎、白芷、生石膏、黄芩、太子参、升麻、柴胡等；若为清阳不升者，用补中益气汤加减，药用党参、黄芪、白术、当归、陈皮、升麻、柴胡、防风、葛根、炙甘草等。

（2）阳虚质头痛证治：阳虚质者头痛治疗总以温补肾阳为根本，平素宜服金匮肾气丸调体。若风寒外袭者，用附子细辛汤加味，药用制附子、细辛、麻黄、川芎、荆芥、防风、白芷、僵蚕等；若清阳不升者，用金匮肾气丸加川芎、防风、升麻、细辛、露蜂房等。

（3）痰湿质头痛证治：痰湿质者头痛治疗总以化痰祛湿为本，平素宜清淡饮食，少食肥甘，配以化痰祛湿方（本人经验方）调体。痰湿重者用二陈汤合泽泻白术散加味，药用陈皮、半夏、茯苓、泽泻、白术、苍术、天麻、川芎、荷叶等；瘀滞盛者佛手散合泽泻白术散加味，药用当归、川芎、泽泻、茯苓、白术、益母草、生蒲黄、蝉蜕、全蝎等；肝阳亢盛者建瓴汤加减，或镇肝息风汤加减，药用代赭石、泽泻、茯苓、苍术、麦芽、川楝子、豨莶草、川牛膝、石决明、羚羊粉等。

（4）湿热质头痛证治：湿热质者头痛治疗总以清热化湿为根本，平素可用清胃散，或甘露消毒丹调体。若外感风热，上扰清阳者，宜疏风清热为先，选用川芎茶调散或川芷石膏汤加减，药用川芎、荆芥、防风、薄荷、黄芩、石膏、白芷、菊花等；肝阳上亢者宜清肝泻火，降逆止痛，选用建瓴汤加减，药用代赭石、泽泻、茯苓、苍术、夏枯草、豨莶草、川牛膝、石决明、羚羊粉等。

（5）瘀血质头痛证治：瘀血质者头痛治疗总以活血化瘀为根本，平素可用桃红四物汤类调体。头痛日久，或有外伤史，属瘀血阻络证者，可选用通窍活血汤加减，药用桃仁、红花、川芎、赤芍、葱白、生姜、红枣、当归、全蝎等。

在治疗头痛时，主张辨体－辨病－辨证相结合，临床中多灵活运用，或以辨体结合辨证，或以辨病为主，亦采用专病专方治疗。如常用《本草纲目·卷十四·白芷条引谈野翁试效方》载方：白芷、川芎、甘草、川乌头生熟各半。谓："偏正头风，百药不治，一服便可，天下第一方也"。偏头痛，亦称头风、偏头风痛、偏正头风，其病多年久宿疾，常可突然引发，忽左忽右，故以"风"名，言其不定，现代医学多表述其为变态反应性疾病，亦有血管论、神经学论、组胺学说等，故临证之际需询及发病诱因或家族史。把握病理因素，进行辨病论治亦是该病的治疗关键之一。

【病案举例】

贾某，女，40岁，2003年10月15日初诊。主诉：右侧头痛10余年，肥胖15年。10余年前始发右侧头部疼痛（跳痛，跳痛至后项部），劳累或生气后加重，大便黏滞不爽，舌质黯，苔薄腻，左脉沉，右脉沉弦（体重80kg，身高157cm）。辨为痰湿之体，病患偏头痛，属痰瘀阻络，血脉不畅之证。治拟：除湿化痰调体，活血疏风止痛。用佛手散合泽泻白术散加味。药用：当归10g，川芎15g，白芍15g，泽泻15g，茯苓15g，白术10g，益母草15g，蝉蜕10g，乌梅15g，天麻15g。7剂，水煎服。

二诊：2004年3月22日。服上方后自觉头痛减轻，近两日因情绪不稳，头痛又剧，口角流涎，大便正常，苔薄，脉滑（血压210/120mmHg）。属肝风夹痰上扰，予镇肝降逆，先治其标。

川牛膝15g，石决明（先煎）20g，白芍15g，山茱萸10g，川楝子10g，麦芽10g，茯苓20g，天麻10g，钩藤10g（后下），豨莶草20g。14剂，水煎服。

三诊：2004年4月7日。头痛减轻，口角不流涎，苔薄黄，脉弦滑（血压145/85mmHg）。继予清肝降逆，配合化痰利湿调体。

上方加土茯苓15g，羚羊角粉（冲）0.3g，白芥子10g。14剂，水煎服。

四诊：2004年4月21日。头痛基本消除，偶尔因情绪不稳稍有胀痛，血压稳定在140/80mmHg，舌淡红，苔薄黄，脉弦滑。予健脾化湿，祛痰调体，拟化痰祛湿方加减。药用：陈皮10g，泽泻15g，茯苓15g，炒白术15g，制苍术10g，荷叶10g，薏苡仁30g，冬瓜皮15g，白芥子10g，莱菔子10g，海藻15g。14剂，水煎服。

按：本案患者为痰湿之体，患偏头痛10年，起于痰湿困阻，日久痛必入络，痰与瘀交织，予化痰祛湿、活血通络。取泽泻白术散化痰祛湿调体，佛手散活血祛瘀止痛，故证见好转。二诊时因情志不遂，肝风夹痰热上扰，而急以降逆息风治标，取镇肝息风汤加减，以重镇降逆、化痰息风为主，兼用麦芽健脾防重镇碍胃，亦助脾运化利湿；茯苓淡渗健脾利湿，共起调体之功。三诊加羚羊角清肝息风，白芥子化痰调体，土茯苓利湿泻浊。体病兼治，重在治病，不忘调体，症状明显改善，四诊继用调体治本以善后。

2. 胸痹辨治

随着生活条件的改善，胸痹已成为常见病，发病年龄趋向年轻化。其主要原因在于生活因素导致群体体质趋向于易罹胸痹的体质类型方向发展，如痰湿质、湿热质等体质者偏多，调体防病是治疗胸痹的关键。

【辨体识证】

在临床中我发现，胸痹患者以痰湿质为最多，瘀血质、阳虚质、气虚质、阴虚质、湿热质、气郁质者都有发病。中医称为胸痹，包括西医冠心病、高血压性心脏病、风湿性心脏病、心肌病等。证候主要有痰湿闭阻、瘀血阻络、气阴两虚、胸阳不振等。

辨痰湿质胸痹病证：痰湿质者体型以向心性肥胖为多见。证候多为痰湿闭阻、瘀血阻络、胸阳不振之证。多见于冠心病、高血压性心脏病等。症状特点是以胸部憋闷为主，兼有胸痛。若痰湿闭阻者，伴纳差，痰多，苔白腻；瘀血阻络者，可兼胸痛如针刺，舌质多紫暗，或有瘀斑，脉细涩；胸阳不振者，伴肢冷形寒，舌胖淡，脉沉或细。

辨瘀血质胸痹病证：瘀血质者面色暗滞，肌肤甲错，皮下易出瘀斑。胸痹多为瘀血阻络之证，或兼痰湿闭阻，见于各种心脏病变其病延日久者。症状特点是憋闷、胸痛，尤以刺痛、绞痛为主，甚则面部潮红，唇绀甲紫。可伴善忘，口渴，便干色黑，舌质紫暗或有瘀斑，脉细或涩，或有结代；痰湿闭阻者，伴纳差、苔腻，脉弦滑等。

辨阳虚质胸痹病证：阳虚质者体丰形寒，四末不温。胸痹多为胸阳不振，或痰湿闭阻之证，亦有虚、实之分。见于冠心病、高血压性心脏病、心肌病、肺心病等。症状特点为胸闷、胸痛，遇寒加剧。胸阳不振者，多有形寒怕冷，舌多胖淡，脉沉或细。阳虚者水湿运化失常，常有痰湿闭阻之证，伴见憋闷痰多，甚则出现足踝浮肿，苔白腻，或水滑，脉细，或滑。

辨气虚质胸痹病证：气虚质者平素体弱，易患外感。胸痹多为气阴两虚，或胸阳不振之证，亦可见瘀血阻络、痰湿闭阻等。见于扩张性心肌病、风湿性心脏病、冠心病、肺心病等。症状特点为胸闷、气短，动则心慌。气阴两虚者，兼有出汗、面部潮红，舌质淡或红，脉细弱，或结代；胸阳不振者，伴见四末不温，舌胖淡，脉沉或细；瘀血阻络者，伴见胸痛，舌暗，脉涩；痰湿闭阻者，兼痰多，苔腻，脉细或滑。

辨阴虚质胸痹病证：阴虚质者形体偏瘦，素性急躁。胸痹多为气阴两虚，或瘀血阻络之证。多见于高血压性心脏病、肺心病等。症状特点为胸闷、心痛，舌红少苔。气阴两虚者，伴有易出汗、心慌，脉细数；瘀血阻络者，伴胸痛、唇紫，脉细涩等。

辨湿热质胸痹病证：湿热质者里热素盛，面垢油光。胸痹多为痰湿闭阻，或瘀血阻络之证。多见于高血压性心脏病、冠心病等。症状特点为胸闷胀、胸痛、口苦、大便不爽。痰湿闭阻者，多易兼热，伴口臭，或有便秘，脉弦数，或滑数；瘀血阻络者，伴胸部刺痛，舌质偏暗。

辨气郁质胸痹病证：气郁质者素性内向、多疑。胸痹多为胸阳不振，或瘀血阻络之证。见于冠心病、高血压性心脏病、心脏神经官能症等。症状特点为胸闷、胸痛，因情绪变化而时作时止。胸阳不振者，由于气郁不达，伴心慌、失眠，脉弦。瘀血阻络者，胸痛为主，伴舌质暗，脉细涩，或结代。

【调体治病】

胸痹之患临床应以调体防病为本，尤其是对痰湿质的调治。治病总以宽胸行滞、通络宣闭为原则。用药宜在调体基础上，对证治疗。

痰湿质胸痹证治：痰湿质胸痹者治疗总以化痰祛湿为根本，平素宜饮食清淡，可服健脾利湿之品，或用轻健胶囊以调体。痰湿闭阻者，予化痰祛湿，兼以宽胸理气，取瓜蒌薤白半夏汤合化痰祛湿方加减，药用半夏、陈皮、泽泻、茯苓、炒白术、制苍术、荷叶、薏苡仁、瓜蒌、白芥子、莱菔子、海藻、石菖蒲、郁金、薤白等；瘀血阻络者可用血府逐瘀汤加减，药用当归、生地、赤芍、川芎、桃仁、红花、甘草、桔梗、柴胡、川牛膝、陈皮、半夏、白芥子等；胸阳不振者，取化痰祛湿，配用温通胸阳，取瓜蒌薤白桂枝汤合化痰祛湿方加减，药用泽泻、茯苓、炒白术、制苍术、荷叶、薏苡仁、瓜蒌、白芥子、莱菔子、桂枝、郁金、薤白等。

瘀血质胸痹证治：瘀血质胸痹者治疗总以活血化瘀为根本，平素宜服血府逐瘀胶囊，或桃红四物汤调体。瘀血阻络者，取血府逐瘀汤加减，药用当归、生地、赤芍、川芎、桃仁、红花、甘草、桔梗、柴胡、川牛膝、水蛭、枳壳、香附等；兼痰湿闭阻者，用桃红四物合二陈汤加减，药用桃仁、红花、生地、当归、赤芍、川芎、陈皮、半夏、茯苓、甘草、蒲黄、五灵脂等。

阳虚质胸痹证治：阳虚质胸痹者治疗总以温阳散寒为根本，平素可服用金匮肾气丸之类调体。胸阳不振者，用瓜蒌薤白桂枝汤加减，酌加石菖蒲、香附、川芎等；痰湿闭阻者，用瓜蒌薤白半夏汤加减，加陈皮、茯苓、苍术等，若水湿泛滥者用真武汤加减。

气虚质胸痹证治：气虚质胸痹者治疗总以益气健脾为根本，平素可服补中益气丸调体。气阴两虚者，用补中益气汤合生脉饮加减，药用党参、黄芪、麦冬、五味子、炒白术、陈皮、升麻、柴胡、酸枣仁等；胸阳不振者，用补中益气汤合瓜蒌薤白桂枝汤等；瘀血阻络者，用补中益气汤加桃仁、红花、丹参、郁金等；痰湿闭阻者，用补中益气汤合瓜蒌薤白半夏汤加减。

阴虚质胸痹证治：阴虚质胸痹者治疗总以养阴益气为根本，平素可服六味地黄丸调体。气阴两虚者，用升陷汤合生脉饮加减，药用党参、黄芪、山药、山萸肉、麦冬、五味子、升麻、生地、白芍、甘草等；瘀血阻络者，桃红四物汤合生脉饮加减等。

湿热质胸痹证治：湿热质胸痹者治疗总以清热化湿为根本，平素可服清胃散或芩连平胃散调体。痰湿闭阻者，用清胃散合小陷胸汤加减，药用升麻、黄连、当归、生石膏、半夏、瓜蒌、丹皮、川芎、陈皮、苍术等；瘀血阻络者，用桃红四物汤加芩、连、丹参等。

气郁质胸痹证治：气郁质胸痹者治疗总以疏肝解郁为根本，平素用逍遥丸调体。胸阳不振者，用逍遥散合四逆散加减，药用白芍、当归、柴胡、炒枳壳、茯苓、炒白术、薄荷、生姜、炙甘草。瘀血阻络者，用逍遥散合失笑散加减，药用赤芍、当归、生地、川芎、柴胡、茯苓、白术、薄荷、生姜、生蒲黄、五灵脂、延胡索等。

【病案举例】

叶某，男，43 岁，2003 年 11 月 12 日初诊。痰湿之体，面色亮泽，睡眠欠佳，梦多，醒后头目昏沉，自觉周身困怠不爽，胸闷，口中甜黏，苔黄腻，脉弦滑。辨为痰湿之体，病患胸痹，属痰湿闭阻，清阳不达之证，治当化痰祛湿，调体通脉。拟化痰祛湿方加减。药用泽泻 15g，茯苓 15g，炒白术 15g，制苍术 10g，佩兰 15g，荷叶 10g，薏苡仁 30g，冬瓜皮 15g，白芥子 10g，莱菔子 10g，海藻 15g。14 剂，水煎服。

二诊：2004 年 1 月 7 日。自觉周身不适明显改善，多梦头昏减轻，胸闷，口不黏。苔中黄腻，舌质红，脉滑。上方加通草 6g。14 剂，水煎服。

三诊：2004 年 3 月 3 日。服上方后自觉身体轻松，精神状况良好，继服近两月，复诊时测体重减轻，神色振奋，苔薄腻，脉滑。继以前法调体巩固，药用茯苓 15g，泽泻 10g，白术 10g，薏苡仁 15g，佩兰 10g，冬瓜皮 15g，荷叶 10g，莱菔子 10g，海藻 10g，通草 10g。21 剂，水煎服。

按： 患者盖素蕴痰湿之体，痰湿闭阻，清阳不达，患为胸痹。其病患形成以体质偏颇为根本原因，故采用化痰祛湿调体之法。痰湿体质之形成，多因脾虚湿滞，痰浊内生。王氏自拟化痰祛湿方加减，以健脾渗湿，化痰行滞，方中用茯苓、泽泻、冬瓜皮淡渗利湿，白术、薏苡仁、佩兰、荷叶健脾除湿，苍术、莱菔子燥湿化痰，白芥子、海藻祛脂消痰，诸药合用层次分明，上下分消，内运中洲，痰湿之体得以调整，从而诸症渐除，体态轻松。

3. 便秘辨治

便秘既是一种疾病，也可见于许多疾病过程中，治之不当亦有严重后果，如冠心病、脑卒中等疾病过程中，便秘对预后产生重要影响。临床中医生善用泻下法者较多，一般患者亦多自购泻药，或取效于一时，常日久难愈。盖因体质差异，病证不同，临床用药不仅要重辨证，更应强调辨体、辨病，治与体、病、证符，方为根本治法。

【辨体识证】

便秘的形成与其人体质特征有着密切关系，因此对便秘的治疗应以辨体为主，配合辨证用药，亦强调专病专药。其体质类型中以湿热质、气虚质、阳虚质、阴虚质、气郁质者最为常见，痰湿质、瘀血质者亦有发病。中医称为便秘，包括西医习惯性便秘、肠易激综合征等。证候可辨为湿热积滞、气虚不运、阴寒凝聚、气机郁滞、阴亏失润、痰湿闭阻等证。

辨湿热质便秘病证：湿热质者其人素体内热炽盛，或饮酒浆，或喜食辛辣厚味，易形成胃肠积热、燥热内结而便秘，可见于肠易激综合征。其证候多为湿热积滞，或为气机阻滞证。症状特点为大便干硬，或排便不爽，或有腹痛。湿热积滞者，伴口干、口苦，或有口臭、口疮，舌质红，苔黄腻，脉数；若气机阻滞者，多伴腹胀，嗳气，脉弦细等。

辨气虚质便秘病证：气虚质者，素体较弱，以老年，或女性者为多，常见于习惯性便秘。证候主要属气虚不运证，亦有湿热积滞、气机阻滞等。症状特点为大便数日一行，排便无力，或无便意。气虚不运者，伴气短乏力，动则汗出，舌淡红，苔薄白，脉细或弱；湿热积滞者，多伴口干、口苦，腹胀或痛，舌质红，苔薄黄，脉数；气机阻滞者，伴腹胀，嗳气，脉弦细等。

辨阳虚质便秘病证：阳虚质者素体阳气不足，易为阴寒内生，凝阴固结，阳气不通，肠道传递不利而便秘。见于习惯性便秘者多，亦可出现于其他疾病过程中。证候多为阴寒凝聚，亦可见痰湿闭阻证。症状特点为腹冷喜温，排便努责，或出冷汗。阴寒凝聚者，伴四末不温，腹部冷痛，或腹泻便秘交替发作，舌质胖淡，苔薄白，脉沉或迟；痰湿闭阻者，伴排便不爽，大便黏滞，苔厚腻，脉弦滑。

辨阴虚质便秘病证：阴虚质者素体阴亏，肠道失润而便秘。可见于习惯性便秘，或热病之后。证候多为津亏失润，传导失施，或有湿热积滞、气虚不运之证。症状特点为便干质硬，或如羊粪，数日一行。津亏失润者，伴口干、唇裂，舌红少津，脉细数；兼湿热者，伴或口臭、口疮，苔薄黄；气虚不运者，伴排便无力，舌淡，脉细弱。

辨气郁质便秘病证：气郁质者素性内向，易气机郁滞，传导失畅而便秘。见于肠易激综合征，或一般便秘证。证候以气机阻滞为多，或见湿热积滞，气虚不运等证。症状特点为腹胀便秘，时作时止，怒后易发。气机阻滞者，伴嗳气不舒，脘痞纳差，脉弦；湿热积滞者，伴口苦、口干，大便黏滞，苔黄，脉弦数；气虚不运者，排便无力，易汗出，脉弦细。

辨痰湿质便秘病证：痰湿质素蕴湿浊，易形成痰湿闭阻，腑气不畅而便秘。病属便秘，或见于多种病证过程中。证候以痰湿闭阻，或湿热积滞，气机阻滞证为多。症状特点为大便黏滞难解，或排便不爽。痰湿闭阻者，伴口中甘黏，苔腻，脉滑；湿热积滞者，或有腹痛，大便难解且臭，苔黄腻，脉滑数；气机阻滞者，伴腹胀，嗳气，脉弦滑。

【调体治病】

便秘以调体为本，不调体质，终难痊愈。治病以通腑为原则。通腑不在泻下，而在调畅气机，气虚者亦可塞因塞用，补气即通腑，皆需对证治疗，亦应注意使用专病专药。

湿热质便秘证治：湿热质便秘者，治以清热利湿调体为本，平素宜用甘露消毒丹调体。清热积滞者，常用麻子仁丸加减，药用火麻仁、生大黄、杏仁、赤芍、枳实、厚朴、天花粉、草决明、秦艽等；若气机阻滞者，用上方加柴胡、香附、川楝子、淡竹茹等。

气虚质便秘证治：气虚质便秘者，治以益气调体为根本，平素可服补中益气丸调体。气虚不运者，治宜益气行滞，取补中益气汤合枳术丸加减，药用党参、黄芪、白术、当归、陈皮、升麻、柴胡、枳实、荷叶等；湿热积滞者加大黄、秦艽等；气机阻滞者，加香附、川楝子等。

阳虚质便秘证治：阳虚质便秘者，治以温阳散寒调体为根本，平素宜服金匮肾气丸调体。若阴寒凝聚者，治以温阳散寒通便，方用济川煎加减，药用肉苁蓉、仙灵脾、当归、肉桂、火麻仁、杏仁、柏子仁等；若痰湿闭阻者，上方加白芥子、苏子、莱菔子、苍术等。

阴虚质便秘证治：阴虚质便秘者，治以养阴生津调体为本，平素可服六味地黄丸调体。津亏失润者，可选用四物汤合增液汤加减，药用生熟地、当归、白芍、川芎、麦冬、玉竹、石斛、陈皮、阿胶等；湿热积滞者，上方加生大黄、秦艽等。

气郁质便秘证治：气郁质便秘者，总以疏肝解郁调体为根本，平素宜服逍遥散调体。气机阻滞者，治当调畅气机，取小柴胡汤加减，药用半夏、党参、炙甘草、黄芩、生姜、红枣、枳壳、香附、陈皮等；湿热积滞者用小柴胡汤加大黄、枳实、厚朴等；气虚不运者，用小柴胡汤加当归、黄芪等。

痰湿质便秘证治：痰湿质便秘者，总以化痰祛湿调体为根本，平素宜服化痰祛湿方调体。痰湿闭阻者，宜化痰通腑，取化痰祛湿方加减，药用茯苓、泽泻、冬瓜皮、白术、薏苡仁、佩兰、荷叶、苍术、莱菔子、白芥子、砂仁、生大黄、枳实等；湿热积滞者，上方加厚朴、虎杖、决明子等；气机阻滞者，用化痰祛湿方加香附、陈皮、川芎、枳壳等。

临床中我治疗便秘时，除分质分类辨治外，还分别不同性别、不同年龄的体质状况论治。如年老之人，其便秘之成以虚为主，多因脾肾阳虚，津液不足，运化乏力，故其治则多以滋肾健脾、补气养血、润肠通便。临床重用肉苁蓉补肾阳、益精血，润肠通便。小儿为纯阳之体，由于现今饮食结构的变化，如过食高热量、高脂肪食物，使得目前临床小儿便秘的形成具有明显的特征，即多有热积、脾胃燥热，对此我常用芦荟丸加减，以泄其脾热，通其燥结。妇人体质特征多柔弱，加之经孕产乳的生理特性，宜致气血津液不足。故妇人便秘之治则多以补气生血、滋阴润燥通便为主。另外，要重视专药应用，如气虚者重用生白术30g健脾通便；痰湿盛者用莱菔子通便；湿热盛者用秦艽通便；便干坚硬者用蜣螂虫等。

【病案举例】

李某，男，31岁，2003年4月25日初诊。平素忧郁内向，1周前曾与人争吵，便秘伴胸胁胀痛1周，嗳气频作心烦易怒，自服通便药及番泻叶疗效不显。舌质红，苔薄白腻，脉弦。辨属气郁质，患为便秘之气机阻滞证，因肝郁致大肠传导功能异常，治以疏肝和胃，行气导滞，取小柴胡汤加减。药用柴胡15g，黄芩10g，黄连6g，大枣5枚，法半夏10g，甘松10g，砂仁3g，香附10g，大黄6g。7剂，水煎服。

二诊：诉服上药胸胁胀满顿舒，大便通畅，嗳气亦减，情绪亦较前稳定，舌质淡红，苔薄，脉弦，上方去大黄继服6剂，后随访，诉症状消失，一切正常。

按：按辨体、辨病、辨证相结合诊疗模式，该患者辨为气郁质，病属便秘之气机阻滞证。盖因气机不畅，胃气不和，津液失润，治以疏肝解郁为主，对因气机郁滞所致便秘，多用小柴胡汤疏利气机，认为仲景原方即有治大便难，用小柴胡汤有和胃气而通便之用。其辨治的关键在于以气机调畅为本，酌加大黄、枳实等随证出入。

（二）儿、妇科疾病三辨诊疗应用举要

儿、妇科疾病临床辨治，注意体质尤为重要，因小儿及妇人，年龄、生理上具有其特殊性，仅辨证不足以表达其疾病内涵，必辨体、辨病与辨证相结合，方能把握疾病全部，从而治疗才能有的放矢。兹举小儿鼻鼽、妇人不孕辨治为例。

1. 小儿鼻鼽辨治

鼻鼽又称"鼽嚏"，古代医家对此多有描述，如《诸病源候论·卷二十九》说："肺气通于鼻，其脏有冷，冷随气入于鼻，故之津液不能自收。"现代研究认为，鼻鼽多数是因致敏物质所引起的一种变态反应。致敏物质作用于人体而为病者，病在体质，而非致敏原，即鼻鼽是因特禀质、或气虚质而成，当以调体为先，配用对证治疗。

【辨体识证】

小儿鼻鼽的发生，内因在于特禀体质，多为先天遗传获得，禀赋不耐异气之邪；亦见于气虚质者，反复感受风寒之邪，滞留清窍。病属鼻鼽，包括西医过敏性鼻炎、花粉症、慢性鼻窦炎等。证候常见营卫不和，卫表不固，邪热蕴肺等。

辨特禀质小儿鼻鼽病证：特禀质者，多见于父母遗传，素体不耐。病为鼻鼽，包括西医过敏性鼻炎、花粉症等。症状特点为反复发作多有季节性，或因异气而发，鼻塞、喷嚏、流涕延绵数年。营卫不和者，鼻塞时作时止，喷嚏较多，恶风自汗，若遇风寒尤剧，舌淡红，苔薄白，脉浮缓；卫表不固者，易患外感，伴恶寒发热，鼻流清涕，舌质淡，苔薄白，脉浮细；邪热蕴肺者，患则发热，鼻痒口干，甚则流浊涕，目赤咽痛，舌质红，苔薄白，脉浮数。

辨气虚质小儿鼻鼽病证：气虚质者，素体虚弱，反复感邪。病为鼻鼽，多见慢性鼻炎、鼻窦炎等。症状特点为反复外感，遇感则发，鼻塞、喷嚏、流涕。营卫不和者，平素自汗恶风，鼻塞时作，或流清涕，舌淡红，苔薄白，脉细；卫表不固者，反复外感，鼻流清涕，舌淡红，苔薄白，脉弱；邪热蕴肺者，伴咳嗽，咽痒，或有发热，流浊涕，舌质红，苔薄黄，脉细数。

【调体治病】

小儿鼻鼽因与体质为主，若不调体，终难治愈，而迁延日久，若调体得当，疗效明显提高。治疗中调体用药分为特禀质、气虚质两种，亦应配合辨病或对证用药。

特禀质小儿鼻鼽证治：特禀质者，生于先天，总以益气疏风调体为根本，或防病于亲代，宜服过敏康胶囊（本人经验方），或玉屏风口服液调体。营卫不和者，宜调和营卫，疏风固表，取桂枝汤加减，药用桂枝、白芍、炙甘草、生姜、红枣、蝉蜕等；卫表不固者，宜益气固表，祛风止涕，取玉屏风散加味，药用黄芪、白术、防风、细辛、百合、蝉蜕、乌梅等；邪热蕴肺者，宜宣肺散热，用麻杏石甘汤加味，药用升麻、杏仁、生石膏、生甘草、黄芩、细辛、苍耳子等，方中以升麻易麻黄防其过燥。

气虚质小儿鼻鼽证治：气虚质者，素体较弱，益气培元调体是治疗根本，平素宜用补中益气汤或玉屏风散调体。营卫不和者，用补中益气汤加减，药用太子参、白术、茯苓、陈皮、生黄芪、升麻、柴胡、桂枝、芍药、炙甘草等；卫表不固者，用玉屏散加味，药用太子参、黄芪、白术、防风、辛夷、百合、浮小麦、炙甘草、五味子等；邪热蕴肺者，用麻杏石甘汤加减，药用白术、防风、升麻、杏仁、生石膏、黄芩、细辛、百合、生甘草等。

临床中我认为，小儿鼻鼽辨治，调体为先，对证用药，同时注意专病专药，不宜偏于宣散，如鼻塞者用细辛配黄芩，宣清结合，升降相伍；喷嚏多者用蝉蜕、地龙，疏风解痉；清涕多者用乌梅，或诃子、五味子收敛；汗多者用浮小麦固表等。

【病案举例】

张某，男，8岁。2004年6月9日初诊。患儿2岁左右始发作过敏性哮喘，在某医院治疗后好转，4岁左右发现鼻部不适，已持续4年余，目前双侧鼻腔堵塞不通，时有打喷嚏，眼角痒，左鼻孔痒，纳谷可，睡眠佳，二便正常，舌红，苔根黄腻，脉滑数。问及其父有过敏性鼻炎史。辨属特禀质，病鼻鼽之邪热蕴肺证，治当调体为先，配合清宣肺卫，取玉屏风散合麻杏石甘汤加减，药用黄芪10g，白术8g，防风6g，炙升麻6g，杏仁10g，石膏20g（先煎），炙甘草3g，蝉蜕6g，黄芩10g，细辛3g。14剂，水煎服。

二诊：2004年6月23日。鼻塞诸症改善，入睡前鼻尚欠通畅。上方加路路通10g。14剂，水煎服。

三诊：2004 年 7 月 8 日。鼻塞、鼻痒诸症未作，自觉无特殊不适，舌淡红，苔薄白，脉弦。嘱服过敏康胶囊进一步巩固。

后患者家人多次购买过敏康胶囊让患儿继服，以巩固疗效，至今一年余，未再发作。

按：患儿鼻塞诸症，秉承其父，辨体当属特禀质，病患小儿鼻鼽，为邪热蕴肺之证。过敏性鼻炎，现代医学多从过敏源入手，配合对症治疗，但难以治愈。过敏性疾病多因体质所致，调体则病自愈，故予扶正固表，清宣肺热以调体，药用玉屏风散合麻杏石甘汤加减，因患儿体弱，方中用升麻易麻黄防其过燥，加蝉蜕轻清升散，细辛辛润通窍，配黄芩宣降结合，服药一月，数年之疾得愈。过敏康胶囊（本人经验方）调体，巩固疗效。

2. 不孕症辨治

经、带、胎、产是女性独有的生理特征，其中，胎孕不仅与体质密切相关，亦是其发生体质改变的重要因素。临床中不孕者病因复杂，有经、带异常，七情不畅，有癥瘕困扰，外感虫毒等，然而凡其发病无不与体质相关，临证应当辨体而后论治。

【辨体识证】

不孕症在体质分类方面，凡偏颇者皆可为患。阳虚质因宫寒而不孕，阴虚质因血热动胎，气虚质因虚难以受孕，痰湿质因痰阻胞络，湿热质因邪扰而难种子，气郁质因气郁不畅，瘀血质因络脉瘀阻，特禀质因排异而不孕。其病属不孕，包括西医免疫、内分泌、感染等多种因素所引起的不孕症。辨体识证，重在辨体，虽有兼夹，尤以素体为本。

（1）辨阳虚质不孕病证：阳虚质不孕者，素体阳气不足，易患宫寒不孕。见于子宫发育不良、排卵异常或黄体功能不健。证候属阳虚宫寒者多，亦有属痰湿闭阻、脾虚气弱者。症状特点为婚后不孕，少腹觉凉，月经量少，或后期。阳虚宫寒者，伴形寒怕冷，四末不温，舌质淡，苔薄白，脉沉细或迟。痰湿闭阻者，伴易患浮肿，口中甘黏，苔白腻，脉弦滑；脾虚气弱者，伴纳差、便溏，舌质淡，苔薄白，脉细弱。

（2）辨阴虚质不孕病证：阴虚质不孕者，素体精亏液少，虚热内扰。易患不孕，可见于无排卵，或子宫内膜异位等。证候以肾精亏损、阴虚火旺者为主。症状特点为婚后不孕，月经先期或后期，经色淡或鲜红。肾精亏损者，伴头晕、腰酸、腿软，舌质淡，苔薄白，脉细或细数；阴虚火旺者，伴五心烦热，口干，舌红少苔，脉细数。

（3）辨气虚质不孕病证：气虚质不孕者，素体脾运失健，元气不足。易患不孕，见于黄体不健之类。证候以脾虚气弱为主，亦有痰湿闭阻之证。症状特点为婚后不孕，月经量或多或少，色淡，面色少华，食少、便溏。脾虚气弱者伴易感外邪，带下清稀、量多，舌淡，脉弱；痰湿闭阻者，伴形胖神疲，白带量多且稠，苔白腻，脉细滑。

（4）辨痰湿质不孕病证：痰湿质不孕者，素蕴痰浊，闭阻胞宫。易患不孕，或有癥痕，多与内分泌失调有关。证候以痰湿闭阻为多，亦见痰瘀交阻者。症状特点为婚后不孕，月经量少，形胖神疲，胸闷痰多。痰湿闭阻者，伴脘痞呕恶，带下质稠量多，苔厚腻，脉弦滑；痰瘀交阻者，多伴癥瘕，月经量少色暗，舌质暗，脉细或滑。

（5）辨湿热质不孕病证：湿热质不孕者，素蕴内热，邪扰胞宫。易患不孕，多见于宫颈炎、附件炎等。证候以湿热阻滞为主，亦有气郁不畅证。症状特点为婚后不孕，月经量多，带下色黄，量多等。湿热阻滞者，伴有腹痛，口苦，舌红，苔薄黄，脉数；气郁不畅者，伴胸闷乳胀，嗳气，苔薄黄，脉弦数。

（6）辨气郁质不孕病证：气郁质不孕者，平素性格内向，忧郁气滞。易发不孕。证候多气郁不畅，或络脉瘀阻证。症状特点为婚后不孕，情志忧郁，月经先后不定。气郁不畅者，伴经前乳胀，胸闷嗳气，脉弦；络脉瘀阻者，伴月经色暗，有血块，舌质暗，脉细或涩。

（7）辨瘀血质不孕病证：瘀血质不孕者，素体血浊，瘀阻胞宫。异患癥瘕而不孕。证候以络脉瘀阻、气郁不畅证多见。症状特点为婚后不孕，月经色紫，有血块，经行腹痛。络脉瘀阻者，伴舌质暗，或有瘀斑，脉细；气郁不畅者，伴经前乳胀，胸胁胀痛，急躁易怒，脉弦。

（8）辨特禀质不孕病证：特禀质不孕者，多为禀赋异常，或对精子排异。常婚后多年不能受孕，或孕后流产。多见于免疫性不孕。证候不定，或无异常表现，多经检验后发现。

【调体治病】

不孕症者调体为治本之法，或先调体，病自能愈，或治病兼以调体，或调体以巩固疗效。

（1）阳虚质不孕证治：阳虚质不孕者，治以温肾壮阳调体为根本，平素宜服金匮肾气丸调体暖宫。阳虚宫寒者，宜温肾暖宫，益冲种子，取右归丸合二仙汤加减，药用熟附子、肉桂、熟地黄、当归、枸杞子、鹿角霜、巴戟天、补骨脂、肉苁蓉、山药、益智仁、仙茅、淫羊藿、紫石英等；痰湿闭阻者加胆南星、苍术、陈皮；脾虚气弱者，加党参、白术、黄芪。

（2）阴虚质不孕证治：阴虚质不孕者，治疗总以益肾填精为根本，平素宜服六味地黄丸调体生精。肾精亏损者，宜滋肾益精，养冲种子，取左归丸合二至丸加减，药用熟地黄、枸杞子、山茱萸、鹿角胶、龟板胶、菟丝子、紫河车、山药、女贞子、旱莲草等；阴虚火旺者，加知母、黄柏、夏枯草等。

（3）气虚质不孕证治：气虚质不孕者，素体虚弱，总以益气健脾调体为根本，平素宜服补中益气丸或参苓白术散调体。脾虚气弱者，宜益气健脾，取补中益气汤加减，药用党参、白术、茯苓、陈皮、黄芪、升麻、柴胡、山药、益智仁、薏苡仁、炙甘草、谷麦芽等；痰湿闭阻者加苍术、胆南星、白芥子等。

（4）痰湿质不孕证治：痰湿质不孕者，素体痰湿内蕴，治疗总以化痰祛湿调体为根本，平素可用二陈汤或化痰祛湿方调体。痰湿闭阻者，宜健脾燥湿，化痰种子。取苍附导痰汤加减，药用茯苓、法半夏、陈皮、甘草、苍术、胆南星、砂仁、枳壳、生姜、泽泻等；痰瘀交阻者，加昆布、海藻、三棱、莪术等。

（5）湿热质不孕证治：湿热质不孕者，素蕴内热，治以清热利湿为根本，平素宜服芩连平胃散或泻黄散调体除热。湿热阻滞者，宜清热化湿，通络种子，取三妙散合仙方活命饮加减，药用黄柏、苍术、薏苡仁、银花、防风、白芷、当归、陈皮、天花粉、蒲公英等；气郁不畅者，加香附、川芎、枳壳、竹茹等。

（6）气郁质不孕证治：气郁质不孕者，平素气郁不畅，治疗总以疏肝解郁调体为根本，宜服逍遥丸等调体解郁。气郁不畅者，予疏肝解郁，取柴胡疏肝散或开郁种玉汤（《傅青主女科》）加减，药用当归、白芍、香附、丹皮、白术、茯苓、天花粉、柴胡、枳壳等；络脉瘀阻者，加桃仁、红花、路路通等。

（7）瘀血质不孕证治：瘀血质不孕者，治疗总以活血化瘀调体为根本，平素宜服血府逐瘀胶囊调体。络脉瘀阻者，宜理气活血，化瘀种子，取膈下逐瘀汤加减，药用当归、川芎、赤芍、桃仁、红花、丹参、丹皮、香附、枳壳、郁金、延胡索、生蒲黄等。气郁不畅者加砂仁、厚朴、石菖蒲等。

（8）特禀质不孕证治：特禀质不孕者，无证可辨，重在调体，服过敏康胶囊为主，药用黄芩、百合、乌梅、丹皮等。

在治疗不孕时，重视调体，强调在调体基础上对证治疗，临床中亦擅用专病专药，如宫寒用紫石英、仙灵脾，暖宫种子；输卵管不通者用鸡内金、炮山甲、蒲公英通络散结；黄体不健，雌激素减少者用葛根、女贞子助孕；月经过多者擅用乌贼骨、茜草、淡竹茹、仙鹤草止血等。

【病案举例】

贾某，女，37岁，2003年3月15日初诊。婚后12年未孕，前4年因患肾盂肾炎而避孕，4年后至今未采取任何避孕措施而未孕。经医院诊断一侧输卵管积水，基础体温正常，13岁行经，周期为28～30天，经期5～7天，经色、经质正常。大便一日2次，质较稀，服中药后容易腹泻。诊其面色萎黄、形体消瘦、少气懒言、纳呆、乏力、舌淡苔薄边有齿痕、脉虚弱无力。辨属气虚质，患不孕症，为脾虚气弱之证，治予健脾化湿调体为先，取参苓白术散加减。药用党参10g，茯苓10g，白术10g，扁豆10g，陈皮6g，山药10g，炙甘草6g，砂仁3g（后下），薏苡仁10g，川黄连3g，莲子肉10g，蒲公英

10g, 藿香 10g。14 剂, 水煎服。

二诊: 2003 年 3 月 29 日。胃部较舒, 余症未变。在上方的基础上, 减去藿香、蒲公英、砂仁 3g 加上太子参 10g, 麦芽 10g, 鸡内金 6g, 葛根 10g。14 剂, 水煎服。

三诊: 2003 年 4 月 12 日。面色转华, 精神渐振, 体力渐增, 胃纳改善, 大便成形, 脉滑较前有力, 月经将至。方 1: 党参 15g, 茯苓 15g, 白术 10g, 扁豆 10g, 陈皮 6g, 山药 10g, 炙甘草 6g, 砂仁 6g（后下）, 薏苡仁 15g, 莲子肉 10g, 葛根 10g。7 剂, 水煎月经前服用。方 2: 党参 15g, 茯苓 15g, 白术 10g, 陈皮 6g, 山药 15g, 炙甘草 6g, 蒲公英 15g, 鸡内金 10g, 路路通 10g, 莪术 10g, 炮山甲 6g。7 剂, 水煎经间期服用。

四诊: 2003 年 5 月 3 日。诉经 B 超跟踪检查发现排卵正常, 并有受孕之征, 嘱其饮食调养助孕。

按: 患者以不孕就诊, 经诊其不孕因于素体气虚, 治以调其体质为先。只有体质正常, 任用消癥通络之品, 才能受孕、养胎。故先拟参苓白术散加减, 补脾益气调其体。药后患者全身状况有了明显的改善, 继拟健脾调体, 兼加蒲公英、鸡内金、炮山甲等活血行气、消癥通络药物, 以治疗输卵管不通, 药用对的, 层次显明, 而获体病双调之效。

（三）男科疾病三辨诊疗应用举要

就体质而言, 男性具有其特殊性, 古人称"男子气多血少", 因而男科疾病不仅与体质类型相关, 而且与年龄性别相关者亦不少。对男科疾病证治我有几点新的见解, 如"阳痿从肝论治""宗筋论""精室论""不育因肾虚夹湿、热、瘀、毒、虫论"等, 但重视辨体, 临证采用辨体、辨病、辨证相结合的诊疗思想尤有特色。兹举勃起障碍辨治为例介绍如下。

勃起障碍辨治

勃起障碍是男科常见病之一。据国外调查, 在 40～70 岁男性中, 其发病率达 52%。勃起障碍治疗以往多受温补派观点影响, 采用温肾壮阳为主。勃起障碍就治以中青年为多, 随着时代变化, 肾虚者并不多见, 而以肝郁为主, 夹瘀夹痰者多, 临证应采用辨体、辨病与辨证相结合的诊疗模式, 方能提高疗效。

【辨体识证】

勃起障碍发病与体质相关。常见于痰湿质、湿热质、瘀血质、气郁质者, 阳虚质、阴虚质、气虚质者亦有发病。临床分为心理性勃起障碍、血管性勃起障碍、内分泌性勃起障碍等。证候分为肝郁气滞、肝经湿热、痰瘀阻络、肾阳虚衰、心脾两虚、阴虚火旺之证。

（1）辨痰湿质勃起障碍病证: 痰湿质者, 常因痰浊阻滞, 致宗筋不达, 发为勃起障碍。多见于高脂血症患勃起障碍者。证候以痰瘀阻络为多，亦有肝郁气滞之证。症状特点为性欲减退，勃起不坚，或不能持久。痰瘀阻络者，伴体型肥胖、口中黏腻、目胞微浮，苔白腻，脉滑；肝气郁滞者，伴胸闷胁痛，口干、口苦，苔厚腻，脉弦滑。

（2）辨湿热质勃起障碍病证：湿热质者，素体蕴热，湿性趋下，故易注宗筋，而成勃起障碍。多见于内分泌性勃起障碍，或因生殖系统感染并发者。证候以肝经湿热、肝郁气滞证多见。症状特点为性欲正常，勃起不坚，阴囊潮湿。肝经湿热者，伴小便混浊，或不畅，或睾丸坠痛，舌质红，苔薄黄，脉数；肝郁气滞者，伴胁痛，口苦，急躁易怒，苔薄黄，脉弦数。

（3）辨瘀血质勃起障碍病证：瘀血质者，素体易患瘀滞，血行不畅，宗筋失充，患为勃起障碍。多见于高血压性勃起障碍，或血管性勃起障碍。证候以痰瘀阻络、肝郁气滞为多。症状特点为勃起不坚，或不能持久，多慢性起病。痰瘀阻络者，伴睾丸刺痛，舌质偏暗，脉细；肝郁气滞者，伴情志忧郁，胁痛或急躁易怒，脉弦。

（4）辨气郁质勃起障碍病证：气郁质者，平素性格内向，易生气机不畅，宗筋失润，发为勃起障碍。多见于心理性勃起障碍。证候以肝郁气滞为多，亦可见痰瘀阻络证。症状特点为勃起不坚，突然起病，情志不畅则加剧。肝郁气滞者，伴胁痛，忧郁，口苦，脉弦；痰瘀阻络者，伴睾丸坠痛，舌质暗，脉弦细。

（5）辨阳虚质勃起障碍病证：阳虚质者，元阳不足，易因肾阳虚衰而宗筋萎弱，发为勃起障碍，多见于性激素异常。证候以肾阳虚衰、痰瘀阻络证为多。症状特点为性欲低下，勃起不坚，或痿软不用。肾阳虚衰者，伴四末不温，形寒怕冷，舌胖淡，苔薄白，脉沉或迟；痰瘀阻络者，伴少腹或睾丸刺痛，舌质暗，脉细。

（6）辨阴虚质勃起障碍病证：阴虚质者，肾精不足，易致宗筋失充，发为勃起障碍。证候以阴虚火旺、肝郁气滞证为多。症状特点为性欲偏旺，勃起不坚，或有早泄。阴虚火旺者，伴五心烦热，面色潮红，口干，舌红少苔，脉细数；肝郁气滞者，急躁易怒，口苦，舌红，脉弦数。

（7）辨气虚质勃起障碍病证：气虚质者，素体偏弱，易因气血不畅，发为勃起障碍。以血管性勃起障碍多见。证候以心脾两虚为多，亦有肝郁气滞证。症状特点为性欲减退，勃起不坚，或不能持久。心脾两虚者，伴面色少华，纳差神疲，心慌气短，舌质淡，苔薄白，脉细弱；肝郁气滞者，伴胁痛、口苦，脉弦。

【调体治病】

调整体质对治疗勃起障碍具有重要意义，临床以调体为治本，配合对证治疗及专病专药。

（1）痰湿质勃起障碍证治：痰湿质患勃起障碍者，治疗以化痰祛湿调治为本，平素宜清淡饮食，可服轻健胶囊调体。痰瘀阻络者，宜化痰通络，取化痰祛湿方合复元活血汤加减，药用陈皮、半夏、茯苓、石菖蒲、泽泻、白术、薏苡仁、柴胡、天花粉、桃仁、全蝎、当归等；肝郁气滞者加香附、枳壳。

（2）湿热质勃起障碍证治：湿热质患勃起障碍者，治以清热化湿调体为本，平素宜服五味消毒饮调体。肝经湿热者，宜泻肝利湿，用龙胆泻肝汤加减，药用龙胆草、栀子、黄柏、柴胡、白芍、当归、丹皮、萆薢、泽泻、生地、白茅根、黄芩等；肝郁气滞者，加枳壳、香附、川芎等。

（3）瘀血质勃起障碍证治：瘀血质患勃起障碍者，以化瘀通络调体为主，平素宜用桃红四物汤调体。痰瘀阻络者，宜化瘀通络，充润宗筋，取复元活血汤加减，药用柴胡、天花粉、当归、炮山甲、桃仁、红花、制大黄、丹参、仙鹤草、蜈蚣等；肝郁气滞者，加香附、枳壳、九香虫等。

（4）气郁质勃起障碍证治：气郁质患勃起障碍者，治以疏肝解郁调体为本，平素宜服逍遥丸调体。肝郁气滞者，宜疏肝行滞，取四逆散加味，药用柴胡、枳壳、白芍、炙甘草、香附、白蒺藜、蜈蚣、九香虫等；痰瘀阻络者，加丹参、水蛭、石菖蒲、茯苓等。

（5）阳虚质勃起障碍证治：阳虚质患勃起障碍者，治以温肾壮阳调体为本，平素可服金匮肾气丸等调体。肾阳虚衰者，用斑龙丸加减，药用鹿角胶、菟丝子、柏子仁、熟地黄、补骨脂、肉苁蓉、黄芪、当归、酸枣仁、陈皮、仙灵脾等；痰瘀阻络者，加丹参、川牛膝、全蝎、露蜂房等。

（6）阴虚质勃起障碍证治：阴虚质患勃起障碍者，治以补肾益精调体为本，平素可服六味地黄丸调体。阴虚火旺者，宜滋阴降火，取大补阴丸加减，药用熟地黄、龟甲、黄柏、知母、白芍、牛膝、白茅根、枸杞子、石斛等；肝郁气滞者，加枳壳、陈皮、郁金、川楝子等。

（7）气虚质勃起障碍证治：气虚质患勃起障碍者，治以健脾益气调体为本，平素服补中益气丸调体。心脾两虚者，宜养心健脾，取归脾汤加减，药用党参、炙黄芪、炒白术、茯苓、陈皮、酸枣仁、木香、龙眼肉、炙甘草、生姜、大枣等；肝郁气滞者，加枳壳、香附、川芎、柴胡、白芍等。

在临床中勃起障碍治疗要重视专病专药，如气滞者用九香虫、蜈蚣兴阳；湿热者用蛇床子、仙鹤草；阴虚者用石斛强筋；年高之人性欲减退宜用仙灵脾、肉苁蓉；高血压性阳痿用羚羊粉；静脉漏者用黄芪、当归等。

【病案举例】

李某，男，33岁，2004年7月12日初诊。形体壮实，面色红润，近年来性功能日衰，胁肋胀满，烦闷易怒，口苦咽干，小便时黄，大便偏干，阴囊潮湿，舌质红，苔黄腻，脉弦滑。辨属湿热体质，肝经湿热，宗筋弛缓。宜清化湿热，通络兴阳。予龙胆泻肝汤加减。药用柴胡 10g，栀子 10g，黄芩 6g，龙胆草 6g，生地黄 12g，当归 12g，泽泻 10g，车前子 6g，萆薢 15g，薏苡仁 15g，蜈蚣 2 条，九香虫 3g，砂仁（后下）3g。7 剂，水煎服。

二诊：2004 年 7 月 19 日。药后诸证大减，心情舒畅，阳事易兴，二便通调，舌偏红，苔薄黄，脉弦缓。原方去龙胆草、山栀、黄芩，继服 14 剂巩固。

按：患者辨属湿热质，因素体湿热下注，病患勃起障碍之肝经湿热证。予用龙胆泻肝汤为清肝经湿热偏盛专方，另加蜈蚣、九香虫通络振痿，使湿热得去，经脉得舒，气血得调，调体与治病兼顾，而病证得除。

小结

辨证论治是中医学的特色和临床诊疗的主要手段，与辨病（中医的"病"和西医的"病"）论治一并为临床所习用。辨证的指向目标是"病"过程中的某一阶段，将疾病某一阶段的病理特点与规律作为研究的主体，是考虑脏腑气血阴阳盛衰的现状及与本次疾病的关联，并概括现阶段疾病对机体所造成的影响；辨病的指向目标则是疾病全过程的病理特点与规律，是对某一疾病发生、发展规律的总体认识，诚如徐灵胎所云："凡病之总者，谓之病。而一病必有数证。"而辨体所指向的目标是"人"，将人作为研究的主体，主要诊察形体、禀赋、心理以及地域和奉养居处等对人的影响，亦即人对这些因素的反应。以此分析某类人群脏腑阴阳气血的多少，对某类疾病的易罹性，分析某种体质之人患病后体质对疾病的影响，即疾病发展的倾向性，以及对药物的耐受性等。在患病过程中，体质、疾病、证候三者从不同的角度、不同的层面反映了疾病的本质、规律与特征。而病与证的发生都以体质为背景。若将体质、疾病、证候三者割裂开来，都不能准确把握生命过程中的疾病现象。由于"体质""疾病""证候"对个体所患疾病本质的反映各有侧重，所以强调"辨体""辨病""辨证"相结合，有利于对疾病本质的全面认识。尽管三者指向不同，但它们又是相互联系、密不可分、归于统一的。因此辨体、辨病、辨证在临床诊疗中三位一体，缺一不可，由此构成一个完整的诊疗体系，它充分体现了中医临床思维的多元性和复杂性特征。

附录

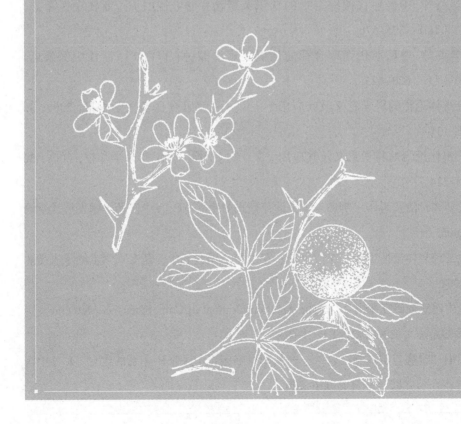

相关论文、专著

一、论文

1. 姜敏.王琦教授辨体 – 辨病 – 辨证相结合学术思想及治疗慢性失眠的临床研究［D］. 北京：第四批全国名老中医药专家学术继承人结业论文，2011.

2. 袁卓君，王琦，秦国政.慢性前列腺炎的辨体论治［J］.中华中医药学刊，2010，28（10）：2061-2062.

3. 吴宏东，王琦.男性免疫性不育症的辨体论治思路探讨［J］.北京中医药大学学报，2009，32（12）：800-802.

4. 王琦，倪诚.辨体用方论（二）［J］.天津中医药，2009，26（2）：93-95.

5. 王琦，倪诚.辨体用方论（一）［J］.天津中医药，2009，26（1）：1-4.

6. 王琦，李英帅.中医对代谢综合征的认识及辨治探讨(上)［J］.浙江中医杂志，2006，41（10）：575-576.

7. 王琦，李英帅.中医对代谢综合征的认识及辨治探讨(下)［J］.浙江中医杂志，2006，41（11）：623-625.

8. 王琦.论辨体论治的科学意义及其应用（一）［J］.浙江中医药大学学报，2006，30（3）：126-131.

9. 王琦.论辨体论治的科学意义及其应用（二）［J］.浙江中医药大学学报，2006，30（3）：220-224.

10. 王琦.论辨体论治及辨体 – 辨病 – 辨证诊疗模式的建立［C］.中医药学术发展大会论文集，2005.

11. 骆斌.论王琦辨体论证思想［D］.北京：第二批全国名老中医药专家学术继承人结业论文，2001.

12. 王琦.论中医病证研究原则［J］.The American Journal of Comprehensive Medicine（美国综合医学杂志），2000，2（1）：1-3.

13. 王琦.提倡"辨病与辨证相结合"——从妇科临床看中医临床体系的建立［J］.中医临床（日本），1998，19（4）：116-120.

14. 王琦. 论现代中医多元性的临床诊疗模式［J］.中国医药学报，1998，13（2）：4-6.

15. 王琦. 论确立辨病的核心地位与意义［J］.北京中医，1998，17（3）：14-16.

16. 王琦. 论辨病研究中存在的问题［J］.安徽中医学院学报，1998，17（2）：4-6.

17. 王琦. 试论辨证论治及辨病研究中存在的问题［J］.中国卫生质量管理，1997，3（6）：47-49.

18. 王琦，周天寒. 识证篇［J］.湖北中医杂志，1985，7（1）：41-42.

19. 王琦. 证的实质三十年研究进展［J］.中西医结合杂志，1985，5（7）：440.

20. 王琦，盛增秀. 关于虚证理论的研究［综］［J］.湖南医药杂志，1981，8（5）：39-40.

21. 王琦，于卫东. 辨证论治近三十年研究概况［J］.北京中医学院学报，1984，7（3）：5-8.

22. 王琦，杨健武. 三十年来《伤寒论》辨证规律研究进展［J］.北京中医学院学报，1983，6（4）：15-17.

23. 盛增秀，王琦. 略论藏象学说是辨证论治的理论基础［J］.新中医，1977，9（3）：14-17.

24. 王琦. 略论辨证论治的再提高［J］.新医药学杂志，1977，6（11）：7-12.

25. 王琦，郭建中. 对温热病卫气营血辨证中"卫"分证的初步看法［J］.新中医，1976，8（2）：60- 封3.

二、专著

1. 王琦. 2008 中医体质学［M］.北京：人民卫生出版社，2009：4.

2. 靳琦. 王琦辨体 – 辨病 – 辨证诊疗模式［M］.北京：中国中医药出版社，2006：4.

3. 盖海山. 王琦临床方药应用十讲［M］.北京：中国中医药出版社，2006：4.

4. 王琦. 高等中医药院校创新教材：中医体质学［M］.北京：人民卫生出版社，2005：9.

5. 王琦. 王琦临床医学丛书（上、下册）［M］.北京：人民卫生出版社，2003：7.

6. 王琦，骆斌. 中国大百科全书. 中医卷辨证分册［M］.北京：中国大百科全书出版社，2000：28.

7. 王琦，陆云飞. 中国大百科全书·中国传统医学卷辨证分册［M］.北京：中国大百科全书出版社，1993：8.

鸣　谢

本书在编写过程中参考了以下著作：

［1］施奠邦，王琦.中国大百科全书·中国传统医学卷辨证分支［M］.北京：中国大百科全书出版社，1992.

［2］王琦，骆斌.中国大百科全书·中医卷辨证分支［M］.北京：中国大百科全书出版社，2000.

［3］王琦.王琦临床医学丛书（上、下册）［M］.北京：人民卫生出版社，2003.

［4］王琦，靳琦.王琦辨体 - 辨病 - 辨证诊疗模式［M］.北京：中国中医药出版社，2006.

在此，特向参与以上著作编写者表示感谢！